Andreas Alberts · Peter Mullen

Psychoaktive Pflanzen, Pilze und Tiere

ANDREAS ALBERTS
PETER MULLEN

Psychoaktive Pflanzen, Pilze & Tiere

BESTIMMUNG, WIRKUNG, VERWENDUNG

NIKOL
VERLAG

Haftungsausschluss

Dieses Nachschlagewerk dokumentiert und porträtiert auf wissenschaftlicher Basis Pflanzen-, Pilz- und Tierarten, deren Naturstoffe im kulturellen oder religiösen Leben vieler Stammeskulturen und Volksgruppen von Bedeutung waren oder noch sind. Unter den Stichworten „Traditionelle Verwendung“ und „Medizinische Verwendung“ werden immer wieder **Mengenangaben** aus historischen und wissenschaftlich fundierten Quellen angegeben, um das Buch anschaulich zu machen. Das Buch soll keinesfalls zum Gebrauch psychoaktiver Drogen anleiten oder auffordern! Es wird darauf aufmerksam gemacht, dass viele der beschriebenen bzw. abgebildeten Arten den Betäubungsmittelgesetzen der betreffenden Länder unterstehen. Es wird keine Haftung für die Richtigkeit der Angaben zur Dosierung und Applikation psychoaktiver Substanzen übernommen.

Organismen, bei denen eine Giftwirkung zu erwarten ist und bei denen daher besondere Vorsicht geboten ist, sind durch den Warnhinweis „Cave!“ (lat.: Vermeide! Hüte Dich vor...! Vorsicht! oder Beachte!) gekennzeichnet.

Danksagungen

Für Rat und Unterstützung möchten wir uns bedanken bei: E. Alberts, K. Alberts, Prof. Dr. A. W. Alfermann, Prof. Dr. R. Bauer, H. Beier (Le Hammond Inferno), M. S. Blanco, K. Bressler, Dr. Th. Ebel, Dr. W. Gelius-Dietrich, K. Hambloch, Prof. Dr. H. M. Jahns, Th. C. John, O. Krohn, H. Löschper, Th. P. Magyar, G. Meyer-Wiel, Dr. A. Mullen, A. Mullen, I. Mullen, G. Pohland, Prof. Dr. P. Proksch, Dr. Ch. Rätsch, Dr. R. Riehl, Dr. U. Santoré, W.-D. Storl, Prof. Dr. K.-L. Schuchmann, A. Wagner, E. Welk †, P. Welk †, Ch. Worms

Geleitwort von Mag. Dr. Wolf-Dieter Storl

Kulturanthropologe und Ethnobotaniker

Das schmucke, schön illustrierte Buch von Andreas Alberts und Peter Mullen steckt voller Überraschungen. Wer hätte sich gedacht, dass der gemeine Fenchel von Freaks als Marihuana Substitut geraucht wird? Oder dass die Hottentotten die Wurzeln der unschuldigen Mittagsblume als Halluzinogen kauten?

Viele der erwähnten Pflanzen sind einfach giftig. Sie machen schwindelig, verursachen generelle Übelkeit, wirken anregend oder dämpfend auf das Vegetative Nervensystem und einige wirken ähnlich wie körpereigene Hormone. Diese Wirku ngen machen aber, an sich, das psychoaktive Mittel nicht aus. Das ist nur die pharmakologische, physiologische Seite. Es gehört noch die kulturelle Definition, die kulturelle Tradition, die gesellschaftliche Sanktion und das, von Experten (Medizinleuten, Schamanen, Priestern, Ärzten) getragene genaue Wissen um die Handhabung (Dosis, Set und Setting) dazu, ehe man von einer Pflanze als Halluzinogen, Psychedelikum oder Rauschmittel sprechen kann. So wird der Tabak von indianischen Schamanen gekaut, geraucht, geschnupft oder als Klistier genommen, um den Astralleib (Seele) vorübergehend vom Körper zu lösen und auf Reise in andere Dimensionen zu gehen. Im kulturellen Setting der europäischen Gesellschaft, ist der Tabak jedoch ein gewöhnliches Genussmittel mit langfristig schädlichen Folgen, wie Lungenkrebs oder Kreislaufstörungen. Im indianischen Kontext treten solche Folgen nicht ein.

Ein anderes Beispiel zum Aspekt der kulturellen Definition: In Westeuropa, insbesondere auf den britischen Inseln gelten Pilze, etwa der Fliegenpilz, als tödlich giftig. Englische Hippies mit Fliegenpilzvergiftung gerieten in schockartige Zustände und wurden in die Notfallklinik eingewiesen. In Russland und Sibirien, dagegen, hat man eine andere Erwartungshaltung gegenüber diesen Pilzen. Niemand gerät in Panik, wenn sie eingenommen werden. Sibirische Schamanen haben eine lange Tradition des sakralen Umgangs mit der Pflanze.

Solche Beispiele könnten beliebig weitergeführt werden.

Wie das mit der kulturellen Definition vorgeht, kann anhand des Schwarzen Holunders gezeigt werden. Im ländlichen Europa, in Nordasien und in Nordamerika wird der Bast des einjährigen Holundertriebes nach oben abgeschabt, um Erbrechen zu erzeugen und nach unten hin abgeschabt um, eine heftige Purgierung des Darms zu bewirken. Das könnte man als Aberglaube interpretieren, aber es funktioniert. Die physiologische Wirkung des Holunderbasts ist, dass er Schwitzen und ein generelles Unwohlsein verursacht. Dieses physiologische Unwohlsein entlädt sich entweder durch Erbrechen oder durch drastischen Durchfall. Die Richtung des Abschabens – entweder nach oben oder nach unten – wirkt wie eine Suggestion, es gibt vor, in welche Richtung die beabsichtigte Entladung stattfinden soll. Das ist der kulturelle Faktor. In diesem schönen Büchlein werden Pflanzen und ihre physiologischen Wirkungen vorgestellt. Die kulturelle Einbettung der angegebenen Pflanzen, Pilze und Tiere, die Tradition ihres Gebrauchs und die dazugehörigen Rituale und Glaubenssysteme konnten nicht mit berücksichtigt werden. Das hätte den Rahmen des Buches gesprengt. Deswegen kann das Buch auch keine Anleitung zu Selbstversuchen sein.

Vorwort zur 1. Auflage

„Drogen" * und Rauschmittel faszinieren den Menschen seit Jahrtausenden und sie sind eng mit Kultur, Geschichte und Religion vieler Völker verbunden. Das Interesse an Wirkstoffen natürlicher Herkunft, insbesondere auch für medizinische Anwendungen, hat in letzter Zeit stark zugenommen. Die Autoren ANDREAS ALBERTS und PETER MULLEN beschreiben im vorliegenden Buch erstmals in Form eines handlichen Naturführers 126 Pflanzen, Pilze und Tiere, die in den verschiedensten Kulturkreisen unserer Erde auf Grund ihrer anregenden, beruhigenden, aphrodisierenden, halluzinogenen bzw. ihrer allgemein psychoaktiven Wirkung verwendet wurden oder werden. Sowohl interessierte Laien wie auch Naturwissenschaftler und Ärzte finden in diesem Buch genaue Informationen zu den jeweiligen Drogen und ihren Inhaltsstoffen. Der erste Teil des Buches gibt allgemeine Hinweise zur Sammlung und Aufbewahrung der Drogen. Der zweite Teil stellt jede einzelne Droge mit einer farbigen Abbildung vor, beschreibt sie ausführlich und geht auf verwandte Arten ein. Besonderer Schwerpunkt liegt auf der Wirkung der jeweiligen Droge. Im abschließenden dritten Teil werden die wirksamen Inhaltsstoffe beschrieben und mit ihren chemischen Formeln dargestellt. Das Buch enthält ein ausführliches Stichwortverzeichnis. Es sind die wissenschaftlichen, die deutschen und volkstümlichen Artnamen sowie die Inhaltsstoffe in alphabetischer Reihenfolge aufgeführt und erleichtern so die Verwendung des Buches.

Ich wünsche diesem informativen Buch eine weite Verbreitung.

Düsseldorf　　　　Prof. Dr. A. W. ALFERMANN

* unter „Droge" versteht der Laie gewöhnlich Pflanzen, Pilze, Tiere und auch Chemikalien mit psychoaktiver Wirkung. In der pharmazeutischen Wissenschaft werden getrocknete Tier-, Pilz- oder Pflanzenteile, die für medizinische Zwecke genutzt werden können, als „Droge(n)" bezeichnet. In diesem Sinne gehören auch schwarzer oder grüner Tee zu den Drogen.

Inhalt

EINLEITUNG

ARTENPORTRÄTS

ANHANG

Zu diesem Buch

Dieser Naturführer zeigt 126 der wichtigsten psychoaktiven Pflanzen, Pilze und Tiere dieser Erde in Wort und Bild. Das Buch ist in drei Teile gegliedert.

- Die Einleitung gibt dem Leser eine Einführung in die wichtigsten Begriffe, die Systematik und Biologie der Drogen und Rauschmittel und geht auf Ernte, Trocknung, Aufbewahrung sowie auf die Qualitätsprüfung von Arzneipflanzen und Drogen ein.
- Die Arten im Bestimmungsteil (Artenteil) sind nach dem jeweiligen Organisationstyp (Pflanzen, Pilze, Tiere) in drei Hauptgruppen geordnet. Diese sind durch einen Farbcode gekennzeichnet.
- Im Anhang werden der chemische Aufbau und die Wirkung psychoaktiver Substanzen zusammengefasst. Die Strukturen von 37 psychoaktiven Wirkstoffen werden durch Formelzeichnungen dargestellt.

Da die Informationen über psychoaktive Drogen z. T. sehr lückenhaft sind und immer wieder gefährliche Szene-Gerüchte zu Anwendung und Dosierung solcher Stoffe in Umlauf gesetzt werden, ist es nicht verwunderlich, dass die Zahl der Vergiftungs- und Todesfälle in den letzten Jahren stetig zugenommen hat. Häufig wird die Gefährlichkeit solcher sog. „Bio-Drogen“ aufgrund ihrer natürlichen Herkunft, im Vergleich zu synthetischen Rauschmitteln, unterschätzt, zumal Pflanzen, Pilze und Tiere meist die Ausgangsprodukte dieser Stoffe darstellen. Aus diesen Gründen enthält der Anhang ein Verzeichnis der Giftnotruf- und Informations-Zentralen im deutschsprachigen Raum (Deutschland, Schweiz und Österreich). Das Register am Ende Buches enthält die wissenschaftlichen, deutschen und volkstümlichen Artbezeichnungen sowie die psychoaktiven Wirkstoffe und erleichtert so das Auffinden der gesuchten Informationen.

Die Bezeichnungen der ebenfalls psychoaktiv wirksamen Gattungen und Arten, denen keine eigene Monografie gewidmet ist, sowie die der psychoaktiven Zubereitungen sind durchgehend **halbfett** ausgezeichnet.

Aufbau und Gliederung der Monografien im Artenteil

Die Arten im Bestimmungsteil sind alphabetisch geordnet. Jede Monografie enthält in einem farbigen Kasten die Überschrift mit der wissenschaftlichen (lateinischen oder griechischen) Gattungs- bzw. Art- und Autorenbezeichnung (z. B.: ***Mustera mustera*** MUSTERM.), die Synonyme, die allgemein übliche deutsche Bezeichnung, den wissenschaftlichen Namen der Familie (z. B.: ***Musteraceae***) und dahinter die deutsche Familienbezeichnung.

Die eigentliche Beschreibung der jeweiligen Art beginnt immer mit den **volkstümlichen Namen** (deutsche, englische u. a.).

Dem folgen Hinweise zu **Verbreitung**, Herkunft und Anbau der Arten. Eine ausführliche und präzise **Beschreibung** ermöglicht die Bestimmung der entsprechenden Gattung oder Art. Bei Pflanzen ist nachfolgend die Blütezeit, bei Pilzen die Fruchtungszeit angegeben (fehlt bei den Tieren).

Der **Standort** bzw. bei Tieren der **Lebensraum** wird im nächsten Abschnitt zusammengefasst. Der Leser findet hier unter anderem Informationen zu Bodenbeschaffenheit, Temperatur u. a. Standortfaktoren.

Als **Drogen** werden in der pharmazeutischen Wissenschaft getrocknete Tier-, Pilz- oder Pflanzenteile, die für medizinische Zwecke genutzt werden können bezeichnet. In den Monografien folgt der internationalen Drogenbezeichnung i. d. R. die deutsche Bezeichnung der entsprechenden Droge. Häufig werden außerdem wichtige spezifische Merkmale
(z. B. Farbe, Geruch oder Geschmack) der Droge beschrieben, auch finden die wichtigsten Stamm-Pflanzen (bzw. -Pilze und -Tiere) Erwähnung.

Die für die einzelnen Gattungen und Arten charakteristischen **Inhaltsstoffe** sind im gleichnamigen Abschnitt aufgelistet. Viele Arten werden seit Jahrtausenden, bis in die Gegenwart, von vielen ursprünglichen Stammesgesellschaften, aber genauso in den westlichen Industrienationen, wegen ihrer beruhigenden, anregenden, halluzinogenen, medizinischen oder anderen Eigenschaften verwendet.

Jede Art hat ihre eigene **Geschichte**, die in wenigen Worten (und Zahlen) erzählt wird.

Es folgen Angaben zur **traditionellen** und **medizinischen Verwendung**. Dem Leser werden hier in anschaulicher Art und Weise der traditionelle und psychoaktive Gebrauch näher gebracht sowie die Art der Zubereitung und Anwendung erläutert. Nicht vernachlässigt wurde dabei die Anwendung in Medizin, Ethnomedizin und Homöopathie. Aus vielen Arten konnten bereits wirkungsvolle Heilsubstanzen isoliert werden, andere sind erst unzureichend oder noch gar nicht auf solche Eigenschaften hin geprüft worden.

Charakteristisch für die in diesem Buch beschriebenen Arten ist die allgemein bewusstseinsverändernde **Wirkung**. Auf die psychoaktive und pharmakologische Wirkung sowie die z. T. unangenehmen Nebenwirkungen wird abschließend eingegangen.

Eine Infozeile am Fuß jeder Seite gibt noch einmal kurz Auskunft darüber, um welchen Organisationstyp (Pflanze, Pilz oder Tier) es sich handelt. Wirkungen und besonders die möglicherweise lebensgefährlichen Nebenwirkungen sind hier stichwortartig zusammengefasst.

Geschützte Arten sind mit einem auf den Kopf gestellten Dreieck ▼ gekennzeichnet .

Was bedeutet psychoaktiv?

Psychoaktive Pflanzen, Pilze und Tiere, bzw. die daraus gewonnenen Produkte und Wirkstoffe, sind Drogen, die in Form einfacher oder aufwendiger Zubereitungen eingenommen werden, um auf die Psyche einzuwirken oder das Bewusstsein zu verändern, im weitesten Sinne also Drogen und Rauschmittel.

Drogen und Rauschmittel

> „Alle Dinge sind Gift und nichts ohne Gift, allein die Dosis macht, dass ein Ding kein Gift ist."
>
> (Paracelsus: 1538)

Gifte (gr.: τοξικον, φαρμακον; engl.: Poisons, Toxins) sind Stoffe, die in einer bestimmten Dosis durch ihre chemischen oder physikalischen Eigenschaften toxisch wirken und unter Umständen den Tod herbeiführen können. **Vergiftungen** (engl.: Poisoning) treten bei schädlicher Wirkung von Giftstoffen auf. Der Grad der Vergiftung ist vor allem von der chemischen Substanz, ihrer Toxizität und Dosis, Einwirkungsdauer und -häufigkeit abhängig, ferner von individuellen Merkmalen des Patienten (Alter, Vorerkrankungen u. a.). Es wird zwischen akuter und chronischer Form unterschieden:

- **Akute Vergiftungen** kommen vor allem durch die Aufnahme von Arzneimitteln (z. B. suizidal), Haushalts-, Arbeitsstoffen, Nahrungs- und Genussmitteln, pflanzlichen und tierischen Giften zustande.
- **Chronische Vergiftungen** entstehen durch andauernde Exposition gegenüber z. B. Umwelt- oder Nahrungsgiften, Chemikalien oder durch chronischen Medikamentenabusus.

Toxikologie (engl.: Toxicology) ist die Lehre von den Giften bzw. Lehre von den schädlichen Wirkungen chemischer Substanzen auf lebende Organismen. Toxikomanie (gr.: μανια Wut) ist eine veraltete Bezeichnung für **Abhängigkeit**. Pharmakon (gr.: φαρμακον Heilmittel; engl.: Drug) hat zwei Bedeutungen: 1. Wirkstoff; 2. Arzneimittel. **Pharmakologie** ist die Lehre von den Wechselwirkungen zwischen Arzneistoffen und Organismus. Sie wird unterteilt in Pharmakodynamik und Pharmakokinetik. Die **Pharmakodynamik** (gr.: δυναμις Kraft) untersucht die Einflüsse von Arzneistoffen auf den Organismus einschließlich Dosis/Wirkungsbeziehung, Nebenwirkungen, Wirkmechanismen und Toxikologie. Die **Pharmakokinetik** untersucht den Einfluss des Organismus auf Arzneistoffe, befasst sich so unter Erstellung **pharmakokinetischer Modelle** am intakten Organismus mit der Kinetik der Resorption, Verteilung, Metabolisierung und Ausscheidung von Arzneisubstanzen.

Ziel ist es, Beziehungen zur Pharmakodynamik herzustellen und ein optimales Dosierungsschema zu entwickeln. Die **Pharmazeutische Biologie** (früher **Pharmakognosie**) befasst sich im wesentlichen mit der Erkennung und Bewertung von Arzneipflanzen. Die **Ethnobotanik** beschäftigt sich mit der Erforschung der kulturellen Verwendung von Pflanzen.

Psychostimulantien („Uppers")

Psychostimulantien (lat.: stimulare anstacheln; engl.: Psychostimulants; syn. Psychotonika) sind Psychopharmaka mit vor allem antriebssteigernder und psychisch anregender Wirkung, z. B. Kokain, Sympathomimetika vom Amphetamintyp, Koffein. Bei Daueranwendung Psychosen und Gefahr der Abhängigkeit.

Sedativa, Hypnotika, Narkotika („Downers")

Beruhigende, schlafferdernde, angstlösende und betäubende Substanzen, die mitunter Wahrnehmungsveränderungen bewirken. **Sedativa** (von lat. **sedativus** beruhigend), sog. **Beruhigungsmittel**. Psychopharma-

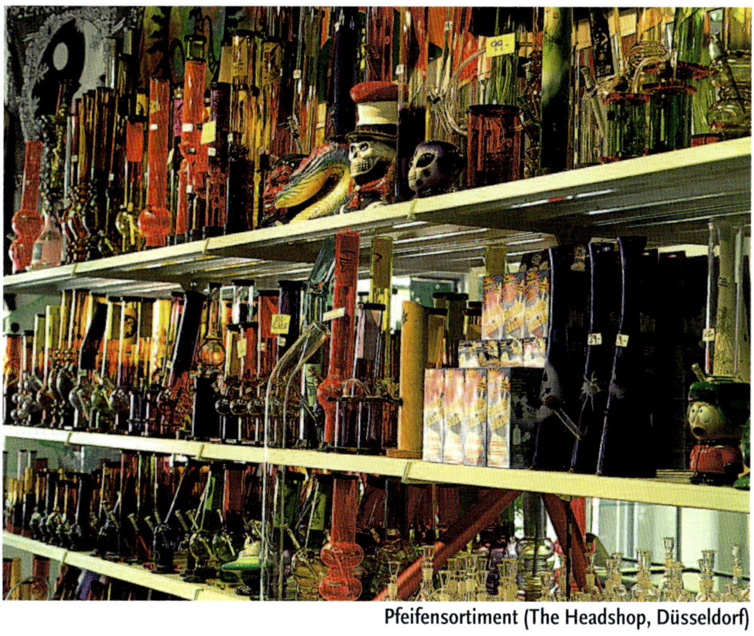

Pfeifensortiment (The Headshop, Düsseldorf)

ka mit relativ unspezifischer Wirkung auf die Funktionen des Zentralnervensystems. **Schlafmittel** oder **Hypnotika** sind Pharmaka, die zur Beeinflussung von Schlafstörungen verwendet werden. **Narkotika** sind Pharmaka, die geeignet sind, eine Narkose herbeizuführen.

Halluzinogene („All Arounders")

Halluzinogene (engl.: Hallucinogens; syn. **Eidetika**, **Empathogene**, **Entaktogene**, **Entheogene**, **Psychedelika**, **Psychodysleptika**, **Psychotika**, **Psychotogene**, **Psychotomimetika**) sind Chemikalien, die Veränderungen in der Wahrnehmung, im Bewusstsein und in der Gemütslage hervorrufen, selten jedoch geistige Verwirrung, Gedächtnisverlust oder Desorientiertheit in Bezug auf Personen, Raum und Zeit bewirken, was sie von den Delirantien abgrenzt. Halluzinogene sind psychoaktive Substanzen mit der Fähigkeit akustische, visuelle, sensorische oder andere **Halluzinationen** hervorzurufen (z. B. Bufotenin, Ibotensäure, LSD, Meskalin, Psilocybin u. a.).

Zur Wirkungsweise psychoaktiver Substanzen

Die psychoaktive Wirkung von Pflanzen, Pilzen und Tieren ist auf psychopharmakologische Wirkstoffe zurückzuführen. Damit diese beim Menschen überhaupt einen psychoaktiven Effekt hervorrufen können, müssen sie die Blut-Hirn-Schranke überwinden. Diese Schranke verhindert, dass im Blutkreislauf zirkulierende Stoffe durch Diffusion unkontrolliert von den Blutkapillaren in das Gehirn gelangen. Alle wichtigen Moleküle wie Zucker oder Eiweißbausteine passieren die Blut-Hirn-Schranke über spezielle Transportsysteme. Diese binden die Moleküle teilweise direkt und bringen sie „Huckepack" auf die andere Seite der Zellmembran ins Gehirn.

Stoffe, für die kein eigener Transporter existiert, können nur dann die Blut-Hirn-Schranke überwinden, wenn sie die Zellmembran direkt durchqueren können. Da Zellmembranen überwiegend aus einer Doppelschicht von Fettmolekülen bestehen, stellen sie für fettlösliche Substanzen kaum ein Hindernis dar, für wasserlösliche Verbindungen dagegen sind sie kaum zu überwinden. Daher sind körperfremde, als Neuropharmaka oder Rauschdrogen verwendete Stoffe für gewöhnlich stark fettlöslich beziehungsweise lipophil. Morphin z. B. geht durch seine mehreren Hydroxylgruppen wesentlich langsamer ins Gehirn über als das lipophile Heroin.

Die einzelnen Nervenzellen bestehen aus langen Leitbahnen, den sog. Axonen und dem Zellkörper (Soma). Die Axone sind durch Synapsen mit anderen Nervenzellen verbunden. Eine Nervenzelle kommuniziert mit der angrenzenden, indem die angeregte Zelle am Ende ihrer ableiten Fortsätze Botenstoffe aussendet. Diese Neurotransmitter binden entsprechende Rezeptormoleküle der benachbarten Nervenzelle. Diese wird dadurch in einen angeregten Zustand versetzt und die Reizweiterleitung ist gewährleistet.

Einmal die Blut-Hirn-Schranke überwunden, ist allen psychoaktiven Substanzen gemeinsam, im Gehirn auf die eine oder andere Weise eine Verbindung mit den dort vorhandenen Rezeptoren einzugehen. Entweder regen sie dort Nervenzellen an oder üben eine hemmende Funktion aus. Je nachdem, in welchem Hirnareal und an welchen Rezeptoren dies geschieht, kommt es zu unterschiedlichen Effekten. Die künstlich erzeugten Empfindungen umfassen die gesamte Palette der Emotionen bis hin zu halluzinogenen Erfahrungen. Wie eine Droge wirkt, hängt zum einen davon ab, um welche Substanz es sich handelt, zum anderen in welcher Konzentration sie vorliegt und welche Mengen eingenommen wurden. So, wie die Alkoholkonzentration in alkoholischen Getränken schwankt, so schwankt auch die natürliche Konzentration eines Wirkstoffes. Die Einnahme kann folglich eine unterschiedliche Wirkung entfalten. In einem Organismus oder einer konsumierten Droge findet sich aber manchmal nicht nur eine einzelne psychoaktive Substanz, sondern mehrere. Diese können sich in ihrer Wirkung gegenseitig verstärken oder abschwächen. Ein gutes Beispiel hierfür ist das Bier. Der psychoaktive Wirkstoff des Hopfens ist das Sedativum Lupulin. Daher wirken ein bis zwei Glas Bier eher beruhigend oder machen müde. Der im Bier enthaltene Alkohol benötigt ca. eine halbe Stunde, um in die Blutbahn zu gelangen und dann schließlich im Gehirn anzukommen, wo er seine anregende Wirkung entfaltet. Nach einem weiteren Bier überwiegt dann der anregende Effekt des Alkohols gegenüber der beruhigenden Wirkung des Lupulins. So kann Bier in niedrigen Dosen beruhigend, in höheren Dosen anregend wirken.

Set und Setting

Die Wirkung psychoaktiver Substanzen hängt nicht nur von der Droge selbst ab. Das Zusammenspiel zwischen Zustand des Konsumenten, und somit dessen Nervensystems, und der Nebeneinflüsse, spielen bei der Wirkungsentfaltung psychoaktiver Substanzen eine entscheidende Rolle. Daher ist die Einahme vieler Drogen mit kultureller Tradition einem festen Ritual unterworfen.

Als Set bezeichnet man die persönlichen Erwartungen des Konsumenten in Bezug zu dem bevorstehenden Drogenrausch. Die Wirkungen von psychoaktiven Substanzen werden stark von der eigenen Einstellung zu Beginn des Konsums beeinflusst. Andererseits können viele Drogen bestehende Stimmungen verstärken. Je nach Startbedingungen kann der vermeintliche Glücksrausch so auch zum unerwünschten Horrortrip werden.

Als Setting wird der Einfluss der äußeren Umgebung des Konsumenten bezeichnet. Ob psychoaktive Substanzen bei einer religiösen Zeremonie, im Freundeskreis oder allein eingenommen werden, kann den Verlauf eines Rauscherlebnisses erheblich beeinflussen. So können äußere Einflüsse unangenehme Erlebnisse auslösen, andererseits kann die Anwesenheit und der Zuspruch einer bekannten Person beruhigend wirken.

Zubereitung und Anwendung psychoaktiver Substanzen

ART DER EIN- BZW AUFNAHME:	ZUBEREITUNGSART:
über die Haut (einreiben)	Salben, Einreibungen
über die Nasenschleimhaut (schnupfen)	Schnupfpulver, Schnupfzubereitungen
über die Lunge (rauchen, inhalieren)	Inhalationen, Rauchdrogen, Rauchzubereitungen, Räucherwerk
über den Magen-Darm-Trakt (essen, trinken)	Rauschtrünke, berauschende Speisen, Pillen etc.
über die Darmschleimhaut (anal einführen)	Klistiere, Zäpfchen
über die Blutbahn (spritzen) (Besonderheit ***Tabernanthe iboga***)	Injektionen, Anritzen der Kopfhaut

Psychoaktive Produkte und Zubereitungen

ALKOHOL Sammelbezeichnung für alle durch alkoholische Gärung, Zusatz von Ethanol oder durch Destillation gewonnenen Getränke. Hauptsächlich unterschieden werden Weine, weinähnliche Getränke, Biere und Spirituosen. Die zusammen mit Nikotin und Koffein vielleicht wichtigste psychoaktive Substanz in den westlichen Industrienationen ist der **Alkohol**. Zur Stoffklasse der Alkohole gehören neben dem Ethanol auch z. T. stark gesundheitsschädliche Verbindungen. Diese häufig in Schwarzbrennereien produzierten Alkohole wirken zwar ebenfalls berauschend, können aber wie z. B. Methanol (Blindenschnaps) zur Erblindung oder zum Tode (5 – 100 ml) führen. (vgl. **Bier** und **Wein**)

AYAHUASCA Seit prähistorischer Zeit von Schamanen und Medizinmännern für Heilrituale und schamanische Handlungen (zur Kommunikation mit Geistwesen u. a.) verwendeter psychoaktiver Trank. Der Gebrauch wurde anscheinend im westlichen Amazonasgebiet entdeckt.

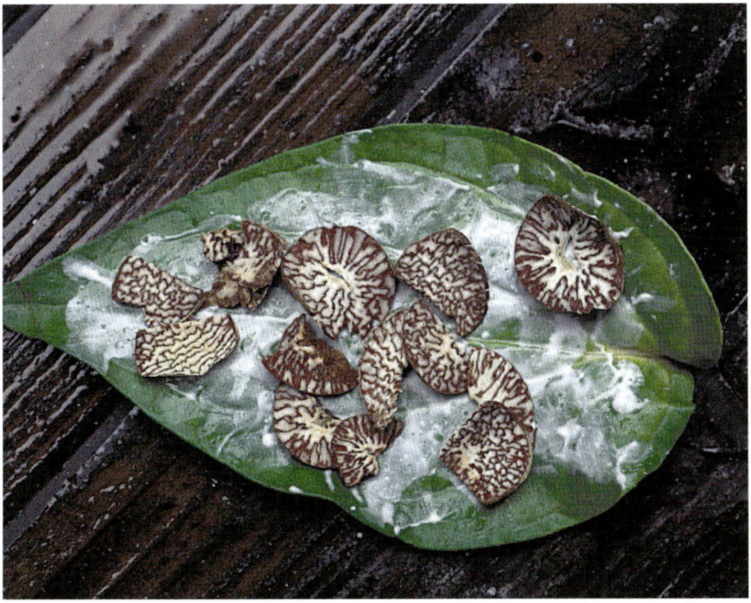

Betelbissen (hier *Areca catechu*, *Piper*-Art, Nelkenblüte, Schneckengehäuse)

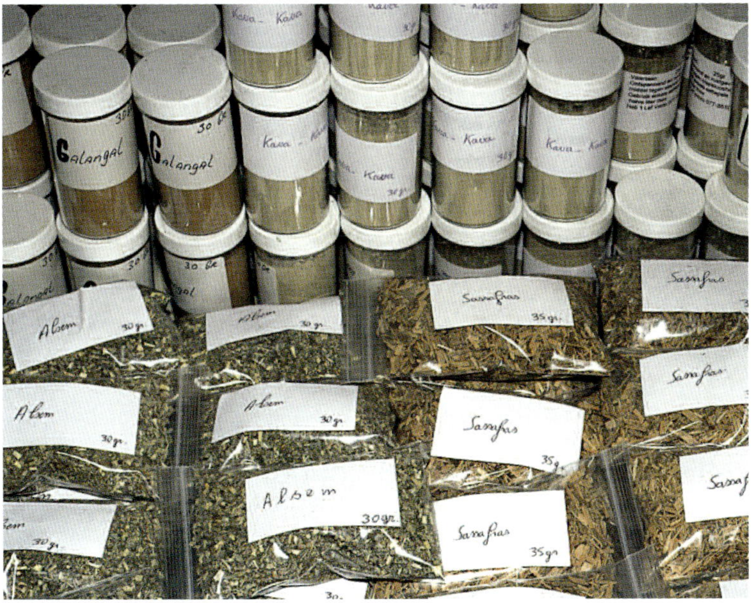

Auslage psychoaktiver Produkte in einem niederländischen Smart-Shop

Grundlage aller **Ayahuasca**-Zubereitungen ist ***Banisteriopsis caapi*** (**Ayahuascaliane**). Die zerteilten Lianenstücke werden ausgekocht und verschiedene Zutaten beigefügt (z. B. ***Psychotria viridis***, ***Diplopterys cabrerana***, *Ilex guayusa*, ***Cyperus*-Arten** u. a.). Die Hauptwirkstoffe des **Ayahuasca**-Trankes sind Harmalin und *N,N*-DMT.

BALCHÉ Ritualtrunk der Maya und Lakandonen. Zutaten sind Wasser, **Honig** (seltener Zuckerrohrsaft oder raffinierter Zucker) und die (frische oder wiederverwertete) Rinde von ***Lonchocarpus violaceus*** (**Balche'baum**). **Balché** enthält 2 – 5 % **Alkohol**, gelegentlich werden weitere Soffe zugesetzt (z. B. ***Agave*-Arten**, *Datura*-Arten, *Lophophora williamsii*, *Nicotiana*-Arten, *Solandra*-Arten, *Theobroma cacao*, ***Turbina corymbosa***, *Psilocybe*-Arten, *Bufo*-Arten, ***Dendrobates*-Art(en)** u. a.).

BETELBISSEN Der **Betelbissen** besteht aus drei Hauptbestandteilen: Betelnüssen (*Areca catechu*), Betelblättern (*Piper betle*) und gelöschtem Kalk, meist werden noch andere Zutaten beigefügt (u. a. *Acacia*-Arten, ***Cinnamomum camphora***, ***Crocus sativus***, *Datura*-Arten, ***Mitragyna speciosa***, *Nicotiana tabacum*, *Piper*-Arten, ***Syzygium aromaticum***, Kalk, Asche, Parfüm). Das Betelkauen hat in Asien eine (vermutlich bis zu 12 000 Jahre) alte Tradition. Die Wirkung ist stimulierend, Hunger- und Durstgefühl werden gedämpft, der Speichelfluss gesteigert. Betelkauen steht im Verdacht, Mund- oder Zungenkrebs auszulösen.

BIER(E) Sammelbezeichnung für alle aus stärkehaltigen Substanzen durch alkoholische Gärung gewonnenen Getränke. Unterschieden werden, je nach Art der Hefe, untergärige und obergärige Biere. Nach dem „Reinheitsgebot“ (Bayern, 1516) müssen untergärige Biere aus Gerstenmalz, Hopfen, Hefe und Wasser hergestellt sein.

CIMORA (TIMORA) Ein in Peru schamanisch verwendeter, psychoaktiver Trank, der entweder hauptsächlich aus ***Iresine*-Arten** oder *Brugmansia*-Arten besteht oder eine Mischung verschiedener Pflanzen enthält (*Brugmansia*-Arten, *Hippobroma longiflora*, ***Neoraimondia arequipensi***, ***Pedilanthus tithymaloides***, *Trichocereus pachanoi*).

HEXEN- ODER FLUGSALBE(N) **Flugsalben** werden bereits in antiken Quellen genannt. Erstmals wird eine **Flugsalbe** von HOMER erwähnt. Die Salben wirken stark narkotisierend und halluzinogen. Oft dauerten die Reisen tagelang an. Die Verwendung sollte den Hexenflug und Tierverwandlungen ermöglichen. Inhaltsstoffe der **Hexensalben**: *Aconitum napellus*, *Acorus calamus*, *Atropa belladonna*, *Conium maculatum*, *Datura*-Arten, *Cannabis sativa*, *Hyoscyamus*-Arten, *Mandragora officinarum*, *Papaver somniferum*, *Solanum*-Arten, *Amanita muscaria*, *Claviceps purpurea*, *Bufo bufo* (Krötengift), *Lytta vesicatoria*, Katzenhirn, Kinderfett, Säuglingsblut, Wolfsblut u. a.

KLISTIER(E) (von gr. κλυζειν reinigen, wegspülen) Darmeinlauf, Darmspülung. Flüssigkeiten, die für medizinisch-therapeutische oder psychoaktive Zwecke rektal verabreicht werden. Für die Herstellung werden Dekokte oder Aufgüsse bestimmter Pflanzen, aber auch alkoholische Getränke (**Balche'**, **Bier**, **Chicha**, **Pulque**, **Wein** usw.) verwendet, die meist mit anderen psychoaktiven Substanzen versetzt werden (z. B. *Lopho-phora williamsii, Nicotiana*-Arten, *Papaver somniferum* bzw. **Opium**). Die Verabreichung erfolgt mit Hilfe besonderer Klistiergeräte.

KYKEON (κυκεον) Einweihungstrank der eleusinischen Mysterien. Die Mysterien um die Göttin Demeter, die sich auf der Suche nach ihrer von Hades in die Unterwelt entführten Tochter Persephone befindet, nahm eine zentrale Rolle in der antiken Glaubenswelt ein. Da es den Eingeweihten unter Androhung der Todesstrafe verboten war, über das Geheimnis der Mysterien zu sprechen, ist kaum etwas darüber bekannt. Die wichtigsten Zutaten des **Kykeon** waren Wasser, Gerste und eine Minzen-Art (vermutlich ***Mentha aquatica*** oder ***Mentha pulegium***). Viele Autoren sind der Auffassung, der Trank müsse eine weitere psychoaktive Substanz enthalten haben (z. B. *Lolium temulentum, Papaver somniferum, Peganum harmala, Amanita muscaria, Claviceps*-Arten, *Panaeolus*-Arten, *Psilocybe*-Arten).

ORIENTALISCHE FRÖHLICHKEITSPILLEN Kombinationspräparate mit psychoaktiver und aphrodisierender Wirkung, die aus vier Grundbestandteilen zusammengesetzt sind: **Opium**, *Cannabis*-Produkten, *Datura*-Samen und Gewürzen. Je nach gewünschter Wirkung werden weitere Zutaten beigefügt (***Cinnamomum camphora***, *Myristica fragrans, Piper*-Arten, ***Strychnos nux-vomica***, ***Syzygium aromaticum***, ***Zingiber officinale*** u. a.).

PITURI Von den australischen Aborigines für magische (***Duboisia*-Arten** und *Datura*-Arten) und hedonistische (verschiedene *Nicotiana*-Arten und ***Goodenia lunata***) Zwecke benutzte Pflanzen und besonders behandelte Pflanzenprodukte. Die Pituriblätter werden mit Pflanzenaschen vermischt, als Priem gekaut. Die Pflanzen (*Acacia*-Arten, *Cassia*-Arten, *Eucalyptus*-Arten, *Melaleuca*-Arten u. a.), aus denen die Aschen gewonnen werden, enthalten alle wirksame Substanzen. ***Duboisia hopwoodii*** (**Pituristrauch**) enthält die Alkaloide Piturin, Duboisin und Nikotin.

RÄUCHERUNGEN Weltweit werden **Räucherungen** für medizinische, religiöse, magische u. a. Zwecke verbrannt. Das Inhalieren bestimmter Substanzen ist vermutlich seit der Entdeckung des Feuers bekannt. Der Rauch enthält Substanzen mit pharmakologischer Wirkung, der Duft des Rauches hat nachweislich eine stark psychologische Wirkung.

RAUCHMISCHUNGEN Viele psychoaktive Pflanzen und Produkte werden pur oder zusammen mit anderen Beimischungen geraucht. Das Rauchen psychoaktiver Substanzen ist beinahe weltweit verbreitet. **Kinnickinnick** bezeichnet diverse Zutaten und **Rauchmischungen**, die von den Indianern in der „Friedenspfeife" geraucht werden.

SCHNUPFPULVER Besonders in Südamerika wurden spezielle Methoden des Schnupfens medizinischer und psychoaktiver Pulver entwickelt.

Dabei werden die Substanzen (i. d. R. fein zermahlene Pulver) durch Schnupfen oder Inhalieren über die Nasenschleimhaut aufgenommen. Zur Zubereitung werden in Südamerika Schnupfpulvertabletts verwendet. Aus dem Amazonasgebiet ist der Gebrauch eines psychoaktiven, **Yopo** oder **Cebíl** genannten **Schnupfpulvers** bekannt, das aus ***Anadenathera colubrina*** und ***Anadenathera peregrina*** gewonnen wird.

SOMA Das irdische Gegenstück zu **amrita**, dem den Göttern vorbehaltenen Trank der Unsterblichkeit. **Soma** war der Name einer Gottheit, einer Pflanze und eines Opfergetränkes, das vor ca. 3 000 Jahren im Industal kultisch verehrt und getrunken wurde. Die Identität der Pflanze ist nicht mehr gänzlich zu klären (möglicherweise *Amanita muscaria*, *Ephedra*-Arten, *Claviveps*-Arten, *Peganum harmala*, *Psilocybe*-Arten oder andere). **Haoma** ist die persische Entsprechung des indischen **Soma**.

WEIN Ausschließlich durch vollständige oder teilweise alkoholische Gärung der frischen, auch eingemaischten Weintrauben oder des Traubenmostes gewonnenes Erzeugnis. Unterschieden werden Rot- und Weißwein. **PALMWEIN** Durch Fermentation werden in vielen Teilen der Erde weinartige Getränke aus Palmen hergestellt. **SAKE** Ein aus Wasser, Reis, Hefe und dem Kojischimmelpilz gebrautes Getränk.

ZOMBIEGIFT Das Zombiephänomen ist auf Haiti konzentriert. Zombies sind ein reales Phänomen mit soziokulturellem Hintergrund. Mit Hilfe des **Zombiegiftes** werden Menschen zu lebenden Toten gemacht (Zombiefikation). Hauptwirkstoff des **Zombiegiftes** ist vermutlich das aus dem Kugelfisch *(Diodon hysterix)* stammende Tetrodotoxin, das Zustände von Scheintod bewirken kann und in höherer Konzentration tödlich ist. Offensichtlich kann das Gift einen Scheintod bei vollem Bewusstsein herbeiführen, wodurch viele der Opfer lebendig begraben werden. In Japan gehören tetrodotoxinhaltige Arten der Gattung *Takifugu* (siehe S. 276) zu den begehrtesten Delikatessen.

Bezeichnungen der Pflanzenteile bzw. Drogen

Bulbus (*Bulbi*): Zwiebel
Cortex (*Cortices*): Rinde von Stamm oder Ästen (Rindendroge)
– *excorticatum*: geschält
– *e radice*: von der Wurzel
– *e ramo*: von Ästen oder Zweigen
– *e trunco*: vom Stamm
Flos (*Flores*): Blüten, Blütenstände u. ä. (Blütendroge)
– *cum calyce*: mit Kelch
– *sine calyce*: ohne Kelch
– *cum stipite*: mit Stiel
– *sine stipite*: ohne Stiel
Folium (*Folia*): Blätter aller Art (Blattdroge)

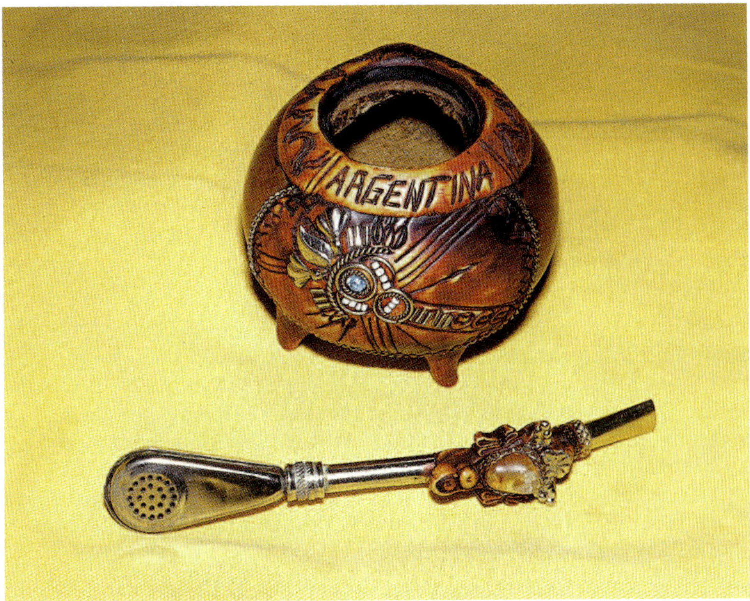

Bombilla (traditionelles südamerikanisches Mate-Trinkgefäß)

– *cum flore*: mit Blüte
Fructus (*Fructus*): Früchte aller Art (Fruchtdroge)
Bacca (*Baccae*): Beere
Nux (*Nuces*): Nuss, Nüsschen
Legumen (*Legumina*): Hülse, Hülsenfrucht
Gemma (*Gemmae*): Knospen einschließlich der Turionen (oder Stockknospen)
Herba (*Herbae*): Kraut, die krautigen (nicht verholzten, saftigen, grünen, blühenden) Pflanzenteile (Krautdroge)
Lignum (*Ligna*): Holz von Stamm oder Ästen (Holzdroge)
– *excorticatum*: geschältes
Pericarpium (*Pericarpia*): Fruchtwand, Fruchtschale
Radix (*Radices*): Wurzeln u. a. unterirdische Pflanzenteile (Wurzeldroge) (siehe auch: *Bulbus, Rhizoma, Tuber*)
– *mundata*: geschält
– *naturalis*: ungeschält
Rhizoma (*Rhizomata*): Wurzelstock (Rhizomdroge)
Semen (*Semina*): Samen (Samendroge)
Stipes (*Stipites*): Stiel
Summitas (*Summitates*): Gipfel (Zweigspitzen von Holzpflanzen)
Thallus: Algen- oder Flechtenkörper
Tuber (*Tubera*): (Wurzel-) Knolle

Gebräuchliche Drogenbezeichnungen

Die Drogenbenennung im Abschnitt **Drogen** des Artenteils (S. 26–277) erfolgt entsprechend dem Europäischen Arzneibuch (Pharmakopoea Europea, Abk.: Ph. Eur.). Dabei wird erst die in den Genitiv gesetzte Drogenbezeichnung (in der Regel von der derzeitigen, gelegentlich von einer früheren botanischen Bezeichnung der wichtigsten Stammpflanze abgeleitet) genannt und anschließend die lateinische (oder griechische) Bezeichnung für das verwendete Pflanzenteil in der Einzahl.
Bsp.: Akazienwurzel = Acaciae radix.

Stoffgemische aus Drogen

1. Ein Großteil der pflanzlichen und tierischen Präparate besteht aus Stoffgemischen, die aus der Rohdroge durch Pressen, Extraktion, Destillation, Kristallisation u. a. Verfahren gewonnen werden (z. B. ätherische Öle, Balsame, fette Öle, Wachse, Gerbstoffe, Gummi, Harze, Pektine, Schleime u. a. Polysaccharide sowie Seren, Enzympräparate, Organpräparate usw.).
2. Im weitesten Sinne auch Drogenzubereitungen, die aus der Rohdroge durch Lösungsmittelextraktion gewonnen werden (z. B. Tinkturen, Extrakte, Infuse, Dekokte u. a.). Diese enthalten verschiedene Stoffklassen und die Wirkstoffe in angereicherter Form. Der Nachteil dieser Präparate ist die schwierige Standardisierbarkeit, die hohe Instabiliät mancher Inhaltsstoffe und die damit verbundene Unsicherheit bei der Dosierung.

Galenische Zubereitungen (Galenica)

DECOCTA (ABKOCHUNGEN) Droge mit kaltem Wasser angesetzt. Im allgemeinen wird der Ansatz 0,5 h gekocht und anschließend abgeseiht.

ELIXIRIA (ELIXIERE) Weingeistige Tinkturen mit Zusätzen von Zucker, Extrakten, ätherischen Ölen u. a. (arab.: **al iksir** das Wesentliche).

EXTRACTA (EXTRAKTE) Eingedickte, konzentrierte Pflanzenauszüge, hergestellt mit verschiedenen Lösungsmitteln (wässrigen, alkoholischen oder ätherischen).

INFUSA (AUFGÜSSE) Die Droge wird mit kochendem Wasser übergossen, im allgemeinen 5 min ziehen gelassen und abgeseiht.

LINIMENTA (LINIMENTE) Zur äußeren Anwendung bestimmte flüssige, emulsionsartige oder feste, homogene Mischungen, bestehend aus fetten Ölen, Seifen oder ähnlichen, verseifbaren oder emulgierbaren Stoffen.

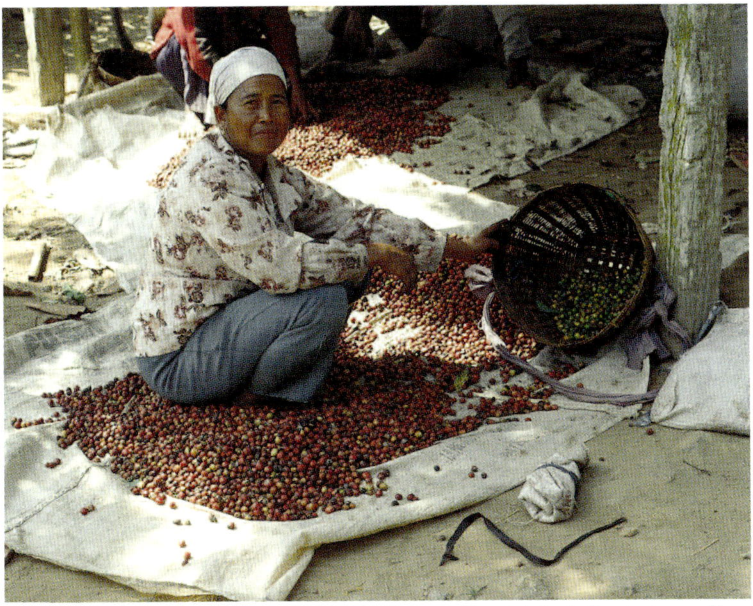

Frau bei der Kaffee-Auslese auf Java

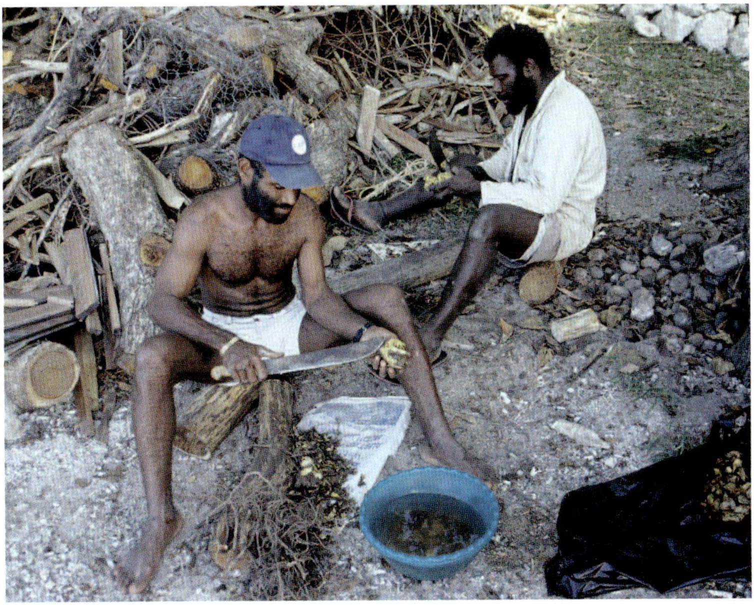

Kava-Kava Zubereitung in Polynesien

MACERATIONES (MAZERATIONEN) Die Droge wird kalt angesetzt und (meist über Stunden) kalt extrahiert.

PASTAE (PASTEN) Bezeichnung für Salben, in denen pulverförmige Bestandteile suspendiert sind. Konsistenz zäh, knetbar, teigähnlich.

SIRUPI (SIRUPE) Dickflüssige Lösungen von Zucker in wässrigen, alkoholischen oder weinhaltigen Flüssigkeiten, denen die Drogenauszüge beigefügt werden.

SPECIES (TEEGEMISCHE) Mischung zerkleinerter oder ganzer Pflanzenteile.

TINCTURAE (TINKTUREN) (lat. tingere färben) Im wörtlichen Sinne gefärbte Drogenauszüge. Dünnflüssige Drogenextrakte, entsprechen einer längeren Mazeration.

UNGUENTA (SALBEN) Streichfertige Zubereitungen zur äußeren Anwendung, meist therapeutisch wirksame Bestandteile enthaltend. Salbengrundlagen bestehen aus Fetten, Ölen, Wollfett, Vaseline, Glyzerin, Wachsen, Harzen oder synthetischen Massen.

Identitätsprüfung

Zur sicheren Bestimmung der einzelnen Drogen können verschiedene, mehr oder weniger geeignete Analysemethoden angewendet werden:

- Makroskopisch.
- Mikroskopisch.
- Organoleptisch.
- Mit Hilfe chemischer Farbreaktionen aus der Ganzdroge oder Drogenauszügen.
- Durch dünnschichtchromatographische Vergleiche mit Testsubstanzen oder Standard-Drogen.
- Bei Reinsubstanzen über chemische, physikalische oder physikalisch-chemische Kennzahlen und Kenngrößen oder durch optische Größen.

Reinheitsprüfung

Bei Roh-, Schnitt- und Pulverdrogen sind unzulässige Beimengungen anderer Pflanzenarten (Verfälschungen), verdorbene Drogenanteile (z. B. Braunfärbung, Pilz- und Insektenbefall) oder nichtpflanzliche Verunreinigungen und Zusätze auszuschließen. Dies geschieht durch makroskopische und mikroskopische Prüfung, Ermittlung des Trocknungsverlustes oder des Asche- und Extraktgehaltes.

Gehalts- und Wertbestimmung

GEHALTSBESTIMMUNG Die Ermittlung des Wirkstoffgehaltes einer Droge mit chemischen, physikalischen oder physikalisch-chemischen Methoden.

- Die Gehaltsbestimmung bei Vorliegen einer Rohdroge setzt immer eine Anreicherung der Wirkstoffe durch Extraktion, Ausschütteln, Destillation, Ausfällen oder Chromatographie voraus.
- Die ermittelten Wirkstoffgehalte lassen nur dann eine zuverlässige Aussage über den therapeutischen Wert zu, wenn die einzelnen Wirkstoffe des Gemisches keine größeren Wirkunterschiede aufweisen.
- Wo deutliche Wirkunterschiede vorliegen, besteht keine Korrelation zwischen Gesamtwirkstoffgehalt und therapeutischer Wirkung. Um die tatsächliche Wirkung bestimmen zu können, müssen die einzelnen Komponenten quantitativ bestimmt werden.

WERTBESTIMMUNG Die Bestimmung des biologischen bzw. pharmakologischen Wirkwertes einer Droge, z. B.:

- Sensorische Analyse (Bitterwert-, Süßwertbestimmung).
- Physikalisch-chemische oder physiologische Methoden (Viskositätsbestimmung, Quellungszahl).
- Pharmakologisch in Ganztieren oder isolierten Organen.
- Mikrobiologische Verfahren.

Sinnesphysiologische Drogenuntersuchung

Grundsätzlich sollte eine Droge zunächst mit Geruchs-, Geschmacks-, Seh- und Tastsinn untersucht werden.

AUSSEHEN Makroskopisch werden Farbe, Form sowie Größe erfasst. Eine gute Beurteilungsmöglichkeit sind Farbvergleiche einzelner Drogen. Die Oberflächen- und Umrissbeschaffenheit wird festgestellt (z. B. glatt, glänzend, stumpf, wollig behaart oder scharfkantig, gezähnt, gesägt, rund). Die mittleren Größenangaben erfolgen in Milimeter (mm).

DRUCK- UND TASTPROBEN Ganz- oder Schnittdrogen werden durch Befühlen auf ihre Festigkeit geprüft, ferner erfolgen Biege- und Brechversuche. Mit Hilfe des Tastsinnes wird die Beschaffenheit der Probe festgestellt (z. B. klebrig, stachelig, glatt, rau).

GERUCHSPROBE Etwa 0,1 g der Droge werden unter leichtem Druck zerrieben. Die dabei frei werdenden Geruchskomponenten werden durch langsames, mehrmaliges Einatmen der über der Droge befindlichen Luft geprüft. Zunächst wird nach der Geruchsintensität unterschieden und anschließend das subjektive Geruchsempfinden wiedergegeben (z. B. aromatisch, fruchtig, modrig, faul, ranzig).

GESCHMACKSPROBE 5 – 10 mg der pulverisierten Droge werden auf die Zunge gegeben und in der Mundhöhle 10 – 30 s hin- und herbewegt, anschließend ausgespuckt und der Mund mit Wasser ausgespült.

Hinweise zum Artenschutz

Einige in diesem Buch vorgestellte Arten sind gefährdet oder sogar vom Aussterben bedroht. Pflanzen, wie z. B. Johanniskraut, Betelnusspalme oder Spanischer Pfeffer und auch in Kultur verwendete Pilze können leicht gezüchtet werden, um die allgemeine Nachfrage zu befriedigen. Für viele Tierarten ist dies allerdings unmöglich. Für das nicht kommerzielle Sammeln von Pflanzen und Pilzen ist meist keine besondere Genehmigung erforderlich, eingeschränkt wird dies jedoch durch bestehende Artenschutz- und Betäubungsmittelgesetze.

Das Sammeln solcher Arten ist verboten oder strafbar. Zum einen gibt es das internationale Washingtoner Artenschutzabkommen (WA), dem seit Inkrafttreten im Jahre 1973 mehr als 150 Staaten beigetreten sind. Dieses Abkommen regelt den Handel sowie die Einfuhr und Ausfuhr geschützter Arten. Seit dem 1. Juni 1997 gilt in der EU eine neue Rechtsgrundlage. Das neue europäische Artenschutzrecht setzt die WA- und die neueren EU-Richtlinien um. So gelten für alle Mitgliedstaaten der EU nun einheitliche und verbindliche Bestimmungen, die den Handel mit gefährdeten Arten auf Basis der WA-Richtlinien regeln. Außerdem gibt es die Bundesartenschutzverordnung (BArtSchW), die zusätzlich den Gefährdungsgrad der in der Bundesrepublik Deutschland vorkommenden Pflanzen-, Pilz- und Tierarten angibt.

In diesem Buch wurden alle Arten, die auf einer der beiden genannten Listen zu finden sind, mit einem schwarzen, auf den Kopf gestellten Dreieck versehen, um auf den Gefährdungsgrad hinzuweisen.

Standardisierte Drogen und Pflanzenteile können entweder über den internationalen Arzneimittelhandel oder in der Apotheke bezogen oder auf privaten Anbauflächen kultiviert werden (hierbei müssen die jeweiligen Betäubungsmittelgesetze beachtet werden). Der Umgang mit Tieren unterliegt selbstverständlich besonderen ethischen und gesetzlichen Bestimmungen. Die unsachgemäße Haltung und Zucht, das Quälen und Töten sowie jegliche sonstige Art der Ausbeutung von Tieren ist zu verurteilen und abzulehnen.

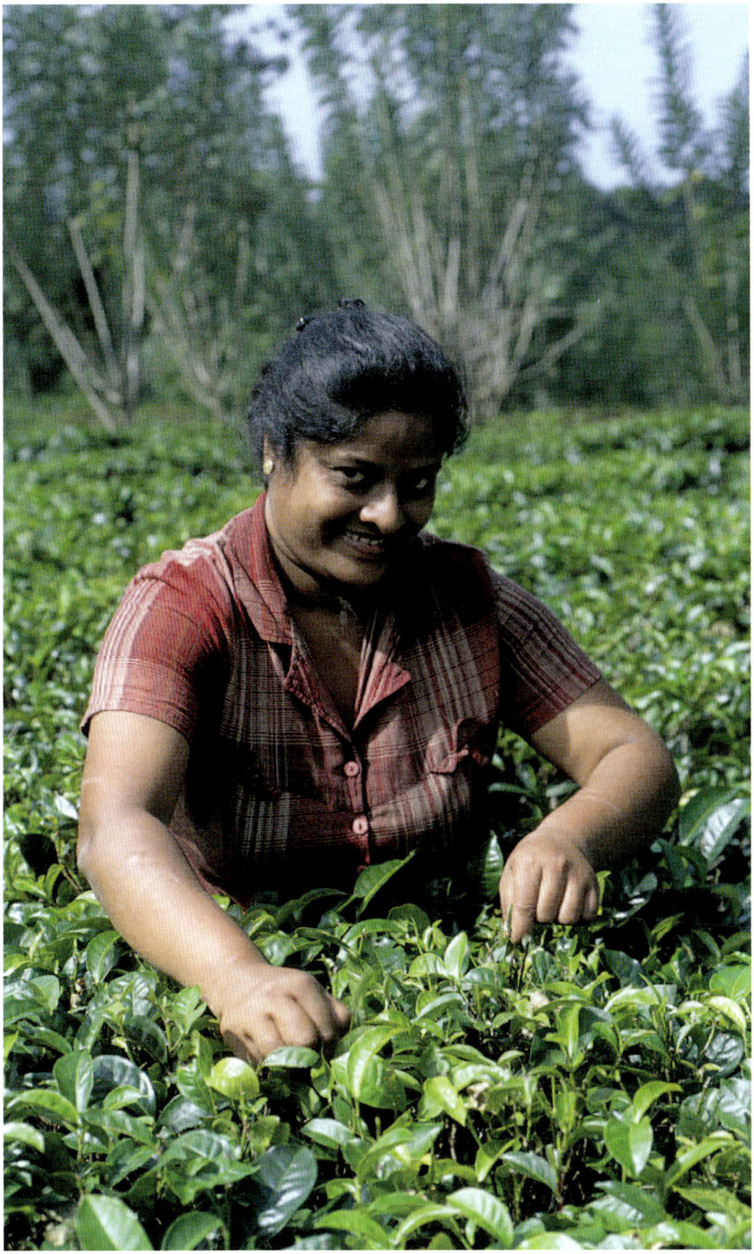

Teepflückerin auf Sri Lanka

Acacia spp. MILL.

SYNONYM einschließlich *Senegala, Racosperma*

Akazien-Arten, Mimose(n) der Gärtner

FAMILIE *Mimosaceae* Mimosengewächse

VOLKSTÜMLICHE NAMEN
Mimose; engl.: **Acacia**, **Mimosa**, **W(h)attle**.

VERBREITUNG
Weltweit in tropischen und subtropischen Regionen.

BESCHREIBUNG
700 – 1200 Arten. Meist mittelgroße Bäume. Blätter gefiedert. Blüten ballartig (Blütenbälle), büschelig. Frucht schotenartig.

BLÜTEZEIT
Januar – Dezember.

STANDORT
Überwiegend tropische Regionen.

DROGEN
Acaciae radix: Akazienwurzel, die Wurzel von ***Acacia angustifolia* (MILL.) KUNTZE**. *Acaciae folium*: Akazienblätter. *Acaciae cortex*: Akazienrinde. *Acaciae lignum*: Akazienholz. *Gummi Arabicum*: Arabisches Gummi, von ***Acacia senegal* (L.) WILLD.** u. a. Arten. Stamm-Pflanzen: ***Acacia baileyana***, ***Acacia campylacantha***, ***Acacia catechu***, ***Acacia polyantha*** u. a.

INHALTSSTOFFE
Rinde und/oder Blätter zahlreicher australischer *Acacia*-Arten (***Acacia maidenii* F. VON MUELL.** (**Maiden's Wattle**), ***Acacia phlebophylla* F. VON MUELL.** (engl.: **Buffalo Swallow Wattle**), ***Acacia simplicifolia* Druce**) enthalten höhere Konzentrationen *N,N*-DMT. ***Acacia retinodes* SCHLECHTEND.** enthält Nikotin.

GESCHICHTE
Verschiedene Akazien-Arten werden seit der Antike als Trägersubstanzen für zusammengesetzte Medikamente und Räucherwerk verwendet.

TRADITIONELLE VERWENDUNG
Aus ***Acacia farnesiana* (L.) WILLD.** wird ein als Duftstoff in der Aromatherapie und zur Parfümherstellung verwendetes ätherisches Öl gewonnen. Einige Arten dienen als Zusätze psychoaktiver Produkte (**Betelbissen**, **Bier**, **Balche'**, **Honig**, **Pituri**, **Pulque**). Auch zur Herstellung sog. **Ayahuascaanaloge**. Aus ***Acacia catechu* (L. f.) WILLD.** (**Katechubaum**; engl.: **Catch Tree**) wird durch 12-stündiges Einkochen mit Wasser und Eindicken ein Katechu (*Catechu nigrum, Extractum catechu*) genannter Extrakt (ohne psychoaktive Wirkung) gewonnen, der als Zusatz zum **Betelbissen** verwendet wird.

MEDIZINISCHE VERWENDUNG
Volksmedizinisch wird die Wurzel von ***Acacia cornigera*** als Aphrodisiakum und Heilmittel bei Impotenz verwendet.

WIRKUNG
Rauchbare Extrakte aus Rinde und Blättern mehrerer australischer *N,N*-DMT-haltiger Akazien-Arten sollen Tryptamin typische Halluzinationen erzeugen. Mehrere psychoaktive Arten (unzureichende Angaben).

ORGANISATIONSTYP ► **Pflanze**
unzureichende Angaben; psychoaktiv

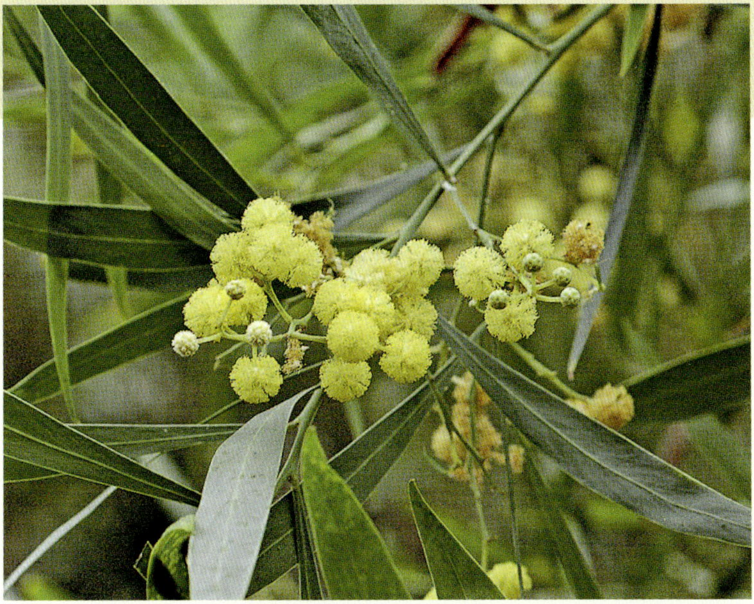

Acacia retinodes (Blüten; die Wasserakazie enthält Nikotin)

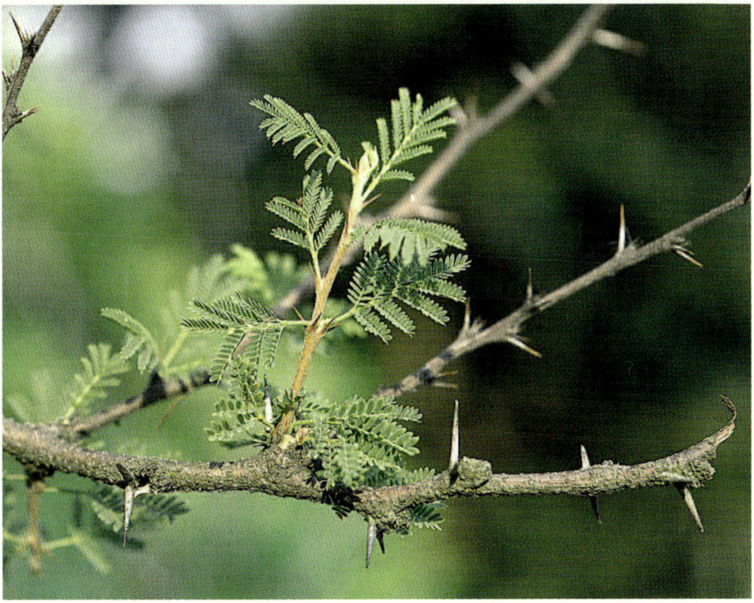

Acacia karoo (Blattausschnitt)

Aconitum napellus L.

SYNONYM *Aconitum pyramidale*

Blauer Eisenhut

FAMILIE *Ranunculaceae* Hahnenfußgewächse

▼

VOLKSTÜMLICHE NAMEN
Blautod, **Wolffswurtz** u. a.; engl.: **Friar's Cap**, **Garden Monkshood**.

VERBREITUNG
Zentraleuropa, (Süd-)Alpen.

BESCHREIBUNG
Ausdauernde, krautige Pflanze mit rübenartiger Wurzel. Stängel aufrecht, 50 – 150 cm hoch. Stängelblätter handförmig, 5- bis 7-teilig, mit fiederteiligen Abschnitten, dunkelgrün. Blüten dunkelblau bis dunkelviolett, helmförmig, dichte Blütentraube.

BLÜTEZEIT
Juni – August.

STANDORT
Hochstaudenfluren, Bachsäume, Gebüsche, selten im Wald, an Wegrändern, im Gebirge. Schattige Standorte, feuchte Böden.

DROGEN
Aconiti tuber (syn. *Tubera* od. *Radix Aconiti*): Eisenhutwurzel. *Aconiti herba* (syn. *Herba Aconiti*): Eisenhutkraut.

INHALTSSTOFFE
Alle Pflanzenteile enthalten das giftige Alkaloid Aconitin (Hauptalkaloid neben Mesaconitin, Hypaconitin, Napellin und *N*-Diethylaconitin) und Aconitinsäure. LD beim Erwachsenen 3 – 6 mg. Beim Pflücken durch die Haut eindringendes Gift kann bereits Hautentzündungen und schwere Vergiftungen verursachen.

GESCHICHTE
Der Eisenhut wurde in der Antike mit der colchischen Hexe Medea und der Unterwelt in Verbindung gebracht. Giftmischer verwendeten die Pflanze als Mordgift. Möglicherweise gebrauchten die Germanen den Eisenhut bei magischen Ritualen.

TRADITIONELLE VERWENDUNG
Pfeilgift (***Aconitum ferox* WALL. ex SER.**), Heilmittel, Zauber- und Mysterienpflanze (Hexenpflanze), Lenz- und Verjüngungsmittel.

MEDIZINISCHE VERWENDUNG
Eisenhuttinkturen bei beginnender fiebriger Erkältung. Eisenhuttinkturen werden in der Phytotherapie bei Gicht, Ischiasleiden und Neuralgien äußerlich (seltener innerlich) verwendet. Homöopathisch (ab D3) bei nervösen und psychischen Erkrankungen verwendet.

WIRKUNG
Blockiert die Muskelendplatten, durch vorübergehende Erregung, dann Lähmung der sensiblen Nervenendigungen (lokalanästhetischer Effekt), Übelkeit, Erregung, Herzarythmien, Krämpfe und Kreislauflähmung. **Cave!**: Alle Pflanzenteile, besonders der Wurzelstock, sind stark (tödlich) giftig! 0,2 g Wurzel verursachen bereits Vergiftungserscheinungen, 2 g Wurzel sind absolut tödlich! Sehr geringe Dosen vermutlich halluzinogen.

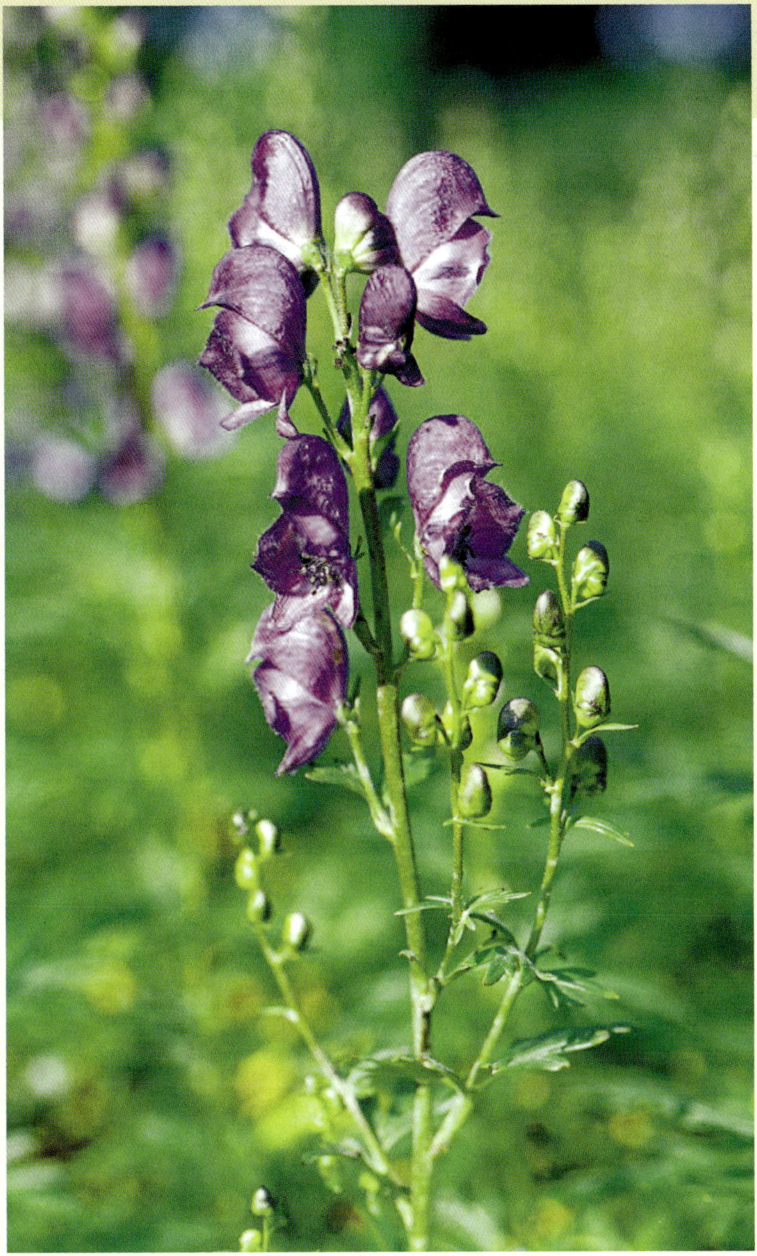

Aconitum napellus (Blüte, Habitus)

Acorus calamus L.

SYNONYM *Acorus aromaticus, Acorus vulgaris*

Kalmus

FAMILIE *Acoraceae* Kalmusgewächse

VOLKSTÜMLICHE NAMEN

Ackerwurz, **Magenwurz**; griech.: **Akoron**; China, 7. Jh.: **Ch'ang-p'u** (***Acorus gramineus*** **SOLAND.**); engl.: **Calamus**, **Flag Root**, **Sweet Myrtle**.

VERBREITUNG

Europa, Süd- und Ostasien, Nordamerika.

BESCHREIBUNG

Große, duftende Teich- und Sumpfpflanze, rhizomreich, mit länglich-gewundenem, angenehm riechendem Wurzelstock, daraus Triebe mit aufrechten, bis zu 2 m langen schwertförmigen Blättern. Blüten winzig, von einem grünlich-gelben, dickachsigen Kolben getragen.

BLÜTEZEIT

Juni – Juli.

STANDORT

In Sumpfgebieten und an Gewässerrändern. Schattige Standorte.

DROGEN

Calami aetheroleum (syn. *Oleum Calami*): Kalmusöl. *Calami rhizoma* (syn. *Rhizoma Calami, Rhizoma Acorii, Radix Calami aromatici*): Kalmuswurzelstock, der geschälte, rötlich weiße Wurzelstock.

INHALTSSTOFFE

Ätherisches Öl (mit Caryophyllen, Humulen, Asaron), Bitterstoffe, Gerbstoffe und Schleim. Die aktiven Substanzen sind α- und β-Asaron. Asaron besitzt strukturelle Ähnlichkeit mit Meskalin.

GESCHICHTE

Die vermutlich älteste Erwähnung des Kalmus stammt aus China. Seit dem ausgehenden Mittelalter in Europa als Heilpflanze bekannt. In Nordamerika vermutlich eingeführt.

TRADITIONELLE VERWENDUNG

Bei den Kri-Indianern im Nordwesten Kanadas als Mittel bei Erschöpfungszuständen, Kopf- und Zahnschmerzen, zur Mundhygiene und bei Asthma verwendet, möglicherweise wird der Wurzelstock auch seiner halluzinogenen Eigenschaften wegen gekaut. Die Wurzel wird entweder frisch ge-kaut oder pulverisiert geschnupft, geraucht bzw. zerkleinert als Tee zubereitet. Die dazu nötige Menge entspricht etwa 5 – 25 cm der Wurzel.

MEDIZINISCHE VERWENDUNG

Volksmedizinisch bei Schlaflosigkeit, Depressionen, Neurosen, Epilepsie, Gedächtnisstörungen sowie Fieber verwendet.

WIRKUNG

In hohen Dosen visuelle Halluzinationen und LSD-ähnliche Rauschzustände, halluzinogene Wirkung unsicher! Darf nicht zusammen mit MAO-Hemmern eingenommen werden. Kurzfristige Nebenwirkungen nicht bekannt. Hohe Dosen von Kalmusöl steigern das Krebsrisiko. **Cave!**: Giftig!

ORGANISATIONSTYP ► **Pflanze**
halluzinogen; giftig!

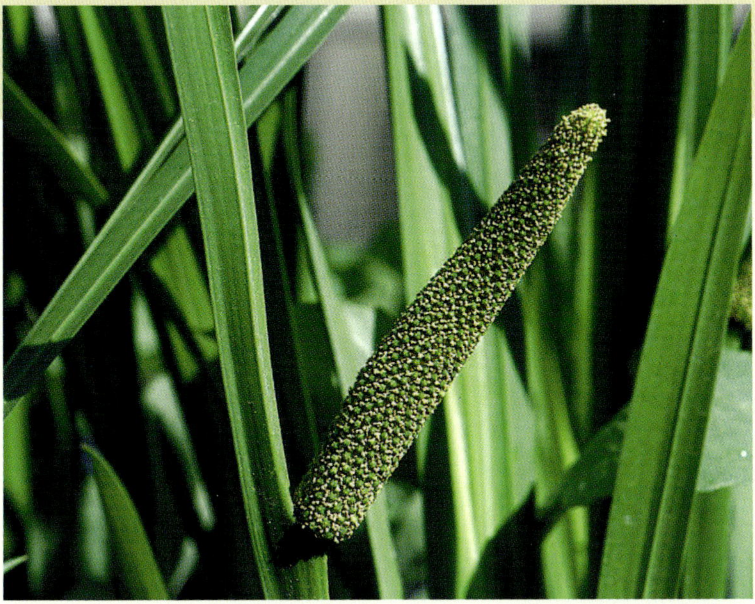

Acorus calamus (Blüte)

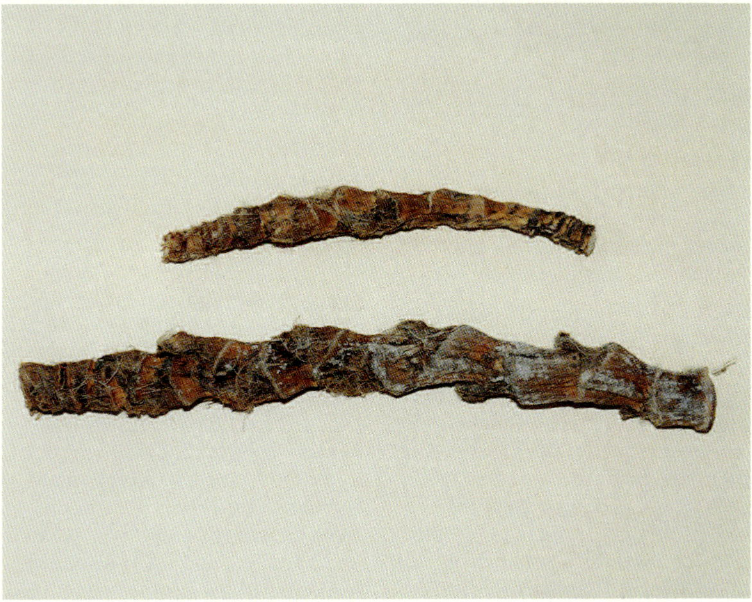

Calami rhizoma (Kalmuswurzel; Trockenpräparat)

Agave americana L.

SYNONYM —

Hundertjährige Agave

FAMILIE *Agavaceae* Agavengewächse

VOLKSTÜMLICHE NAMEN
Hundertjährige Aloe; engl.: **Century Plant, Maguey**; Mexiko: **Mescale, Teometl** (Maya).

VERBREITUNG
Mittel- und Südamerika (Heimat), Südeuropa, Nordafrika.

BESCHREIBUNG
Ausdauernde Pflanze. Wurzel dick, fleischig. Blattrosette dickfleischig. Blätter lanzett-, messer- oder speer-spitzenförmig, spitz zulaufend, Rand meist gezackt, mit Seitendornen und einem (scharfen) hart verholzenden Enddorn. Stängel glatt, bis 7 m hoch. Blütenstand rispig. Blüten röhrenförmig, aufrecht, gelblich.

BLÜTEZEIT
Juli – August.

STANDORT
Tropen, Subtropen. *A. americana* wurde im 16. Jh. in den Mittelmeerraum eingeführt und dort vollständig eingebürgert.

DROGEN
Aguamiel (Honigwasser): der sich im Pflanzenschaft ansammelnde, zuckerreiche Saft, der vermutlich durch Bakterien (***Pseudomonas lindneri***), wilde Hefen oder Pilze fermentiert. Das aus den Pflanzen gewonnene Getränk trägt die volkstümliche Bezeichnung **Pulque** oder **Mescal**. ***Gusano de mescal***: **Mescalwurm** (***Comardia redtenbacheri***; Familie: *Cossidae*), eine ca. 5 cm lange, in der Mescalagave (***Agave tequilana*** Weber) lebende Insektenlarve.

INHALTSSTOFFE
Agave-Arten: Saponine, Steroidsaponine, Hecogeninglykoside, Zucker (bis 8 %), Vitamin C, Polysaccharide und Mineralstoffe. *A. americana* enthält Saponin, ätherisches Öl, Hecogenin (0,4 – 3 %) und Oxalsäure. Agavensaft enthält Agavose, ätherisches Öl sowie Papain. Pulque enthält 2 – 4 % Alkohol.

GESCHICHTE
Agaven wurden bereits im prähistorischen Mexiko als Nahrungs-, Rausch- und Werkstoffpflanzen verwendet. In Mexiko wurden ca. 8 000 Jahre alte geröstete Agavenreste gefunden.

TRADITIONELLE VERWENDUNG
Pulque wurde von den Azteken als heiliges Getränk rituell getrunken.

MEDIZINISCHE VERWENDUNG
Volksmedizinisch bei Verletzungen, Schlangenbissen, Hautkrankheiten, Geschlechtskrankheiten, Rheuma, Zahnschmerzen usw.

WIRKUNG
Der sich im Pflanzeninneren bildende zuckerhaltige Saft wirkt berauschend. Der lebende Mescalwurm soll psychoaktiv wirken, wenn er gegessen wird (als wirksame Dosis gelten 2 – 3 Insektenlarven). ***Mescal con gusano*** soll aphrodisierend wirken.

ORGANISATIONSTYP ► **Pflanze**
unzureichende Angaben

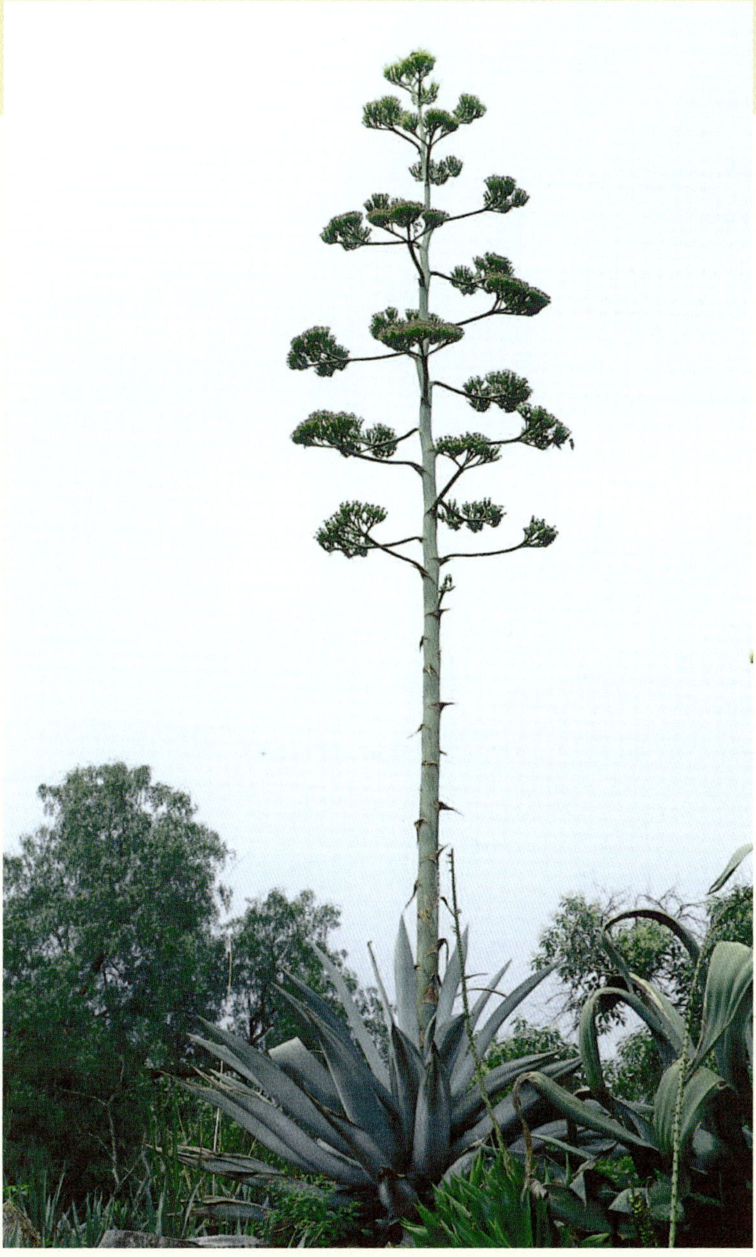

Agave tequilana (Habitus)

Anadenanthera spp. Autor

SYNONYM *Piptadenia*

Anadenanthera-Arten

FAMILIE *Mimosaceae* Mimosengewächse

VOLKSTÜMLICHE NAMEN
A. colubrina: **Cebil**, **Villca**; *A. peregrina*: **Cohoba**, **Yopo**.

VERBREITUNG
Tropische Zonen Südamerikas, Westindische Inseln.

BESCHREIBUNG
3 – 20 m hohe Bäume. Rinde fast schwarz, mit kegeligen Stacheln oder knotigen Schnüren besetzt. Blätter fein gefächert, bis zu 30 cm lang. Blüten ballförmig, weißgelblich. Fruchtschoten lederig, dunkelbraun, bis zu 35 cm lang. Samen 1 – 2, breit, flach, rundlich, bis rechteckig, rotbraun. Die Blätter falten sich abends zusammen und öffnen morgens. Der Stängel ist mit kleinen Drüsen besetzt, die eine süße Flüssigkeit ausscheiden, die bestimmte Ameisen anzieht und von diesen getrunken wird.

BLÜTEZEIT
Keine Angaben.

STANDORT
Tropisches und subtropisches Klima.

DROGEN
Anadenanthera-Samen: die Samen von ***Anadenathera colubrina*** **(VELL.) BRENAN** (**Cebíl**, **Villca**) bzw. ***Anadenathera peregrina*** **(L.) SPEGAZZ.** (**Cohoba**, **Yopo**).

INHALTSSTOFFE
Tryptamin-Derivate, besonders Dimetyltryptamin (DMT) und Bufotenin, β-Carboline.

GESCHICHTE
Vermutlich bereits in vorkolumbianischer Zeit von den Indianern in Argentinien und im südlichen Peru verwendet

TRADITIONELLE VERWENDUNG
Schamanen vieler Amazonas-Stämme stellen aus den Samen von *A. colubrina* und *A. peregrina* halluzinogene Schnupfpulver her, die rituell eingenommen werden, um Krankheitsursachen zu erkennen, sich in Tiere verwandeln zu können oder böse Zauber aufzuspüren; es heißt, die unvorbereitete Einnahme des Pulvers könne Wahnsinn auslösen. Die pulverisierten Samen werden mit Pflanzenasche vermischt. Das Pulver wird von den Eingeborenen geschnupft bzw. blasen es sich die Indios gegenseitig in die Nasenlöcher (150 mg – 1 g des Schnupfpulvers werden appliziert). Die getrockneten, gerösteten und zermahlenen Samen werden auch mit Tabak vermischt geraucht.

MEDIZINISCHE VERWENDUNG
Abkochung der Rinde wirken adstringierend und werden bei Diarhoe, Rheuma sowie Kopf- und Gliederschmerzen angewendet.

WIRKUNG
Stark halluzinogen, euphorisierend. Unterschiedliche Angaben zur Intensität der Halluzinationen. Mögliche Nebenwirkungen: Übelkeit, Erbrechen, Kopfschmerzen.

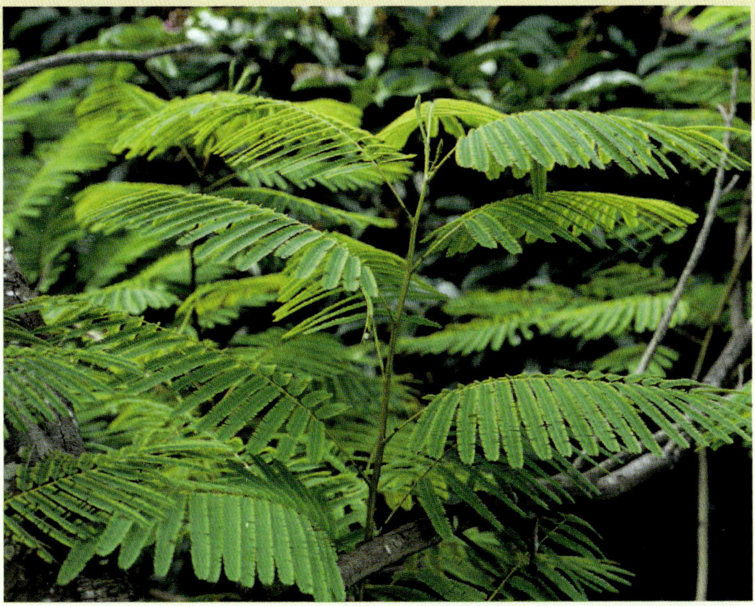

Anadenanthera colubrina (Habitus)

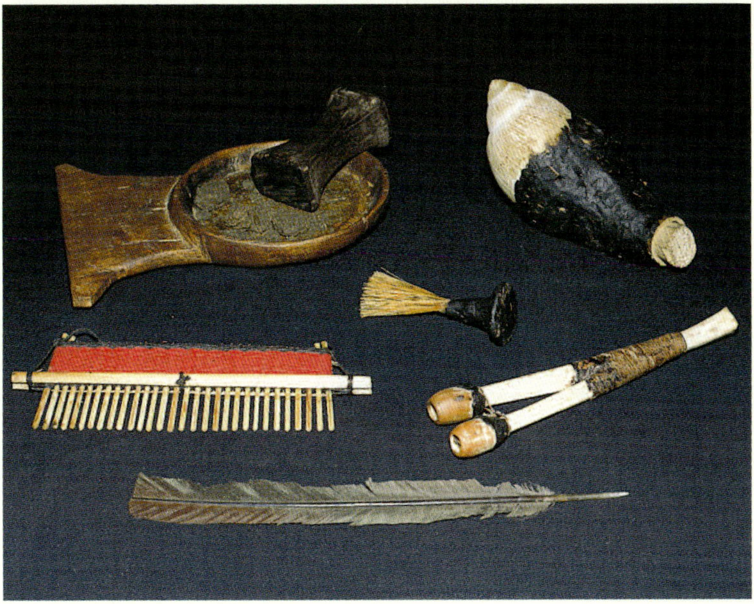

Yopo-Schnupfbesteck

Areca catechu L.

SYNONYM *Areca guavaia*

Betelnuss, Betelpalme

FAMILIE *Arecaceae* Palmengewächse

VOLKSTÜMLICHE NAMEN

Arecanuss; engl.: **Betel Nut**, **Betel Palm**.

VERBREITUNG

Heimat indomalaiischer Raum. Kulturen in Vorder- und Hinterindien, Pakistan, Sri Lanka, Taiwan.

BESCHREIBUNG

12 – 20 m hohe, fiederblättrige Palme. Beerenfrucht. Fruchtwand von Fasern durchzogen, Fruchtfleisch braun. Samen einzeln im zunächst dreifächrigen Fruchtknoten.

BLÜTEZEIT

Mai – Juni.

STANDORT

Tropische Länder Asiens.

DROGEN

Arecae semen (*nuces*): Areca-, Betelnuss, die bis 7 cm lange Frucht mit einem 3 bis 10 g schweren Samen. Mehrere *Areca*-Arten dienen als Betelersatz.

INHALTSSTOFFE

0,2 – 0,6 % an Catechingerbstoffe gebundene Alkaloide, Gerbstoffe, Schleim, Harz, Kohlenhydrate, Proteine, Saponine, Mineralstoffe und Fette. Hauptalkaloid ist das Arecolin (Mindestanteil handelsüblicher Ware bei 0,4 %). Speichel und Kalk lösen das Arecolin. Das MAO-hemmende Arecolin ist vermutlich für die stimmungsaufhellende Wirkung verantwortlich. Nebenalkaloide Arecaidin, Arecolidin, Guvacin, Guvacolin, die Blätter enthalten u. a. Chavicol.

GESCHICHTE

Die Betelnusspalme soll erstmals von Herodot (ca. 340 v. Chr.) beschrieben worden sein. In Berichten arabischer und europäischer Reisender wurde häufig die Palme sowie das Betelkauen erwähnt.

TRADITIONELLE VERWENDUNG

Heil-, Genussmittel. Der **Betelbissen** ist heute noch in SO-Asiens verbreitet und besteht aus zerkleinerter Betelnuss, Blätter des Betelpfeffers (*Piper betle*), gebranntem Kalk (spaltet das giftige Arecolin), Gambir oder Katechu und aromatischen Zusätzen (Muskatnuss, Nelken, Pfeffer, Kava-Kava, usw.).

MEDIZINISCHE VERWENDUNG

Volksmedizinisch als Wurmmittel und bei Durchfallerkrankungen. In der indischen Volksmedizin bei Verdauungsstörungen und Nervenleiden sowie als Tonikum und Aphrodisiakum verwendet.

WIRKUNG

Arecolin wirkt parasympathomimetisch, pilocarpin- bzw. muscarinartig. Steigerung der Speichel- und Schweißsekretion, regt die Darmtätigkeit an. Mild berauschend, euphorisierend, anregend. Einnahme von 8 – 10 g *Areca*-Samen evtl. tödlich, Arecolintod durch Herz- und Atemlähmung. **Cave!**: Giftig!

ORGANISATIONSTYP ► **Pflanze**
Rauschwirkung; giftig!

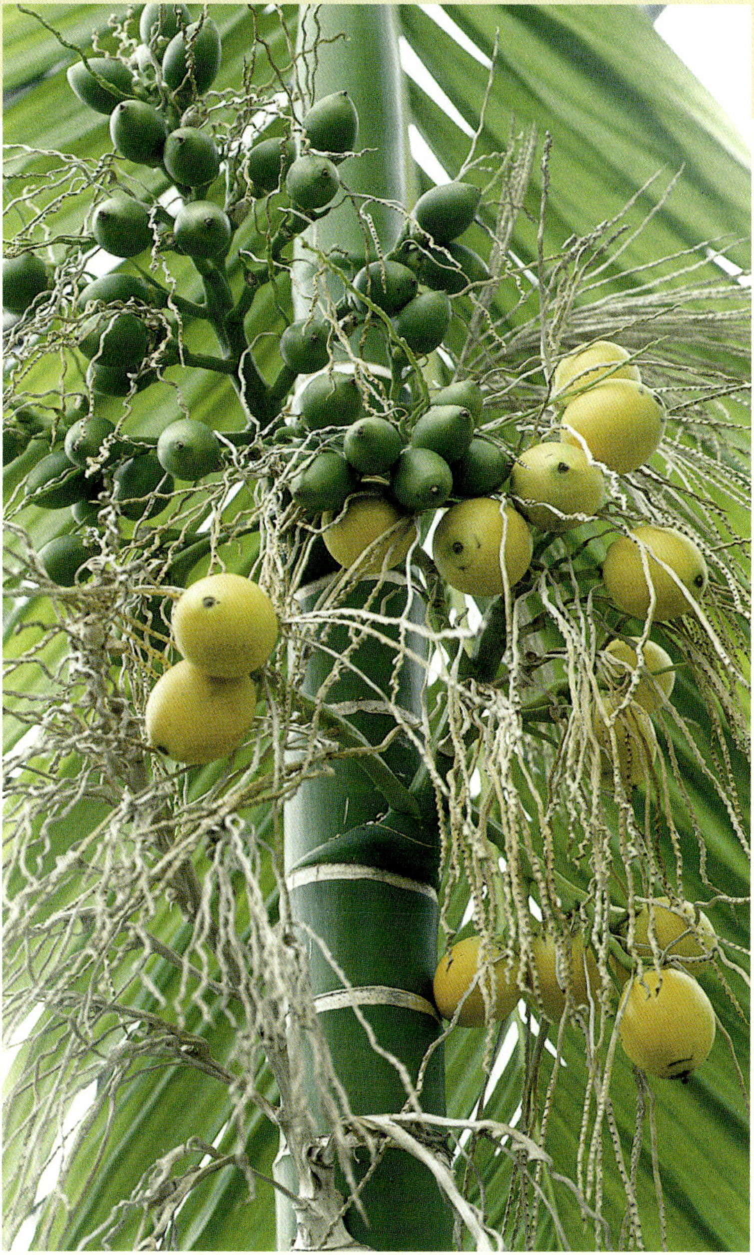

Areca catechu (Früchte, Habitus)

Argemone mexicana L.

SYNONYM *Papaver spinosum*

Mexikanischer Stachelmohn

FAMILIE *Papaveraceae* Mohngewächse

VOLKSTÜMLICHE NAMEN

Fischkraut, **Teufelsfeige**; engl.: **Devil's Fig**, **Mexican Poppy**, **Prickly Poppy**; **Chicalote**.

VERBREITUNG

Mittel- und Südamerika, tropisches Amerika, in Süd- und Mitteleuropa eingebürgert.

BESCHREIBUNG

Einjährige Pflanze, bis 90 cm hoch, graugrün, Stiel und Blätter stachelig. Blüten leuchtend gelb, auch rötlich, bis 6 cm breit, Kelchblätter spitz, borstig. Kapselfrucht. Samen kugelig, ca. 2,5 mm groß.

BLÜTEZEIT

Juli – September.

STANDORT

Felder, an Straßenrändern und auf Lichtungen. Zierpflanze, selten verwildert. Benötigt viel Licht und Wärme.

DROGEN

Chicalote-Opium: Stachelmohnsaft, der aus der Pflanze gewonnene Milchsaft. *Cardo mariano* (syn. *Cardo santo*): Blätter und Samen.

INHALTSSTOFFE

Gesamtalkaloidgehalt (Wurzel und Stängel) 0,125 %, hauptsächlich Protopin, Berberin, Allocryptopin, Coptisin, Sanguinarin, Chelerythrin u. a.

GESCHICHTE

Der Stachelmohn wird in vielen Dokumenten der Kolonialzeit erwähnt. In Mexiko sollen chinesische Einwanderer zu Beginn des 20. Jahrhunderts einen Opium-Ersatz (*Papaver somniferum*) gewonnen haben.

TRADITIONELLE VERWENDUNG

Der aus der angeritzten unreifen Kapsel austretende Milchsaft wird gesammelt, getrocknet und geraucht oder oral eingenommen. Die Blätter werden in Mexiko als **Marihuana**-Substitut und Aphrodisiakum geraucht. In Paraguay wird die Wurzel zusammen mit Mateblättern (*Mate folium*; Stamm-Pflanze: *Ilex paraguariensis*, s. S. 124) für einen stimulierenden Tee verwendet.

MEDIZINISCHE VERWENDUNG

Bereits die Ärzte der Azteken und Maya haben den Stachelmohn als Heilmittel und auch als Analgetikum verwendet. In mexikanischen Krankenhäusern bis in die Gegenwart als Heilmittel in Gebrauch. In der Karibik wird ein Dekokt bei Schlafstörungen und Schlaflosigkeit verabreicht. In Afrika und Europa wu(e)rden die Blätter und Samen als Sedativum verwendet.

WIRKUNG

Beruhigend, schmerzstillend, euphorisierend. Angeblich haben die Samen einen leicht halluzinogenen Effekt. Bei gelegentlichem Konsum keine Nebenwirkungen bekannt. **Cave**!: Giftig!

ORGANISATIONSTYP ► **Pflanze**

analgetisch; narkotisch; giftig!

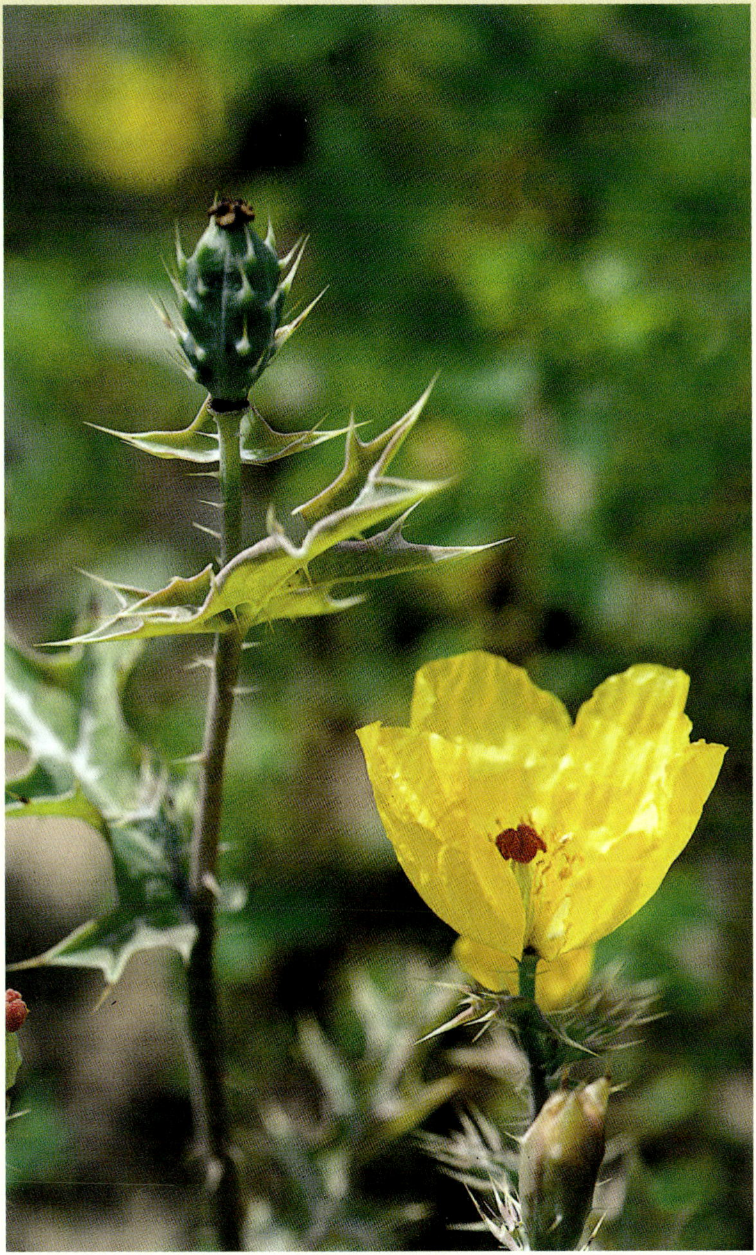

Argemone mexicana (Blüte, Habitus)

Argyreia nervosa (Burm. f.) Boj.

SYNONYM *Argyreia speciosa, Rivea nervosa*

Kleine Holzrose

FAMILIE *Convolvulaceae* Windengewächse

VOLKSTÜMLICHE NAMEN

Elefantenwinde, **Hawaiianisches Rosenholz**, **Silberblatt**, **Silberkraut**, **Silberwinde**; engl.: **Hawaiian Baby Woodrose**; ind.: **Vridha Daraka**.

VERBREITUNG

Die Art stammt ursprünglich aus dem tropischen Asien. Man findet sie heute auf Hawaii, in Indien, Australien, Afrika, in der Karibik und auf Sri Lanka.

BESCHREIBUNG

Rankender Kletterstrauch mit großen, bis zu 35 cm breiten, herzförmigen Blättern, unterseits weißhaarig, oberseits kahl. Blüte Trichterwinden-förmig, Krone 6 cm lang, violett bis blassrosa gefärbt. Frucht gelbbraun, 2 cm große Beere. Es gibt ca. 90 Arten der Gattung, von denen in 20 ebenfalls Ergolin-Alkaloide nachgewiesen wurden, darunter ***Argyreia aggregata*** **(Roxb.) Choisy**, ***Argyreia cuneata*** **(Willd.) Ker Gawl.**, ***Argyreia mollis*** **(Burm. f.) Choisy**.

BLÜTEZEIT

Juli.

VORKOMMEN

Bevorzugt lichte, warme Gebiete der Tropen.

DROGEN

Argyreiae semen (syn. *Semen Argyreiae*): die pulverisierten Samen (engl.: Hawaiian Babies). *Argyreiae radix* (syn. *Radix Argyreiae*): die Wurzeln.

INHALTSSTOFFE

Die psychoaktive Wirkung beruht hauptsächlich auf Lysergsäureamid (LSA oder Ergin). Allerdings ist die Wirkung auch auf andere Ergolin-Alkaloide zurückzuführen. Die Samen enthalten 3 mg Alkaloide pro 1 g Samen.

GESCHICHTE

In Hawaii wurde die Pflanze erstmals verwendet und ist dadurch seit den 1960er Jahren in der Szene bekannt.

TRADITIONELLE VERWENDUNG

Eine Verwendung in rein psychedelischem, magisch-rituellem Kontext ist nicht bekannt. In der Szene werden die von den Hülsen befreiten Samen gemahlen und gegessen oder die pulverisierten Samen in Wasser aufgeweicht, abgeseiht und getrunken. Die übliche Dosis liegt bei 4 – 8 Samen.

MEDIZINISCHE VERWENDUNG

In der ayurvedischen Medizin u. a. als Tonikum, Verjüngungsmittel, Aphrodisiakum und Nootropikum verschrieben.

WIRKUNG

LSD-ähnlicher ca. 6 – 8 Stunden anhaltender Rauschzustand mit Euphorie und Halluzinationen. Anfangs oft Übelkeit, starke Mattigkeit und erweiterte Pupillen. Nebenwirkungen können in Form von Übelkeit, starkem Erbrechen, Krämpfen und Horrortrips auftreten.

ORGANISATIONSTYP ► **Pflanze**

halluzinogen; giftig!

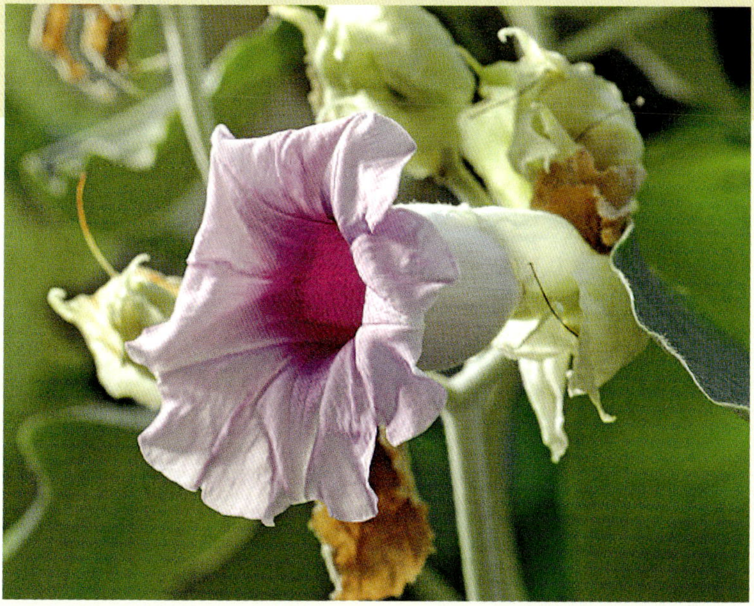

Argyreia nervosa (Blüte)

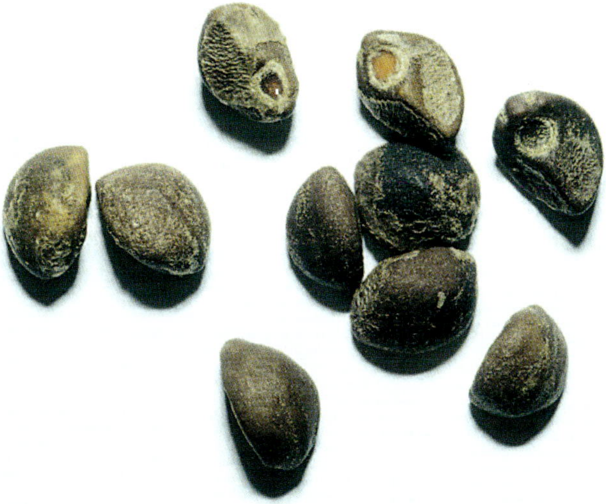

Argyreia nervosa (Früchte; Trockenpräparat)

Ariocarpus spp. SCHEIDW.

SYNONYM *Roseocactus*

Wollfruchtkaktus-Arten

FAMILIE *Cactaceae* Kakteengewächse

▼

VOLKSTÜMLICHE NAMEN

Mehlbeerfrucht, **Lebende Felsen**, **Falscher Peyote** (***Ariocarpus retusus*** SCHEIDW., ***Ariocarpus fissuratus*** SCHUMANN); engl.: **Living Rock**, **False Peyote**, **Star Cactus**; Nord- und Zentralmexiko: **Híkuli sunami(e)**, **Chaute**, **Chautle**, **Peyote cimarrón**, **Tsuwiri**.

VERBREITUNG

Nord- und Mittelmexiko, 6 Arten (***A. agavoides***, *A. fissuratus*, ***A. kotschoubeyanus***, *A. retusus*, ***A. scaphorostrus***, ***A. trigonus***), alle in Mexiko heimisch, anscheinend beschränkt auf die Chihuahua-Wüsten.

BESCHREIBUNG

Breitrund, flachkugelig, gehöckert, mit dicker Rübenwurzel. Kaum über den Boden hervorragende, tiefsitzende Pflanzen. Oberirdische Pflanzenteile bestehend aus spiralig oder dachziegelartig angeordneten, langspitzen oder deltoiden, grünen bis grauen Warzen mit glatter oder stark zerklüfteter Oberfläche. Dornen fehlen. Axillen stark wollig, aus diesen entstehen die bis zu 5 cm großen, trichterförmigen Blüten. Je nach Art variierende Blütenfarbe, weißlich, gelblich, zartrosa bis purpurrot.

BLÜTEZEIT

Spätsommer.

STANDORT

Trockene, mineralische Böden, aber auch saure Gesteinsböden. Besonders bei Kakteenliebhabern und -züchtern gesuchte Pflanzen.

DROGEN

Buttons: oberirdische Pflanzenteile.

INHALTSSTOFFE

Phenethylamine (z. B. *A. fissuratus*: Hordenin und *N*-Methyltyramin; *A. retusus*: Hordenin, *N*-Methyltyramin, *N*-Methyl-3,4-dimethoxyphenethylamin und *N*-Methyl-4-methoxyphenethylamin). Hordenin und Methyltyramin wurden auch in anderen *Ariocarpus*-Arten nachgewiesen.

GESCHICHTE

Vermutlich schon in vorspanischer Zeit bekannt und verwendet.

TRADITIONELLE VERWENDUNG

Einige Indianergruppen im nördlichen Mexiko verwenden verschiedene *Ariocarpus*-Arten (besonders *A. fissuratus* und *A. retusus*) als falschen Peyote (bzw. Peyotesubstitut). Die oberirdischen Pflanzenteile werden entweder frisch (oder getrocknet; *Ariocarpus*-Buttons) gegessen oder zerstoßen und mit Wasser verdünnt. Dosierung unbekannt (wird vermutlich eingenommen, bis eine Wirkung zu spüren ist).

MEDIZINISCHE VERWENDUNG

Unbekannt (bzw. keine Angaben).

WIRKUNG

Häufig als unangenehm empfundener Rauschzustand.

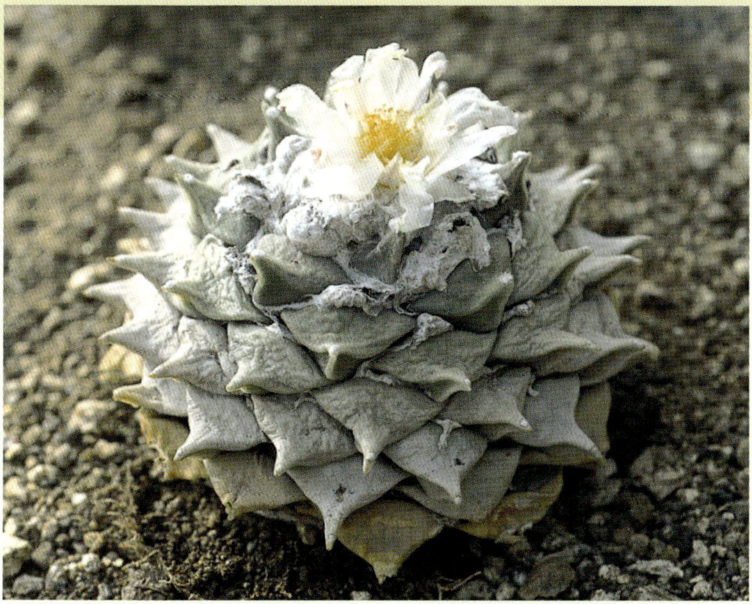

Ariocarpus retusus (Blüte, Habitus)

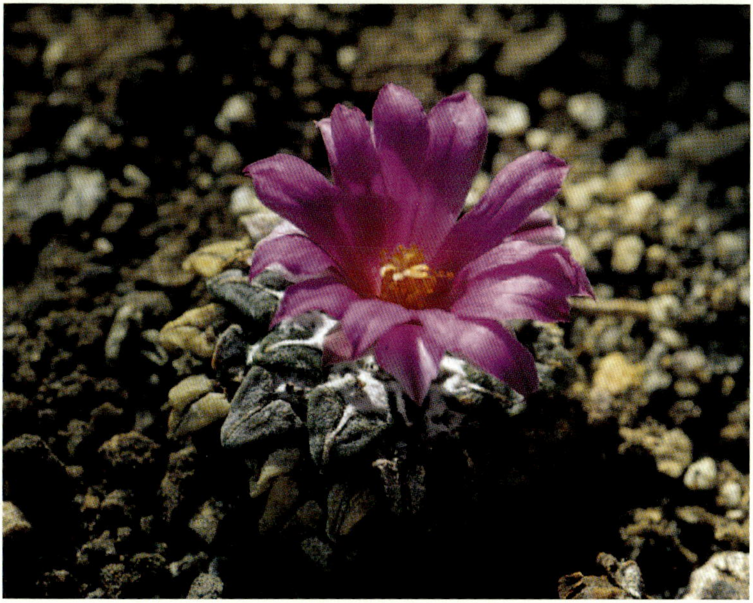

Ariocarpus kotschoubeyanus (Blüte, Habitus)

Artemisia absinthium L.

SYNONYM *Absinthium officinale, Absinthium vulgare*

Absinth, Echter Wermut

FAMILIE *Asteraceae* Korbblütler

VOLKSTÜMLICHE NAMEN

Bitterer Beifuß, **Grüne Fee**, **Heilbitter**, **Magenkraut**, **Wurmkraut**; engl.: **Absinthe**, **Common Wormwood**.

VERBREITUNG

Heimat Asien, vielfach eingebürgert. Wichtige Kulturpflanze.

BESCHREIBUNG

Ausdauernd, mit sterilen Blattrosetten. Fiedern leicht bis tief gesägt, Köpfchen 2 – 4 cm Ø. Stängel silbergrau, fein punktiert (Öldrüsen), stark aromatisch, in allen Pflanzenteilen bitter schmeckend.

BLÜTEZEIT

Juli – September.

STANDORT

Karge, sandige Böden, Ödland, bebaute und beweidete Kulturlandschaften.

DROGEN

Absinthii herba (syn. *Herba Absinthii*): Wermutkraut, für technische Zwecke *Absinthii herba cum stipites*: Wermutkraut mit Stängeln. Die Droge riecht stark würzig, sehr bitter schmeckend.

INHALTSSTOFFE

Ätherisches Öl mit den Terpenalkoholen Thujol und Thujon sowie azulenogene Substanzen, Sesquiterpenlactone, die glykosidischen Bitterstoffe Absinthin und Anabsinthin, Gerbstoffe, Quercetin, Harz, das Flavonoid Artemisethin, organische Säuren u. a.

GESCHICHTE

Der Wermut war bereits in der Antike bekannt. Das ätherische Öl (Absinthöl) wurde in Mitteleuropa mit **Alkohol** vermischt (siehe unten). Wermutkraut ist frei verkäuflich.

TRADITIONELLE VERWENDUNG

Das mit Hilfe von **Alkohol** extrahierte Öl wird verwendet. Hauptbestandteil des verbotenen **Absinth** (siehe oben).

MEDIZINISCHE VERWENDUNG

Medizinisch u. a. zur Anregung der Magenfunktion gebraucht. Volksmedizinisch als gynäkologisches Mittel (als Abortivum, Menstruationsmittel, zur Einleitung der Geburt). Wermuttee bei Appetitlosigkeit, Magenbeschwerden, Erbrechen und Durchfall. Homöopathisch u. a. bei Epilepsie und nervösen Krämpfen.

WIRKUNG

Einschläfernd, narkotisierend, große Dosen mit Kopfschmerzen, Schwindel, hohe Dosen krampferzeugend und lähmend. Exzessiver **Absinth**-Gebrauch kann zu Abhängigkeit mit letztendlicher Verblödung führen. Die Einnahme von thujonhaltigem Öl führt zu Nervosität, Krämpfen und Benommenheit. Die Einnahme von Absinth in normalen Mengen ist unbedenklich. Darf nicht während der Schwangerschaft angewendet werden. **Cave!**: Schwach giftig.

ORGANISATIONSTYP ► **Pflanze**

narkotisierend; schwach giftig

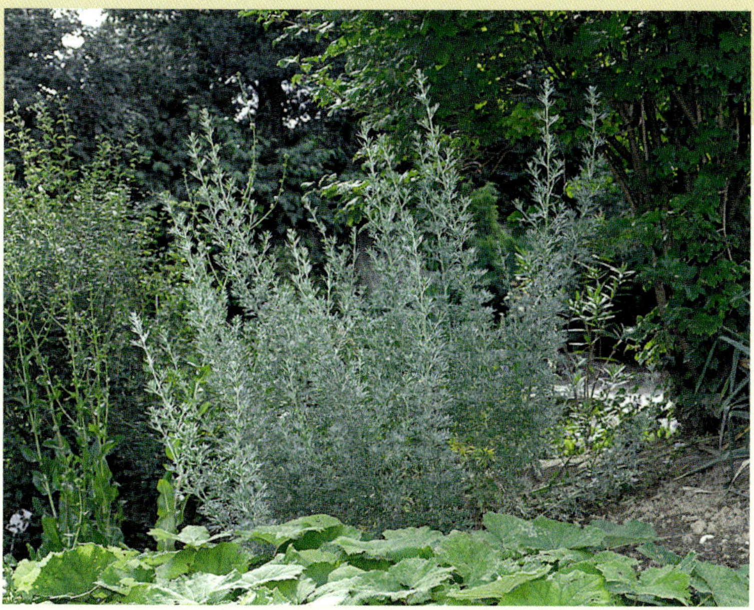

Artemisia absinthium (Habitus)

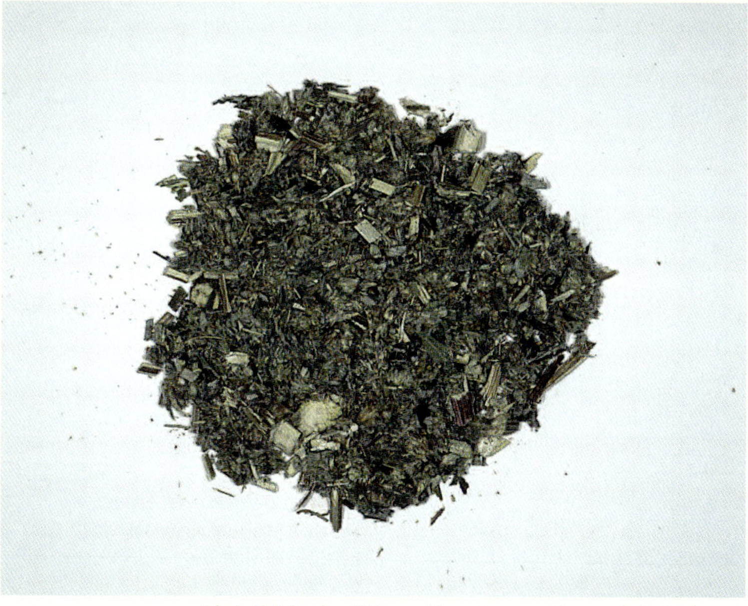

Absinthii herba (Wermutkraut; getrocknete Schnittdroge)

Atropa belladonna L.

SYNONYM *Atropa lethalis, Belladonna baccifera* u. a.

Belladonna, Echte Tollkirsche

FAMILIE *Solanaceae* Nachtschattengewächse

VOLKSTÜMLICHE NAMEN

Bockwurz, **dolwortz**, **Höllenkraut**, **Irrbeere**, **Mörderbeere**, **Teufelsbeere**, **uva versa** umgekehrte Beere; engl.: **Deadly Nightshade**.

VERBREITUNG

Mittel- und Südeuropa, Teilgebiete Asiens und Nordafrika.

BESCHREIBUNG

Ausdauernde, krautige, stark verzweigte Pflanze. Wurzelstock dick, zahlreich verästelt, außen braungelb, innen weißlich. Stängel aufrecht, 50 – 150 cm. Blätter ungleich groß, eiförmig, abstehend, graugrün. Blüten einzeln, gestielt, hängend, glockig-röhrenförmig, Blumenkrone ca. 2 cm lang, außen braunrot bis violettbraun, innen schmutzig-gelb. Beerenfrucht, anfangs grün, später glänzend schwarze Beere von 1 – 2,5 cm Ø.

BLÜTEZEIT

Juni – Juli (August).

STANDORT

Lichtungen, Kahlschläge, Laubwälder, Dickichte und Gehölze. Humusreiche und kalkhaltige (Wald-)Böden.

DROGEN

Belladonnae folium: Tollkirschenblätter. *Belladonnae radix*: Tollkirschenwurzeln). Weitere Arten: ***A. caucasica***, ***A. komarovii*** u. a.

INHALTSSTOFFE

L-Hyoscyamin, Atropin, kleinere Mengen Scopolamin und Belladonnin. Gesamt-Alkaloidgehalt: Blätter 0,3 – 1 %, Wurzeln 0,5 bis 1,5 % und Samen 0,8 %. Die Wurzeln enthalten das stark giftige Apoatropin.

GESCHICHTE

Gift- und Heilpflanze. THEOPHRAST erwähnt die Tollkirsche unter der Bezeichnung **Mandragora**. Vorrangstellung in der Mythologie vieler europäischer Völker.

TRADITIONELLE VERWENDUNG

Vermutlich wurde die Tollkirsche seit der Antike ähnlich wie die Alraune (*Mandragora officinarum*) verwendet. Im Orient wurde die Tollkirsche **Bier** und **Palmwein** zugesetzt. Hexenpflanze.

MEDIZINISCHE VERWENDUNG

Seit der Antike medizinisch genutzt, u. a. als Schmerzmittel. Im 19. Jahrhundert wurden Wurzel- und Krautextrakte zur Behandlung von Gelbsucht, Wassersucht, Keuchhusten, Nervenkrankheiten, Scharlach, Epilepsie, Neurosen, Hautkrankheiten u. a. verwendet.

WIRKUNG

Erregungszustände, Atembeschleunigung, Mundtrockenheit, Pupillenerweiterung, Herzklopfen, evtl. Tod durch Atemlähmung, wirkt halluzinogen. **Cave!**: Alle Pflanzenteile sind stark (tödlich) giftig! LD Kinder 3 – 4 Beeren, LD Erwachsene 10 – 12 Beeren. Vergiftungen durch Blätter ab 0,3 g.

ORGANISATIONSTYP ► **Pflanze**

halluzinogen; stark (tödlich) giftig!

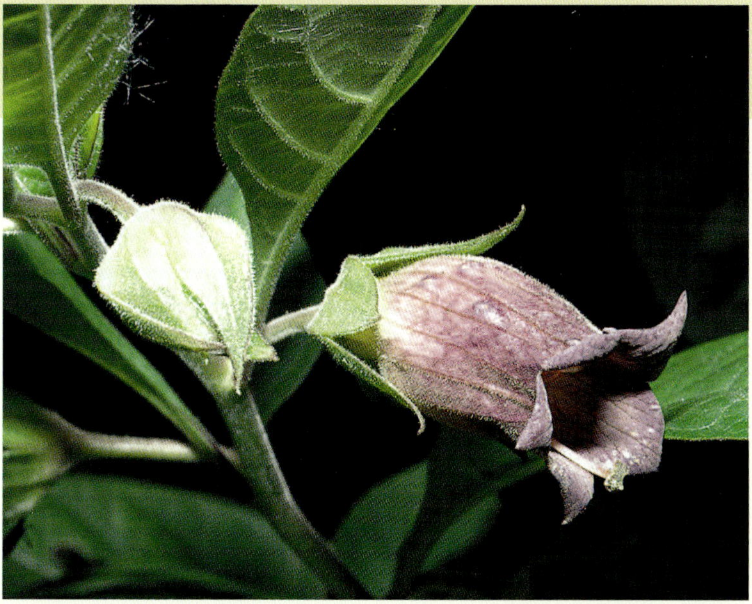

Atropa belladonna (Blüte)

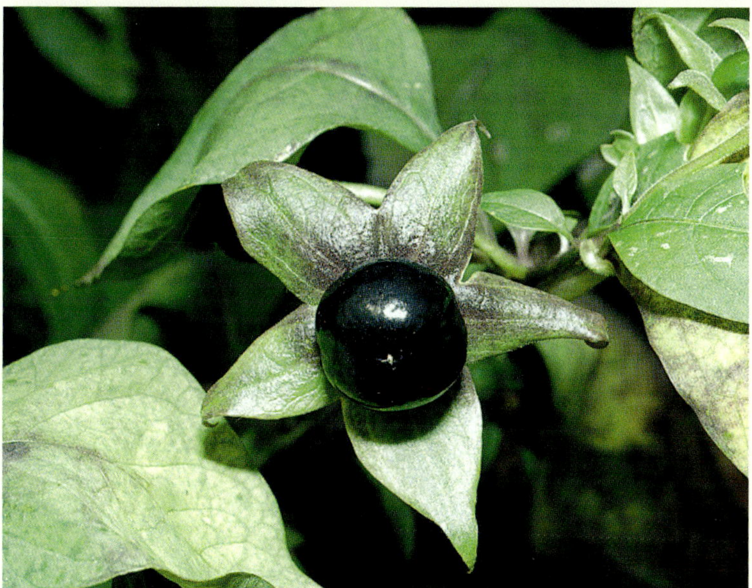

Atropa belladonna (Frucht)

Banisteriopsis caapi Morton

SYNONYM *Banisteria caapi, Banisteriopsis inebrians, B. quitensis* u. a.

Ayahuascaliane

FAMILIE *Malpighiaceae* Malpighiengewächse

VOLKSTÜMLICHE NAMEN

Yage; engl.: **Ayahuasca**.

VERBREITUNG

Westliches und oberes Amazonasgebiet, Orinoko, kolumbianische und ecuadorianische, zur Pazifikküste abfallende Anden.

BESCHREIBUNG

Riesige Waldlianen mit glatter, brauner Rinde. Blätter gegenständig, eiförmig, bis zu 18 cm lang und 8 cm breit. Blüten vierblütige Dolden, blaßrot oder rosa. Spaltfrüchte, geflügelt, mit 3 Teilfrüchten.

BLÜTEZEIT

Dezember – August. Früchte: März – August.

STANDORT

Feucht-tropisches Klima. Regenwälder.

DROGEN

Banisteriae cortex: *Banisteriopsis-caapi*-Rinde (Ayahuasca, Caapi, Yajé). *Banisteriae lignum*: *Banisteriopsis-caapi*-Stängel. *Banisteriae folium*: *Banisteriopsis-caapi*-Blätter.

INHALTSSTOFFE

Indol-Alkaloide vom β-Carbolin-Typ: Harmin, Harmalin, Tetrahydroharman, Harmol u. a.

GESCHICHTE

Wichtiges halluzinogenes Getränk im westlichen Amazonasgebiet.

TRADITIONELLE VERWENDUNG

Ayahuasca-Grundstoff. Die Rinde verschiedener *Banisteriopsis*-Arten wird im Mörser zerstoßen, in kaltem Wasser zubereitet oder lange gekocht (2 – 4 h), dann abgeseiht. Der Absud wird weiter gekocht, bis ca. nur noch 10 % des ursprünglichen Volumens zurückbleibt. Die Dosis des so gewonnenen Trankes liegt bei ca. 100 ml. Es kann *Banisteriopsis* allein oder mit diversen pflanzlichen Zusätzen verwendet werden, durch welche die Wirkung variiert werden kann. Schamanen verwenden Ayahuasca-Zubereitungen außerdem zur Krankenheilung und um Visionen hervorzurufen. Im Rausch werden vom Schamanen die Ursachen der Krankheit erkannt.

MEDIZINISCHE VERWENDUNG

Siehe Traditionelle Verwendung.

WIRKUNG

In der ersten halben Stunde nach der Einnahme nicht selten Erbrechen, Schweißausbrüche und Muskelzittern. Die Wirkung des Ayahuasca schwankt zwischen angenehmer Trunkenheit ohne entscheidende Neben- und Nachwirkungen und heftigen Reaktionen, die mit Brechreiz einhergehen. Farbige Sinnestäuschungen. Der akute Rauschzustand wird von einem tiefen, traumerfüllten Schlaf beendet. Halluzinationen ändern die Wahrnehmung, das Farbsehen, das Hören und die Größenwahrnehmung.

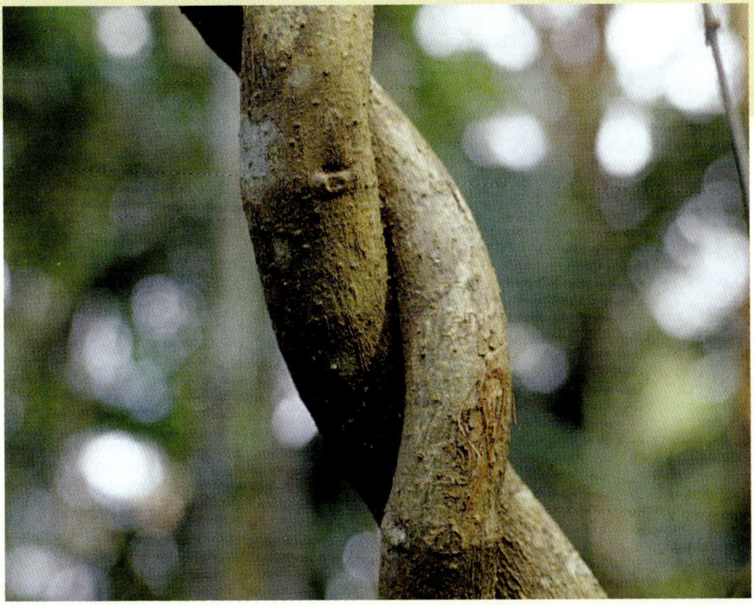

Banisteriopsis caapi (Teil)

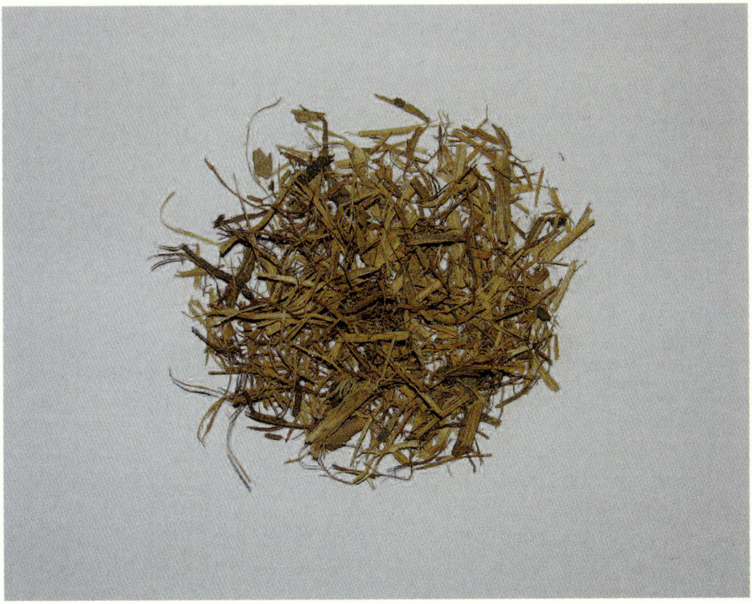

Banisteriae cortex (*Banisteriopsis-caapi*-Rinde)

Boswellia sacra FLUECK.

SYNONYM *Boswellia carteri, Boswellia thurifera* u. a.

Weihrauchbaum

FAMILIE *Burseraceae* Myrregewächse

VOLKSTÜMLICHE NAMEN

Olibanumbaum; röm.: **Olibanum**; heb.: **Lebona**; engl.: **Luban Tree**.

VERBREITUNG

Nur noch in Teilen Südarabiens und an der Küste des Roten Meeres.

BESCHREIBUNG

Bis 6 m hoher Baum mit stabilem Stamm. Rinde braun. Blätter gefiedert, an den Zweigspitzen stehend. Blüten weiß, rispenartig, in Trauben angeordnet. Kapselfrüchte braun, 3-teilig, mit eckigen Samenkernen. Der anfangs milchähnliche Saft bildet beim Trocknen hellgelbe bis bräunliche Körner, die beim Erwärmen aromatisch riechen.

BLÜTEZEIT

April.

STANDORT

Trockene wüstenartige, steinige Gegenden. In Gebirgen (zwischen 1 000 und 1 800 m).

DROGEN

Olibanum (syn. Aden-Olibanum, Arabisches Olibanum, Bibel-Weihrauch, *Gummi Olibanum, Gummiresina Olibanum,* Somalia-Olibanum: **Weihrauch**, das Gummiharz der Pflanze. Aus dem Harz wird durch Dampfdestillation Weih-rauchöl gewonnen. Stamm-Pflanzen: *B. sacra,* ***B. frereana*** **Birdw.,** ***B. serrata*** **Roxb. ex Colebr. (Indischer Weihrauch)**.

INHALTSSTOFFE

Äther. Öl (5 – 9 %, u. a. mit Pinen, Dipenten, Phellandren, Terpenalkohole/Olibanol), Harz (60 bis 66 %, bes. Boswelliasäure, eine Triterpensäure), Gummi (ca. 20 %), Bassorin (6 – 8 %), Bitterstoffe, Schleimstoffe.

GESCHICHTE

Durch die Bibel als Geschenk der heiligen drei Könige an Jesus bekannt.

TRADITIONELLE VERWENDUNG

Als Räuchermittel für kultische Handlungen, die äther. Öle für Parfüm und Kosmetika. Badezusatz.

MEDIZINISCHE VERWENDUNG

Zu medizinischen Pflastern (selten), als Räuchermittel für kultische Handlungen. *Boswellia serrata* wird in der indischen Volksheilkunde bei Arthritis, Rheuma, Bronchialasthma, als Expektorans, bei Diarrhoe und Dyspepsie angewendet.

WIRKUNG

Dem Olibanum wird eine euphorisierende, berauschende und stimmungsaufhellende Wirkung nachgesagt. Das Öl wirkt antibakteriell und unterstützt die Wundheilung, es wirkt beruhigend auf das ZNS, angstlösend und beruhigend. Der Pflanze werden antirheumatische und antitumorale Wirkungen nachgesagt.

ORGANISATIONSTYP ► **Pflanze**
stimmungsaufhellend

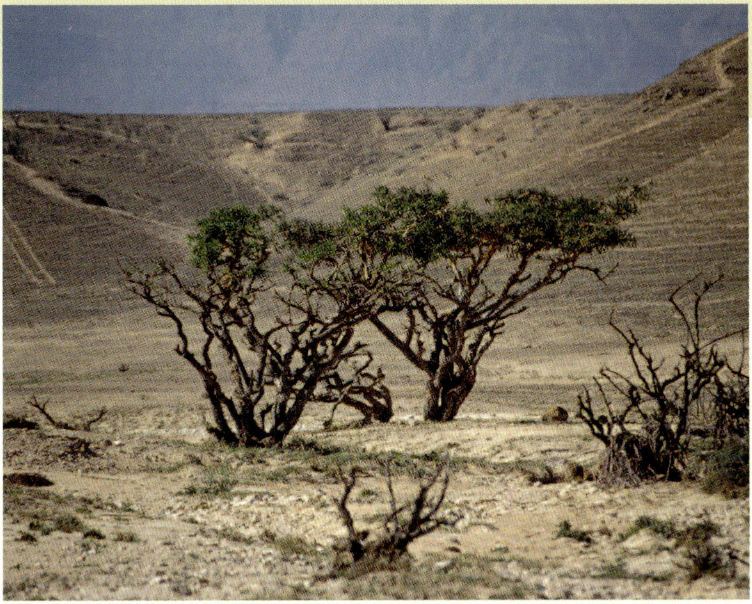

Boswellia sacra (Habitus)

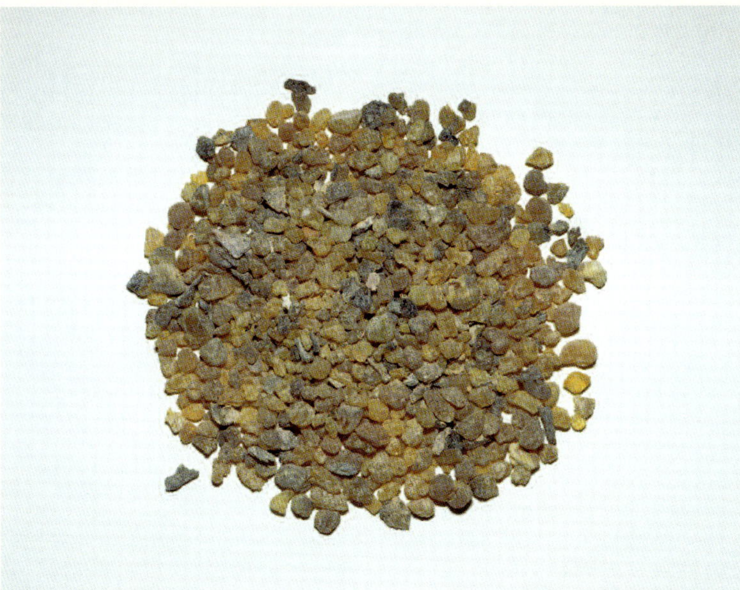

Weihrauch (Harz)

Brugmansia spp. Pers. (und Hybride)

SYNONYM *Datura*

Engelstrompeten-Arten

FAMILIE *Solanaceae* Nachtschattengewächse

VOLKSTÜMLICHE NAMEN
Floripondio, **Huaca**, **Huacacachu**, **Huanto**, **Maicoa**, **Toa** u. a.; engl.: **Angel's Trumpet**.

VERBREITUNG
Ursprünglich westliches Südamerika. *Brugmansia suaveolens* und *Brugmansia insignis* (vermutlich Hybridformen) sind in wärmeren Regionen Südamerikas, besonders im westlichen Amazonasgebiet verbreitet.

BESCHREIBUNG
Baum- oder strauchartiger Wuchs. Blüten trompetenförmig, weiß, gelb, rötlich (auch rosa) über orange und grün bis gelb. 6 Wildarten (***Brugmansia arborea***, ***Brugmansia aurea***, ***Brugmansia sanguinea***, ***Brugmansia suaveolens***, ***Brugmansia versicolor***, ***Brugmansia vulcanicola***).

BLÜTEZEIT
Sommer – Herbst.

STANDORT
Die meisten Arten bevorzugen ein kühl-feuchtes Hochland-Klima ab etwa 1 800 m. Zierpflanzen.

DROGEN
Brugmansiae semen, *flos* und *folium*: Engelstrompetensamen, -blüten und -blätter.

INHALTSSTOFFE
Hinsichtlich ihrer chemischen Zusammensetzung sind sich alle *Brugmansia*-Arten ähnlich. Tropan-Alkaloide (Scopolamin, Hyoscyamin, Atropin) und Nebenalkaloide der Tropangruppe (Norscopolamin, Aposcopolamin u. a.), Gesamtalkaloidgehalt 0,3 – 0,55 %, Hauptalkaloid Scopolamin.

GESCHICHTE
Kulturpflanzen aus Südamerika. Wahrscheinlich wurden verschiedene *Brugmansia*-Arten bereits in prähistorischer Zeit rituell und psychoaktiv genutzt.

TRADITIONELLE VERWENDUNG
Rauschmittel, Heilpflanzen. Alleine oder zusammen mit anderen Pflanzen eingenommen. Meist werden pulverisierte Samen verwendet, die vergorenen Getränken beigefügt werden. Darreichungsformen als Tee aus den Blättern sind ebenfalls üblich. Die Blätter werden mit kaltem Wasser ausgezogen oder mit heißem Wasser übergossen. San-Pedro-Additiv. Die getrockneten Blätter werden geraucht.

MEDIZINISCHE VERWENDUNG
Medizinisch (obsolet) bei rheumatischen Schmerzen und als Beruhigungsmittel. Die Blätter verschiedener *Brugmansia*-Arten werden volksmedizinisch u. a. zur Behandlung von Entzündungen und Tumorerkrankungen verwendet.

WIRKUNG
Starke Rauschwirkung, bewusstseinsverändernd, halluzinogen, Koma, Tod durch Atemlähmung. **Cave!**: Stark (tödlich) giftig!

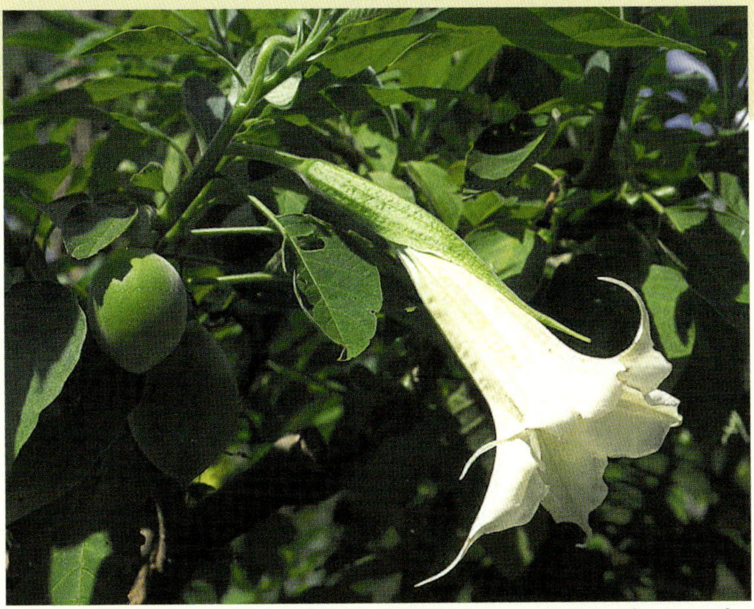

Brugmansia arborea (Blüte, Frucht)

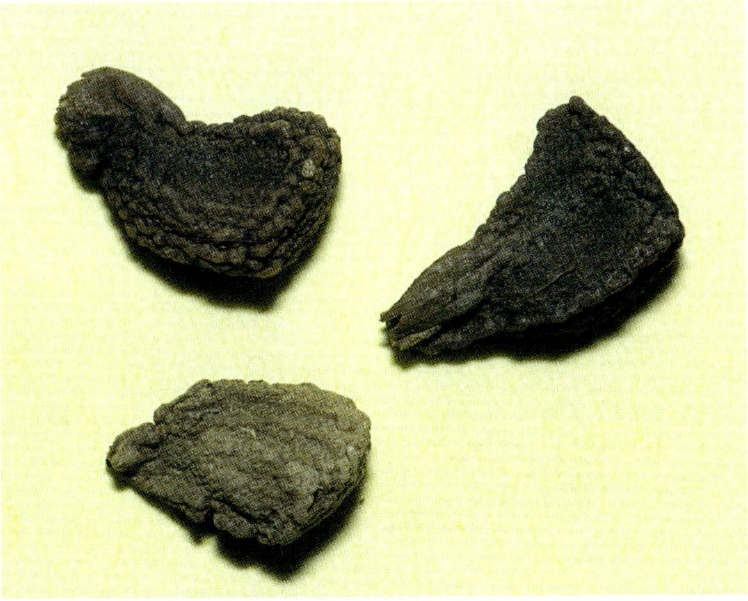

Brugmansiae semen (Samen von *Brugmansia sanguinea*)

Brunfelsia spp. L.

SYNONYM —

Brunfelsien-Arten

FAMILIE *Solanaceae* Nachtschattengewächse

VOLKSTÜMLICHE NAMEN

Kolumbianische Indianer: **Borrachero**; westlicher Teil Amazoniens (Kolumbien, Ecuador, Peru): **Chiricaspi** kalter Baum, **Chiric-Sanango**; engl.: **Morning, Noon and Night**.

VERBREITUNG

Tropische Zonen im west- und nördlichen Südamerika, Venezuela bis Bolivien, Westindische Inseln.

BESCHREIBUNG

40 – 45 Arten. Kleinwüchsige Sträucher oder Bäume, ca. 3 m hoch, stark verzweigt. Blätter 6 bis 30 cm lang, lanzettlich oder verkehrt eiförmig, locker über die Zweige verteilt, dunkelgrün, unten heller. Blüten flach, 5-blättrig, hellviolett bis blau, im Verblühen weiß.

BLÜTEZEIT

Januar – August.

STANDORT

Tropische Regionen. Zierpflanzen.

DROGEN

Radix Manacea (syn. *Radix Brunfelsia*; sog. Manakawurzel, Brunfelsien-Wurzel), die Droge ist geruch- und geschmacklos. Brunfelsien-Blätter. Brunfelsien-Stängel. Stamm-Pflanzen: *B. chiricaspi, B. grandiflora, B. uniflora* u. a. *Brunfelsia*-Arten.

INHALTSSTOFFE

Alkaloide, Manacin (ca. 0,08 % in der Rinde von ***Brunfelsia uniflora***), Manacein, Äsculetin.

GESCHICHTE

Die Amazonasbewohner stell(t)en aus Wurzelextrakten Pfeilgifte her.

TRADITIONELLE VERWENDUNG

Pfeilgiftpflanze, Rauschmittel, Heilmittel. ***Brunfelsia chiricaspi* PLOWMAN** und ***Brunfelsia grandiflora* D. DON ssp. *schultesii* PLOWMAN**, als Additive halluzinogener Trünke. Magisch-religiöse Bedeutung in der Volksmedizin amazonischer Indianerstämme. Zusatz des halluzinogenen **Ayahuasca (Yaje)** mit dem Hauptbestandteil *Banisteriopsis* (-Arten), um dessen halluzinogene Wirkung zu erhöhen, oder kombiniert mit **Yoco** (*Paullinia*-Arten) getrunken. Bei den Kofan (Kolumbien, Ecuador) und den Jivaro (Ecuador), auch einzeln als Halluzinogen eingenommen.

MEDIZINISCHE VERWENDUNG

Aphrodisiakum, Medikament bei verschiedenen Erkrankungen. Volksmedizinisch bei Syphilis, Rheuma, Gelbfieber, Hautkrankheiten, Schlangenbissen und als Abortivum verwendet.

WIRKUNG

Manacin reizt die Sekretion der Drüsen (starker Speichelfluss), allgemeine Betäubung, Gesichtslähmung, Sehstörungen, Tod durch Atemlähmung. Manacein mit ähnlicher Wirkung. Die Droge erzeugt ein Kältegefühl oder Frösteln. Halluzinogen. **Cave!**: (Tödlich) giftig!

ORGANISATIONSTYP ► **Pflanze**
halluzinogen; (tödlich) giftig!

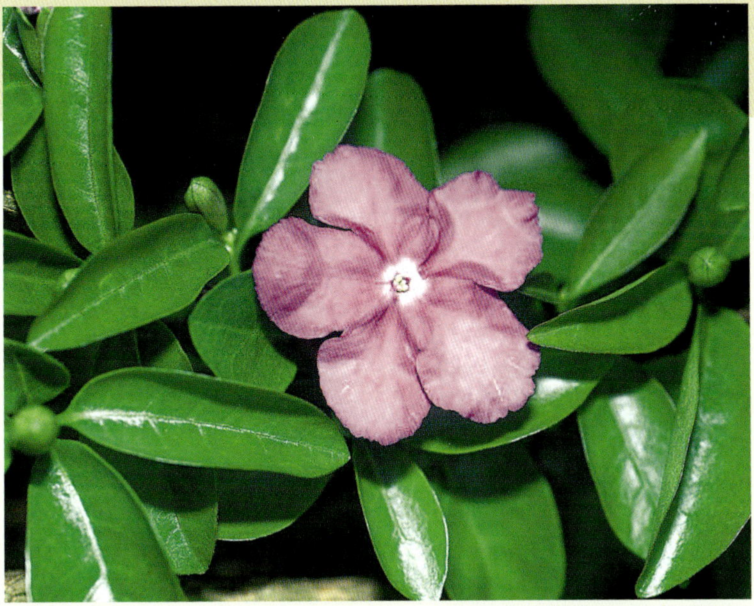

Brunfelsia australis (Blüte)

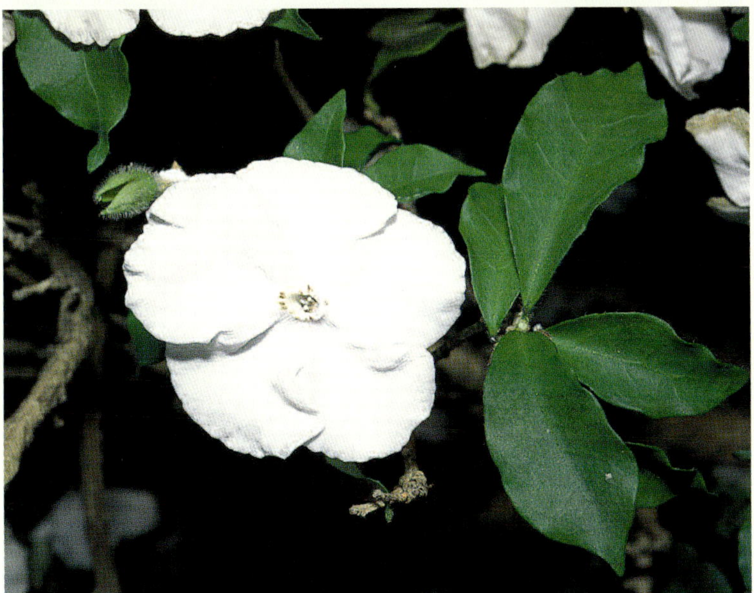

Brunfelsia uniflora (Blüte)

Camellia sinensis (L.) KUNTZE

SYNONYM *Camellia chinensis, Thea sinensis*

Teestrauch

FAMILIE *Theaceae* Teegewächse

VOLKSTÜMLICHE NAMEN

Tee; engl.: **Tea Plant, Tea Shrub**.

VERBREITUNG

Ursprünglich in China und Indien beheimatet, heute in China, Japan, weiten Teilen Südasiens, Kaukasus u. a. wärmeren Gebieten angepflanzt.

BESCHREIBUNG

Immergrüner Baum, bis 10 m hoch, in Kultur als Strauch (ca. 1 – 3 m hoch). Blätter elliptisch, gezähnt, ledrig, 4 – 10 cm lang. Blüten weiß, rosenähnlich, gewöhnlich einzeln. Kapselfrüchte, 1-, 2- oder 3-fächrig.

BLÜTEZEIT

Januar – April.

STANDORT

In südlichen Teilen Ostasiens noch wild.

DROGEN

Theae folium (syn. *Folia Theae*): Teeblätter, die getrockneten, fermentierten Blätter. Ernte ganzjährig, alle 10 – 14 Tage. Unterschieden werden unfermentierter oder grüner Tee, halbfermentierter oder **Oolong Tee** und fermentierter oder **Schwarzer Tee**.

INHALTSSTOFFE

Koffein (0,9 – 5 %), Theobromin (0,05 %), Theophyllin (0,02 bis 0,04 %), Xanthin, Methylxanthin, Adenin, Gerbstoffe (Tannin, Polyphenole u. a.), ätherisches Öl u. a. Substanzen in Spuren.

GESCHICHTE

Früheste schriftliche Erwähnung im Jahre 221. v. Chr. Holländische Kaufleute brachten den Tee 1610 aus Japan nach Europa.

TRADITIONELLE VERWENDUNG

Geerntet werden die Blattknospen und die jungen Blätter, welche in einem komplizierten Prozess fermentiert und getrocknet werden. Aus den getrockneten und zerkleinerten Blättern wird ein Aufguss bereitet.

MEDIZINISCHE VERWENDUNG

In der traditionellen chinesischen Medizin u. a. gegen Müdigkeit, bei Konzentrations- und Gedächtnisstörungen, Depressionen, zur Anregung des Stoffwechsels, zur Stärkung der Abwehrkräfte und Blutreinigung. Theophyllin zur Behandlung von Asthma und Angina pectoris. Homöopathisch u. a. bei Magenbeschwerden, Kopfschmerzen und Erregungszuständen.

WIRKUNG

Koffeinhaltige Drogen wirken anregend und leistungssteigernd. Die Wirkung des Tees tritt langsamer ein als die von **Kaffee**, weniger stark, dafür länger anhaltend und gleichmäßiger. Vergiftungserscheinungen selten (bei Kindern und herzgeschädigten Personen). Bei chronischem, übermäßigem Konsum Nervosität, Schlaflosigkeit und Kreislaufbeschwerden.

ORGANISATIONSTYP ► **Pflanze**
anregend; leistungssteigernd

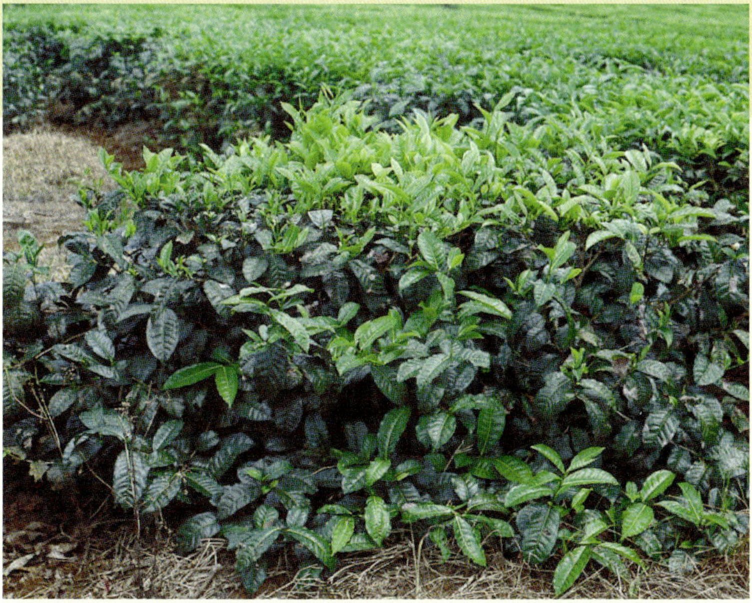

Camellia sinensis (Habitus)

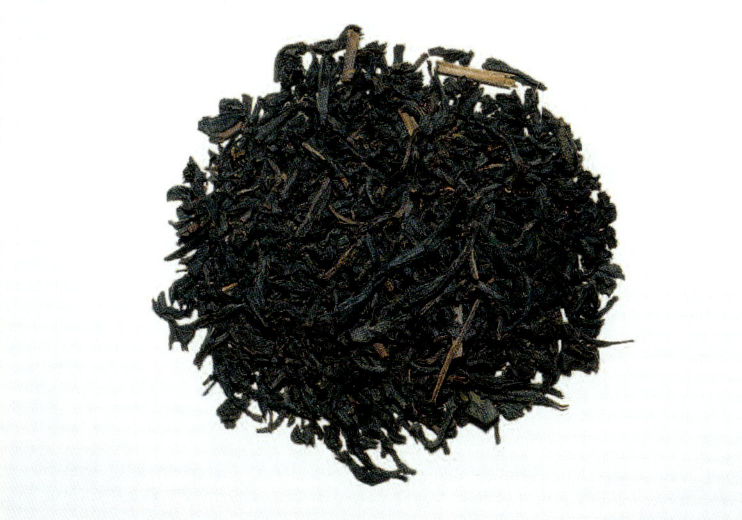

Theae folium (Schwarzer Tee; getrocknete Blattdroge)

Canavalia rosea (Sw.) DC.

SYNONYM *Canavalia maritima, Canavalia obtusifolia*

Meeresbohne

FAMILIE *Fabaceae* Schmetterlingsblütler

VOLKSTÜMLICHE NAMEN

Span.: **Frijolillo**, **Frijol de Playa**; engl.: **Jack Bean** (*C. ensiformis*).

VERBREITUNG

Hauptsächlich Afrika und nördliches Südamerika (von Mexiko bis Brasilien).

BESCHREIBUNG

Ausdauernde Pflanze. Der Strauch bildet kräftige, manchmal über 9 cm lange Triebe aus. Blüten blass-rot. Blätter relativ dick, 9 bis 25 cm lang, an der Spitze abgerundet und grob gezähnt. Samen braun, in flachen 10 – 15 cm langen und 2 – 3 cm breiten Schoten.

BLÜTEZEIT

Mai – Juni.

STANDORT

Charakteristische, in den tropischen und warmen Zonen vorkommende Strandpflanze.

DROGEN

Blätter, Samen. ***Canavalia ensiformis* (L.) DC.** (**Jackbohne**, **Schwertbohne**): *Farina Canavalia*, Schwertbohnenmehl (syn. Eselsbohnenmehl): das Mehl des Samens (Bohnenmehl). Die Droge ist giftig!

INHALTSSTOFFE

Aus dem Pflanzenmaterial wurde L-Betonin isoliert, das allerdings keine halluzinogenen Eigenschaften besitzt. *C. ensiformis* enthält Aminosäuren, u. a. Canavanin (bis 4 %), Concanavalin A (Con A), Proteine, Kohlenhydrate und Fett.

GESCHICHTE

In Mexiko und Peru wurden als Grabbeigaben verwendete Samen gefunden (ca. 300 v. Chr. bis 900 n. Chr.). Es existieren keine schriftlichen Überlieferungen über einen Gebrauch der Pflanze.

TRADITIONELLE VERWENDUNG

Blätter und Samen werden an der mexikanischen Golfküste als **Marihuana**-Ersatz und Aphrodisiakum geraucht. Über eine Verwendung als heilige Rauschdroge durch Naturvölker existieren keine Aufzeichnungen. Möglicherweise verwendeten amerikanische Ureinwohner die Pflanze als rituelles Halluzinogen. Mit *Canavalia-maritima*-Bohnen werden in Peru Felder gegen alle schlechten Einflüsse geschützt. In Südasien werden die Blüten von *C. ensiformis* gelegentlich als Gewürz verwendet, die Schoten und jungen Samen als Gemüse gegessen.

MEDIZINISCHE VERWENDUNG

Das aus *C. ensiformis* gewonnene Concanavalin A wird in der Blutgruppen-Diagnostik und experimentellen Zellforschung eingesetzt.

WIRKUNG

Canavalin verursacht Vergiftungserscheinungen bei Rindern, die mit Schwertbohnenmehl gefüttert wurden. Möglicherweise haben die Blätter von ***Canavalia gladiata* (Jacq.) DC.** fungizide Wirkung.

 ORGANISATIONSTYP ► **Pflanze**
angeblich psychoaktiv; giftig!

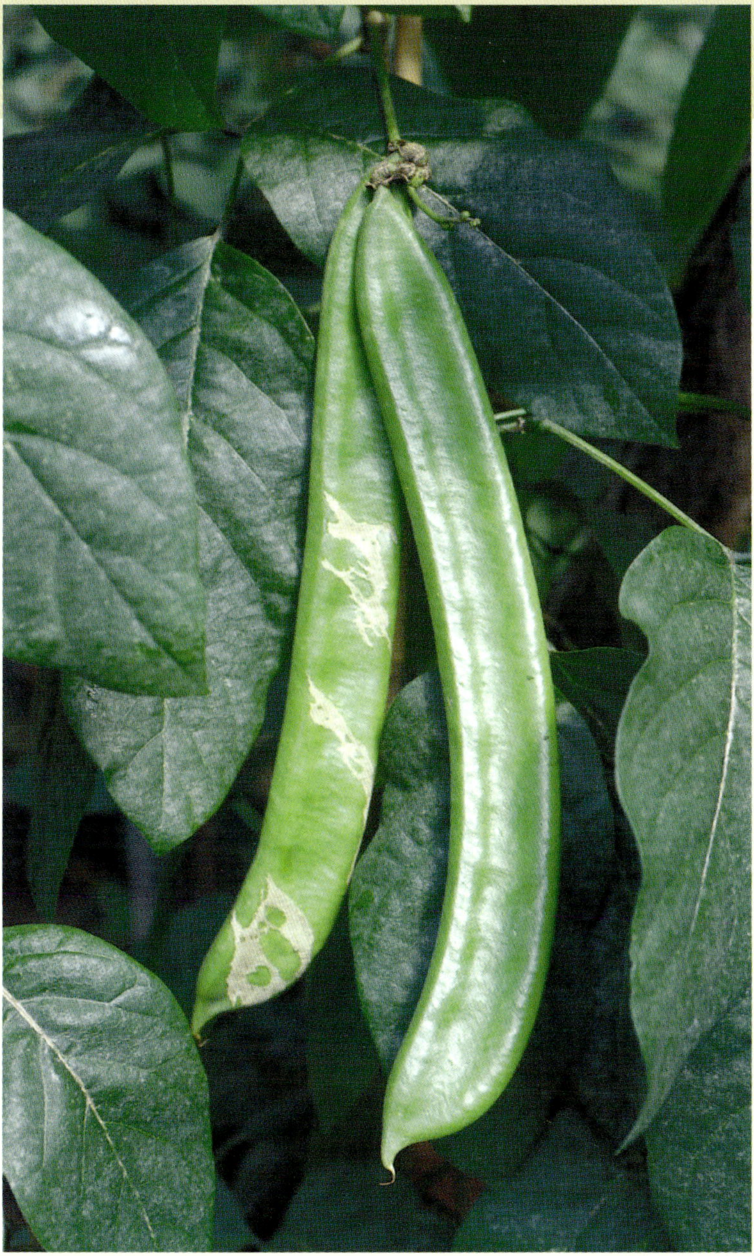

Canavalia ensiformis (Früchte)

Cannabis sativa L.

SYNONYM *Cannabis lupulus* u. a.; *C. orientalis* (für ssp. *indica*)

Kultur-Hanf

FAMILIE *Cannabaceae* Hanfgewächse

VOLKSTÜMLICHE NAMEN
Hanf; engl.: **Hemp**, **Pot**.

VERBREITUNG
Heimat warm gemäßigte Zonen.

BESCHREIBUNG
Einjährige Pflanze, bis zu 5,4 m hoch. Stängel aufrecht, wenig verzweigt. Blätter 5- bis 7-zählig gefingert, handförmig. Schließfrüchte, oft bräunlich, von Kelchrest umschlossen, in ein Deckblatt gehüllt übergangslos, fest mit dem Stängel verwachsen. Samen grauweiß, oval, 3,5 – 5 mm lang und 2,5 – 4 mm breit. Weiblicher Blütenstand dicht, männlicher Blütenstand rispenartig. 3 Subspecies: ssp. *indica*, **ssp. *spontanea* (Wilder Hanf)** und **ssp. *sativa*.**

BLÜTEZEIT
Juli – August.

STANDORT
Kulturpflanze, stellenweise verwildert.

DROGEN
Marihuana (Ganja; Grass), die von den Blättern befreiten und getrockneten weiblichen Blütenstände. **Haschisch** (*Resina Cannabis indicae*), das Harz der weiblichen Blüten. Haschischöl. Stamm-Pflanzen: ***Cannabis sativa* ssp. *indica* (Indischer Hanf)**, ***Cannabis*-Hybriden** (und besonders THC-reiche Züchtungen), *C. sativa*.

INHALTSSTOFFE
Die Wirkung ist der als Cannabinoide bezeichneten Stoffgruppe zuzuschreiben. Wirksamstes Cannabinoid ist das Tetrahydrocannabinol (Δ1-3,4-trans-Tetrahydrocannabinol; Abk.: THC). Die höchste Wirkstoff-Konzentration ist in dem von den weiblichen Blüten ausgeschiedenen Harz nachzuweisen. Cannabinole und Derivate. Nachweis in Blut, Urin und Speichel durch Hochdruckflüssigkeits- oder Dünnschichtchromatografie.

GESCHICHTE
Vermutlich wurde *C. indica* bereits in prähistorischer Zeit im Industal und Mesopotamien verwendet.

TRADITIONELLE VERWENDUNG
Faserlieferant, Rausch- Nahrungs-, Heilmittel. **Haschisch** bzw. **Marihuana** werden (auch zusammen mit anderen Pflanzen und Produkten) geraucht oder gegessen.

MEDIZINISCHE VERWENDUNG
Aussichtsreich erscheint die Verwendung bei Depressionen, Kopfschmerzen, Migräne, Spasmen, Epilepsie u. a. Homöopathisch u. a. bei Asthma, Impotenz, Appetitlosigkeit.

WIRKUNG
Individuell unterschiedliche Wirkung. Dämmerzustände, Euphorie, Unruhe, veränderte Wahrnehmung und erhöhte sexuelle Erregbarkeit, dann mit beruhigender Wirkung. **Cave!**: Schwach giftig.

ORGANISATIONSTYP ► **Pflanze**
euphorisierend; psychoaktiv; schwach giftig

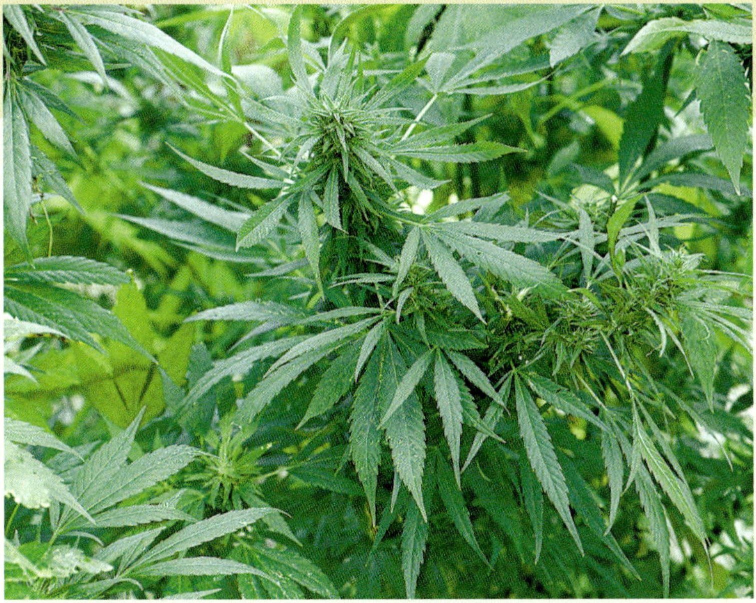

***Cannabis*-Art** (weiblicher Blütenstand)

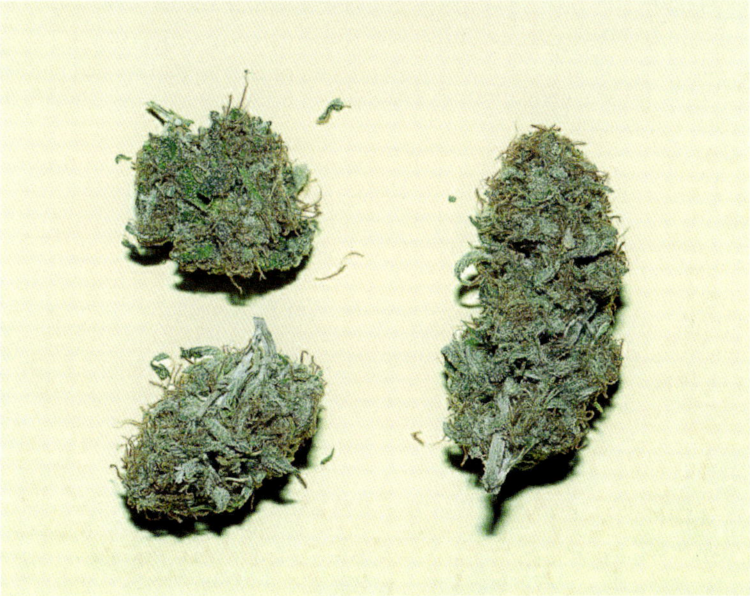

Marihuana (die getrockneten und fermentierten weiblichen Blütenstände)

Capsicum annuum L.

SYNONYM —

Spanischer Pfeffer, Paprika

FAMILIE *Solanaceae* Nachtschattengewächse

VOLKSTÜMLICHE NAMEN
Chili; engl.: **Green Pepper**, **Red Pepper**, **Sweet Pepper**.

VERBREITUNG
Heimat Südamerika, in Mitteleuropa kultiviert.

BESCHREIBUNG
Ausdauernde, krautige Pflanze. Blätter dunkelgrün, elliptisch oder eiförmig, gestielt. Blüten schmutzig weiß, 5- bis 6-zählig, einzeln. Früchte 5 – 12 cm lang, grün, reif gelb oder rot, länglich, kegelförmig. Fruchtungszeit: August bis September.

BLÜTEZEIT
Juni – September.

STANDORT
Sowohl wild als auch kultiviert, mit vielen Unterarten.

DROGEN
Capsici fructus (syn. *Fructus Capsici annui*): Spanischer Pfeffer, die reifen, getrockneten Früchte. *Capisci fructus acer* (syn. *Fructus Capisci acer*): Chili-Schoten, Cayenne-Pfeffer), die reifen Früchte von ***Capsicum frutescens* L.** (**Chili**, **Tabasco**).

INHALTSSTOFFE
Capsaicin (0,01 – 0,02 %), Dihydrocapsaicin, Nordihydrocapsaicin, Homodihydrocapsaicin, Caprylsäurevanillyamid und weitere Capsacinoide, Vitamin C. Capsaicinreiche Früchte von *C. annuum* und *C. frutescens* werden als Gewürz oder als Arzneidrogen genutzt. Capsaicinarme Varietäten von *C. annuum* (häufig mit hohem Vitamin-C-Gehalt) werden als Gemüse gegessen.

GESCHICHTE
Seit Jahrhunderten von den Indianern als Gewürz und Medizin verwendet.

TRADITIONELLE VERWENDUNG
Gewürz, Nahrungsmittel, in hohen Dosen als Aphrodisiakum. Wichtigstes indianisches Gewürz. Als **Schnupfpulver** von ritueller Bedeutung. Zusatz verschiedener psychoaktiver Produkte (**Ayahuasca**, **Balche'**, **Kakao**, **Räucherwerk** u. a.).

MEDIZINISCHE VERWENDUNG
Traditionelles indianisches Heilmittel bei verschiedenen Krankheiten.

WIRKUNG
Capsaicin steigert in geringen Dosen die Salzsäuresekretion, große Dosen lähmen die Sekretionstätigkeit. Fördert Darmperistaltik. Auf Schleimhäute und urogenitalen Bereich reizende Wirkung. Bakterizid. Euphorisierend, stimulierend. Enormes Schärfepotential. Bei Gebrauch als Aphrodisiakum Überdosierungen vermeiden. Chronische Vergiftungen mit Appetitlosigkeit, Nieren- und Leberschädigung. Kann eine Nahrungsmittelallergie (bzw. Genussmittelallergie) auslösen. **Cave!**: Schwach giftig.

ORGANISATIONSTYP ► **Pflanze**
stimulierend; schwach giftig

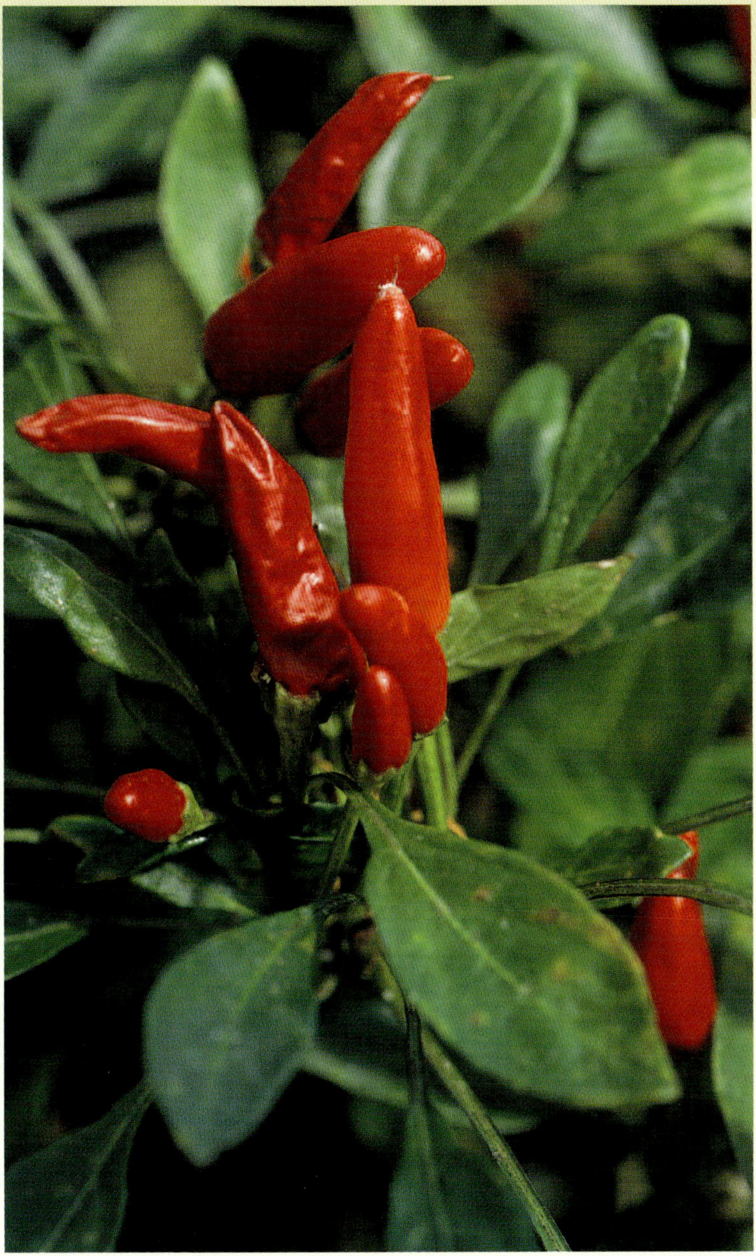

Capsicum annuum (Früchte, Habitus)

Catha edulis (Vahl) Forssk. ex Endl.

SYNONYM *Celastrus edulis*

Arabischer Tee, Kath

FAMILIE *Celastraceae* Spindelbaumgewächse

VOLKSTÜMLICHE NAMEN
Kathstrauch, **Abessinischer Tee**; engl.: **Abyssinian Tea**, **Chat Tree**, **Kat(h) Tree**; Jemen: **Qat**.

VERBREITUNG
Heimisch in Arabien (Jemen), Äthiopien, Somalia, Kulturen in Nairobi.

BESCHREIBUNG
Gattung mit vermutlich nur 3 Arten (***C. abbottii***, *C. edulis*, ***C. transvaalensis***). Immergrüne Nutzpflanze. Strauch oder Baum 15 bis 20 m (in Kultur 3 – 5 m) hoch. Habitus ähnlich dem Teestrauch. Blätter der blühenden Zweige gegenständig, oval lanzettlich, gesägt. Blattoberfläche glänzend, lederig. Blüten klein, sternförmig, weiß, in Büscheln. Fruchtschoten 7 – 8 mm lang.

BLÜTEZEIT
Mai – Juli.

STANDORT
In Höhen von 900 – 1 200 m.

DROGEN
Catha-edulis-Blätter: die frischen Blätter oder Triebspitzen. Die Blatternte erfolgt ab dem 3./4. Anbaujahr, die Droge wird in Bündeln von etwa 40 cm Länge, 10 cm Ø und ca. 0,5 kg Gewicht gehandelt.

INHALTSSTOFFE
Gesamtalkaloidgehalt der Blätter etwa 1 %. Hauptalkaloid der Blätter Kathin ((+)-Nor-ψ-Ephedrin), begleitet von einigen Nebenalkaloiden wie z. B. L-Ephedrin oder Kathinon (α-Aminopropiophenon), das Amphetamin-Wirkung besitzt und an der Gesamtwirkung frisch gekauter Blätter beteiligt ist.

GESCHICHTE
Vermutlich wurde *Kath* zuerst in Äthiopien als Genussmittel und Stimulans gekaut.

TRADITIONELLE VERWENDUNG
Genuss-, Anregungsmittel. In arabischen Staaten und auf dem afrikanischen Kontinent werden die Blätter gekaut (ca. 100 – 200 g), als Tee getrunken (5 – 15 g auf 1 l Wasser), mit Honig vergoren oder getrocknet und pulverisiert geraucht.

MEDIZINISCHE VERWENDUNG
Nur selten als Medizin verwendet. In arabischen Arzneibüchern zur Behandlung von Magenbeschwerden und Depressionen empfohlen.

WIRKUNG
Anregend, euphorisierend. Kathin gehört in die Gruppe der indirekt wirkenden Sympathomimetika, diese wirken durch kompetative Hemmung der Catecholamine in den Speichelvesikeln sowie durch Monoaminooxidase-Hemmung. Kathinon mit stark zentralstimulierender Wirkung. Dauerkonsum führt unter Umständen zu suchtähnlichen Erscheinungen. Kathinon unterliegt in Deutschland dem Betäubungsmittelgesetz (BtmG).

ORGANISATIONSTYP ► **Pflanze**
anregend; euphorisierend

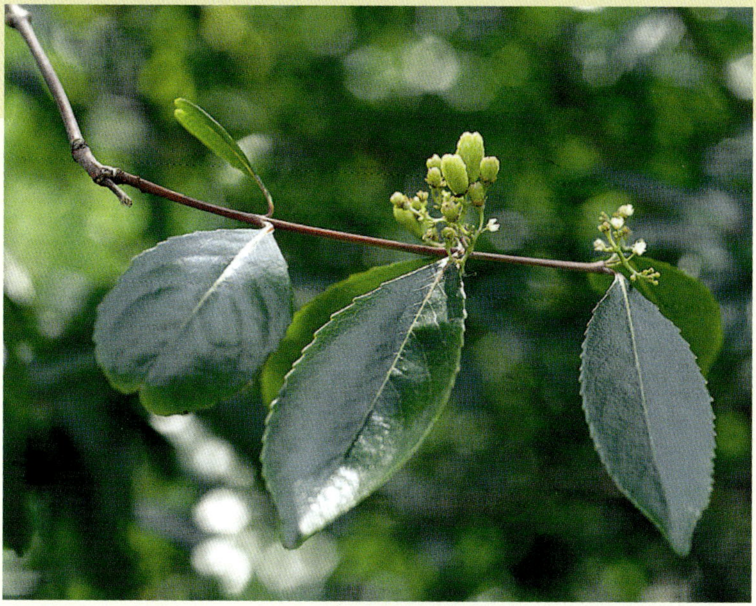

Catha edulis (Früchte, Blätter und Blüten)

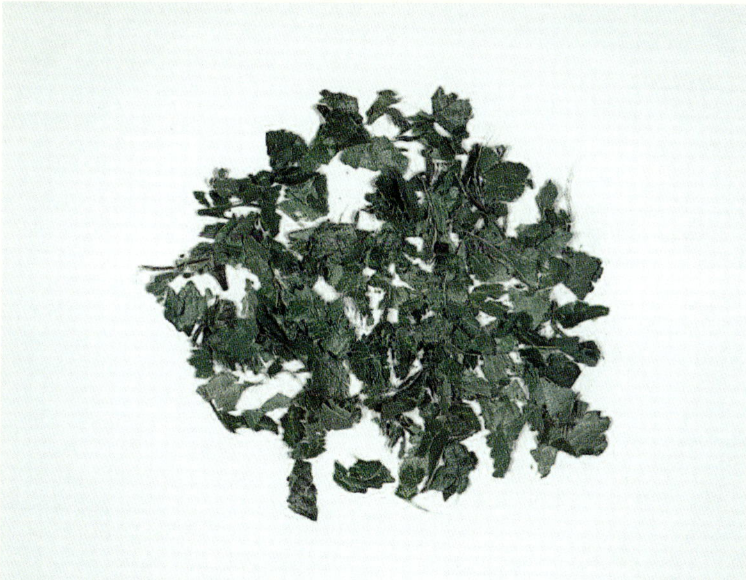

Kath (getrocknete Blattdroge)

Catharanthus roseus (L.) G. Don

SYNONYM *Vinca rosea*

Rosafarbenes Zimmerimmergrün

FAMILIE *Apocynaceae* Hundsgiftgewächse

VOLKSTÜMLICHE NAMEN
Madagaskar-Immergrün; engl.: **Madagascar Periwinkle**, **Rosy Periwinkle**.

VERBREITUNG
Heimat wahrscheinlich Westindien (Karibik).

BESCHREIBUNG
Dauerblühender Halbstrauch, 40 – 80 cm hoch, am Grunde holzig. Blätter gegenständig, gestielt, 3 – 8 cm lang, eiförmig. Blüten tellerförmig ausgebreitet, weiß, rosa, rot oder violett, mit 5 Blütenblättern. Samen 12 – 20.

BLÜTEZEIT
März – Oktober.

STANDORT
Pantropisch. Zierpflanze.

DROGEN
Vincae rosae herba (syn. *Herba Vincae roseae*): Immergrünkraut. *Vincae roseae radix* (syn. *Radix Vincae roseae*): Immergrünwurzel.

INHALTSSTOFFE
Über 70 Alkaloide (Vinca-Alkaloide), darunter Ajmalicin, Catharanthin, Leurosin, Lochnerin, Tetrahydroalstonin, Vincamin, Vindolin sowie Flavone. Die Wurzelrinde enthält das beruhigende und blutdrucksenkende Alstonin.

GESCHICHTE
Die aus der Karibik stammende Pflanze wurde erstmals für Madagaskar beschrieben.

TRADITIONELLE VERWENDUNG
Die Blätter werden geraucht.

MEDIZINISCHE VERWENDUNG
Die Pflanzeninhaltsstoffe werden wegen deren Mitose (zellteilungs-) hemmender Wirkung in der Krebstherapie verwendet (*Vinca*-Alkaloide sind phasenspezifisch wirkende Zytostatika).

WIRKUNG
Nach Literaturangaben bewirkt das Rauchen der getrockneten Blätter Euphorie und Halluzinationen. Vincamin verbessert die Gehirnleistung bei gefäßbedingten Hirnleistungsstörungen. Der Konsum wird von erheblichen Nebenwirkungen begleitet. Erbrechen, Fieber, Exanthem, neuromuskuläre, vegetative Störungen, Wirkungen auf Zentralnervensystem und Psyche, Apoplexie (Schlaganfall), Leukopenie (Verminderung der Gesamtleukozytenzahl), irreversible Lähmungen und Atrophien (Organ- oder Geweberückbildungen). Bei Dauergebrauch oder in höherer Dosierung Hautschäden, massiver Haarausfall, Gangunsicherheit und Muskelschäden. **Cave!**: Alle Pflanzenteile, besonders die Wurzeln sind stark giftig! Vinca-Alkaloide sind Mitosehemmer. Vom Gebrauch ist dringend abzuraten. ► ***Vinca minor* L. (Kleines Immergrün)** wirkt nach Literaturangaben möglicherweise ebenfalls psychoaktiv.

ORGANISATIONSTYP ► **Pflanze**

psychoaktiv; stark giftig!

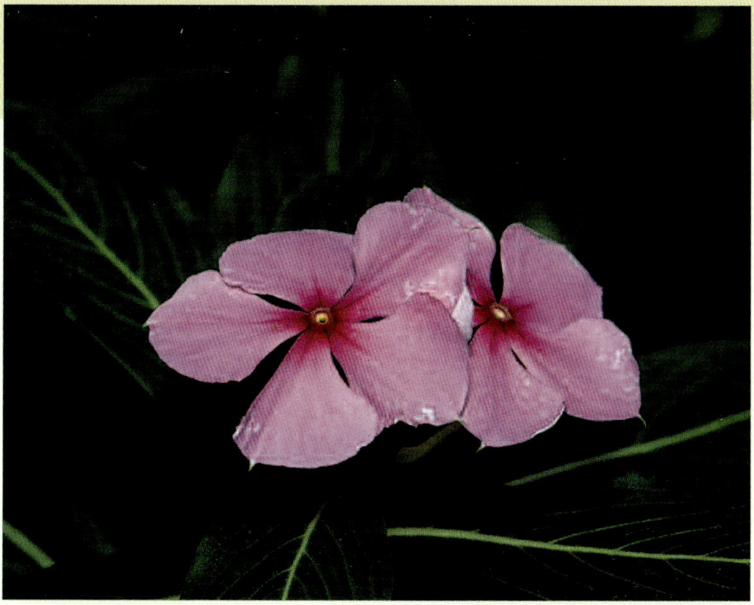

Catharanthus roseus (Blüte)

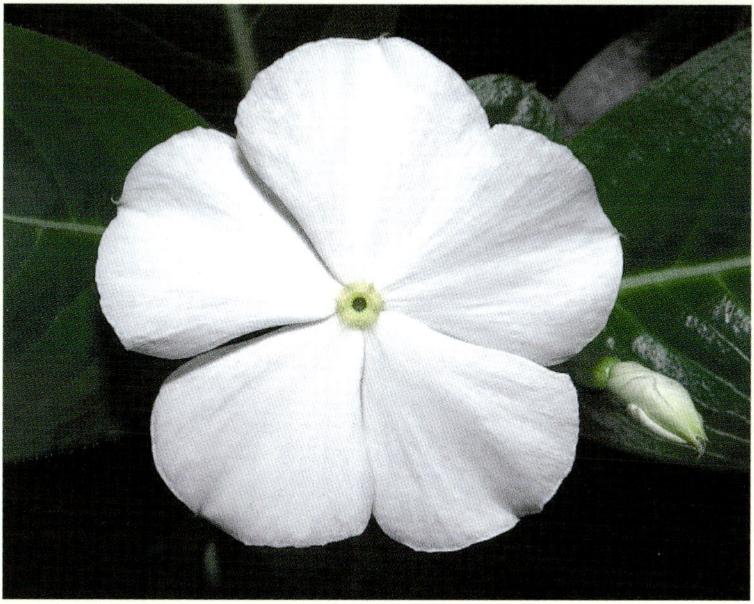

Catharanthus roseus* var. *albus (Blüte der weißblühenden Varietät)

Cestrum spp. L.

SYNONYM —

Hammerstrauch-Arten

FAMILIE *Solanaceae* Nachtschattengewächse

VOLKSTÜMLICHE NAMEN

Chilenischer Hammerstrauch; engl.: **Bastard Jasmine, Jessamine, Poisonberry**; *C. laevigatum*: **Dama da Noite** Dame der Nacht; *C. parqui*: **Palqui**.

VERBREITUNG

Mittel- und Südamerika, Westindische Inseln. Die meisten *Cestrum*-Arten sind im Amazonasbecken beheimatet.

BESCHREIBUNG

160 – 250 Arten. ***Cestrum nocturnum* L. (Nachtjasmin)**: Ausdauernder, bis 4 m hoher Strauch. Blätter glänzend. Blüten 2 – 3 cm lang, trichterförmig, grünlich-weiß, in Büscheln stehend. Früchte weiß, oval-rund, ca. 2 cm lang. ***Cestrum parqui* L` HÉR.**: Strauch, bis 1,5 m hoch. Blätter lanzettförmig, mattgrün. Blüten röhrenförmig, gelb. Beerenfrucht oval-rund, ca. 5 mm lang, reif schwarzglänzend.

BLÜTEZEIT

C. parqui: Oktober – November.

STANDORT

Warm-gemäßigte Zonen.

DROGEN

Herba Cestri (syn. *Folia Cestri*). Die Blätter werden getrocknet und geraucht. Aus den frischen oder getrockneten Blättern wird ein Tee zubereitet. Stamm-Pflanzen: ***Cestrum rubrum* BRONGN. ex NEUM.**, *C. nocturnum, C. parqui* u. a. *Cestrum*-Arten.

INHALTSSTOFFE

Charakteristische Inhaltsstoffe der Gattung *Cestrum* sind Saponine ohne psychoaktive Wirkung, außerdem Alkaloide (Nikotin-Typ), Gerbstoffe und Glykoside. Die Blätter von *C. nocturnum* enthalten die Sapogeninsteroide Smilagenin, T(r)igogenin und Yucagenin.

GESCHICHTE

C. parqui wird seit präkolumbianischer Zeit in Chile medizinisch und (vermutlich) rituell verwendet.

TRADITIONELLE VERWENDUNG

Die Blätter einer *Cestrum*-Art (vermutlich ***Cestrum laevigatum* SCHLECHT.**) werden als **Marihuana**-Substitut geraucht. Holz und Blätter von *C. parqui* wu(e)rden als Tabakersatz verwendet.

MEDIZINISCHE VERWENDUNG

In Südchile bei schamanischen Heilbehandlungen verwendet. Die Blätter einer **borrachero andoke** genannten *Cestrum*-Art werden in Wasser zerdrückt und getrunken, um Rauschzustände zu bewirken.

WIRKUNG

Angeblich soll bereits der tief inhalierte Duft von *C. nocturnum* psychoaktiv wirken. Blätter und Beeren sollen Halluzinationen auslösen können. Die Blätter von *C. parui* wirken beim Rauchen psychoaktiv (leicht euphorisierend, körperlich entspannend). **Cave!**: Giftverdächtig bis giftig!

ORGANISATIONSTYP ► **Pflanze**
euphorisierend; giftverdächtig bis giftig!

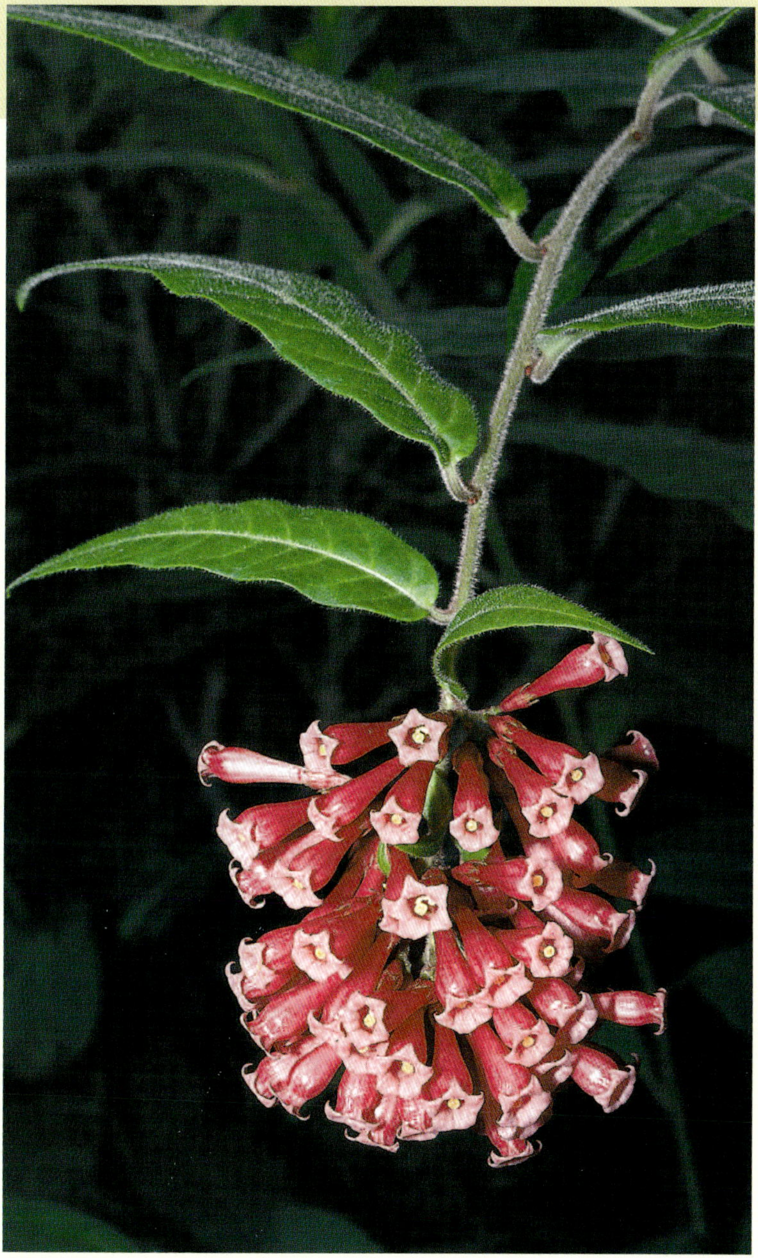

Cestrum purpureum (Blüten)

Cinnamomum spp. (L.) J. Presl

SYNONYM —

Kampferbaum-Arten

FAMILIE *Lauraceae* Lorbeergewächse

VOLKSTÜMLICHE NAMEN

Zimtbaum, Zimtlorbeer; engl.: **Camphor Tree, Cinnamon.**

VERBREITUNG

Tropische und subtropische Gebiete, außer Afrika.

BESCHREIBUNG

Die Gattung umfasst 250 – 350 Arten, die besonders in Südostasien verbreitet sind. Viele sind ***C. camphora* (L.) J. Presl.** ähnlich: immergrüner, bis 50 m hoher Baum, mit ausladender Krone. Blätter ledrig, langgestielt, glatt, Oberseite glänzend, Unterseite matt, blaugrün. Nach dem Zerreiben nach Kampfer riechend. Blüten klein, grünlich weiß, Rispen bildend. Beerenfrüchte, klein, einsamig. Der Baum kann leicht mit dem Ceylon-Zimtbaum (***C. zeylanicum* Blume**) verwechselt werden. Unterscheidungsmerkmal ist der Geruch der zerriebenen Blätter nach Zimt.

BLÜTEZEIT

Keine Angaben.

STANDORT

Tropische Zonen bis hin zu mediterranen Habitaten.

DROGEN

Cinnamomi camphorae aetheroleum (syn. *Oleum Camphorae, Oleum Cinnamomi camphorae)*; Kampferbaumöl (syn. Campheröl, Kampferöl), das äther. Öl aus dem Holz. *Cinnamomom-camphora*-Blätter. *Camphorae fructus*: Kampferfrüchte.

INHALTSSTOFFE

Cineol, Borneol, Carvacrol, Eugenol, Limonen, Phellandren, α-Pinen und Safrol.

GESCHICHTE

In China und Japan wird seit dem 9. Jh. Kampfer aus dem Kampferbaum gewonnen. Nach Europa (Holland) gelangte der erste Kampferbaum 1676. Ceylonzimt wurde im 14. Jh. erstmals in Europa erwähnt. Die Verwendung nahm nach 1498 (Entdeckung des Seeweges nach Indien durch Vasco da Gama) und der Besitznahme der Insel Ceylon (dem heutigen Sri Lanka) durch Portugal zu. Seit Ende des 18. Jh. wird die Droge aus Kulturen gewonnen. Bis 1840 war Zimt der Hauptexportartikel Ceylons.

TRADITIONELLE VERWENDUNG

In Japan ist Kampfer wichtiger Bestandteil traditoneller Räucherungen.

MEDIZINISCHE VERWENDUNG

Bei Kopfschmerzen und Hämorrhoiden. Homöopathisch: *Cinnamomum zeylanicum* bei nervösen Störungen und bei Gebärmutterblutungen.

WIRKUNG

Kampferöl wirkt berauschend, die Wirkung wird meist mit Alkohol verglichen.

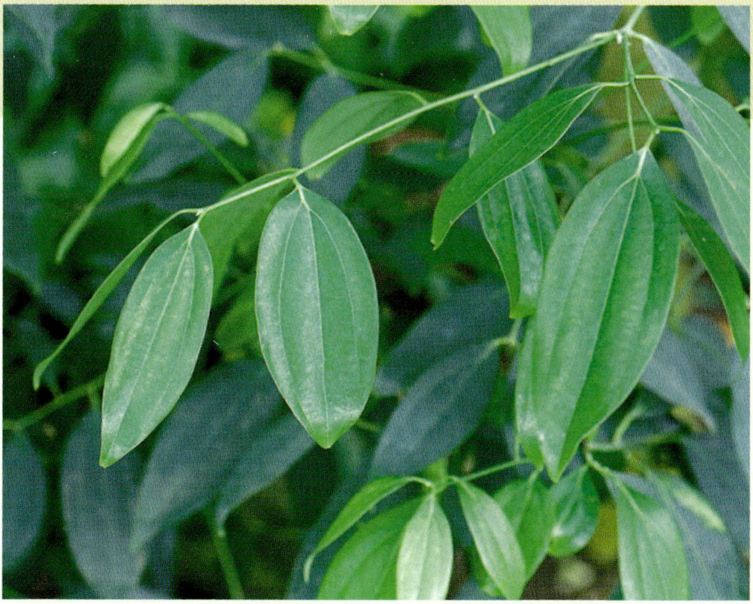

Cinnamomum zeylanicum (Habitus)

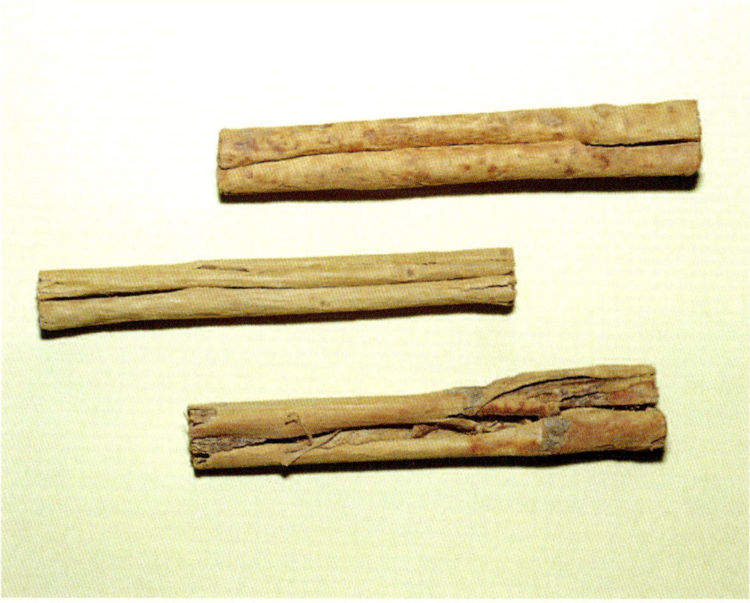

Cinnamomi cortex (Zimtrinde)

Cocos nucifera L.

SYNONYM *Cocos butyraceum, Cocos nana*

Kokosnuss, Kokospalme

FAMILIE *Arecaceae* Palmengewächse

VOLKSTÜMLICHE NAMEN
engl.: **Coconut**, **Coconut Palm**, **Coconut Tree**; sp.: **Cocotero**; fr.: **Cocotier**; Hindi: **Narial**.

VERBREITUNG
Weltweit pantropisch. Vermutlich stammt die Pflanze aus Asien oder Melanesien.

BESCHREIBUNG
Schlanke, leicht geneigte Palme, bis zu 30 m hoch, mit bis zu 6 m langen Fiederblättern. Blütenrispen cremefarben. Früchte (Steinfrucht) 1-samig, in dichten Trauben zwischen den Blattstielen hängend.

BLÜTEZEIT
Ganzjährig blühend.

STANDORT
An tropischen Stränden. In Plantagen oder Gärten angebaut.

DROGEN
Kokosnuss. Kokosmilch (Kokoswasser). Blutungssaft (Toddy). **Palmwein (Vino de coco)**. Im Laufe von 24 h wird aus dem **Palmwein** durch Gärung und enzymatische Prozesse ein berauschendes Getränk. **Arrak** (durch Destillation des fermentierten Blütensaftes gewonnener **Schnaps**).

INHALTSSTOFFE
Ätherisches Öl, Wachs und Öl. Der Blutungssaft enthält Proteine, Aschen, Zucker (Sacharose) und Enzyme. Die Kokosmilch der grünen Frucht enthält die das Zellwachstum stimulierende Substanz 1,3-Diphenylharnstoff. Kokosflocken enthalten Proteine, Kohlenhydrate und B-Vitamine.

GESCHICHTE
In Indien seit 3 000 – 4 000 Jahren kulturell genutzt. In Europa im 6. Jahrhundert erstmals literarisch erwähnt.

TRADITIONELLE VERWENDUNG
Opfergabe, Ritualpflanze, Nahrungsmittel, Rauschmittel. Kokosflocken werden als Zusatz des **Betelbissens** (*Areca catechu*) und der sog. **Orientalischen Fröhlichkeitspillen** verwendet. Halbierte Kokosnussschalen werden in Ozeanien zur Herstellung von Kavatrinkschalen (***Piper methysticum*** **Forst. f.**; **Rauschpfeffer**; **Kava-Kava**) verwendet.

MEDIZINISCHE VERWENDUNG
Volksmedizinisch auf Samoa bei Magenbeschwerden, Verstopfung, Entzündungen, Augenerkrankungen, offenen Wunden. In Zentralafrika wird aus der Rinde eine Medizin gegen Zahnschmerzen gewonnen.

WIRKUNG
Essbar. Ungiftig. Der **Palmwein** wirkt anregend, erfrischend und belebend, berauschend. Ein aus der vergorenen Kokosmilch destillierter **Branntwein** ist stark alkoholhaltig (Überdosierungen mit Vergiftungserscheinungen).

ORGANISATIONSTYP ► **Pflanze**

essbar; ungiftig; berauschend (Palmwein)

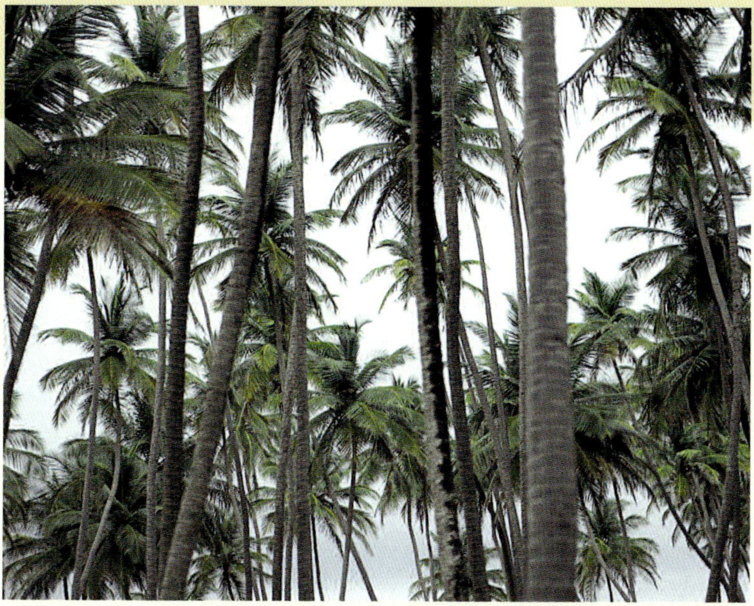

Cocos nucifera (Habitus)

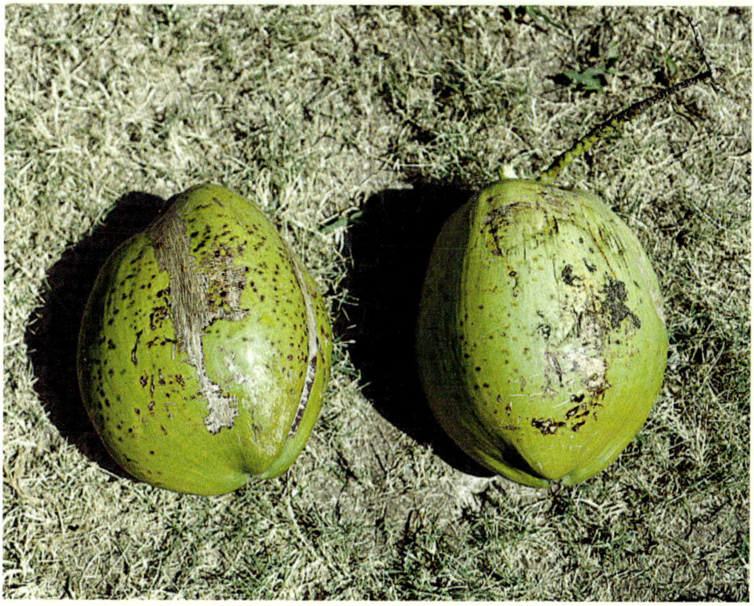

Cocos nucifera (Kokosnüsse)

Coffea arabica L.

SYNONYM *Coffea vulgaris*

Arabischer Kaffeestrauch

FAMILIE *Rubiaceae* Rötegewächse

VOLKSTÜMLICHE NAMEN
Kaffeebaum, **Kaffeestrauch**; engl.: **Arabian Coffee**, **Coffee**, **Coffee Tree**.

VERBREITUNG
Heimat: tropische Wälder Afrikas. Kulturen: Java, Sumatra, Ceylon, südliches Arabien, Liberia, Süd- und Mittelamerika, Hauptlieferanten Brasilien und Kolumbien.

BESCHREIBUNG
Strauch oder Baum, bis zu 3 m lange Pfahlwurzel, pyramidenförmiger Wuchs. Rinde glatt, graugrün, Stamm bis zu 70 cm Ø, 6 m (bis zu 10 m) hoch. Blätter mit 9 – 12 Sekundärnerven, lorbeerartig, dünn ledrig, Blattoberseite dunkelgrün, Blattunterseite heller, matt. Blüten weiß, 3 cm breit und 1 cm lang, erste Blüte nach 3 – 4 Jahren, Griffel 2-narbig. Fruchtreife innerhalb von 8 – 12 Monaten.

BLÜTEZEIT
September.

STANDORT
Regionen zwischen 600 und 1 800 m. Helle, warme Standorte.

DROGEN
Koffein und seine Salze (*Coffeinum monohydricum*, *Coffeinum natrii salicyclas*). *Coffea semen* (syn. *Semen Coffeae*): geröstete Kaffeebohnen, das weitgehend von der Samenschale befreite, geröstete Endosperm einschließlich des Embryos. Stamm-Pflanzen: *C. arabica*, ***Coffea liberica***, ***Coffea canephora*** (syn. ***Coffea robusta***).

INHALTSSTOFFE
Koffein (0,6 – 3 %), Spuren von Theobromin und Theophyllin, scheinbares Eiweiß (9 %), Kohlenhydrate (24 %), Fette und Lipoide (13 %), Säuren (4,5 %), Nikotinsäure (0,02 %), Wasser (2, 5 %), flüchtige Aromastoffe (0,1 %) u. a.

GESCHICHTE
Die Beeren des Kaffeestrauches wu(e)rden in Afrika als Anregungsmittel gekaut. Im 16. bis 17. Jahrhundert gelangte der **Kaffee** nach Europa.

TRADITIONELLE VERWENDUNG
Genussmittel. Aus den gerösteten, gemahlenen Bohnen wird **Kaffee** zubereitet.

MEDIZINISCHE VERWENDUNG
Volksmedizinisch werden die gerösteten Kaffeebohnen in Afrika bei Kopfschmerzen, Malaria und Schwächezuständen gekaut. Homöopathisch werden Tinkturen aus den ungerösteten Samen hergestellt bzw. die gerösteten Samen werden u. a. bei Neuralgien und Schlafstörungen verwendet.

WIRKUNG
Stark anregend, diuretisch, Beschleunigung der Herzfrequenz, Schlafstörungen. Sehr hohe Dosen mit starken Wahrnehmungsstörungen, Zittern und Nervosität. **Cave!**: Schwach giftig.

ORGANISATIONSTYP ► **Pflanze**
stark anregend; schwach giftig

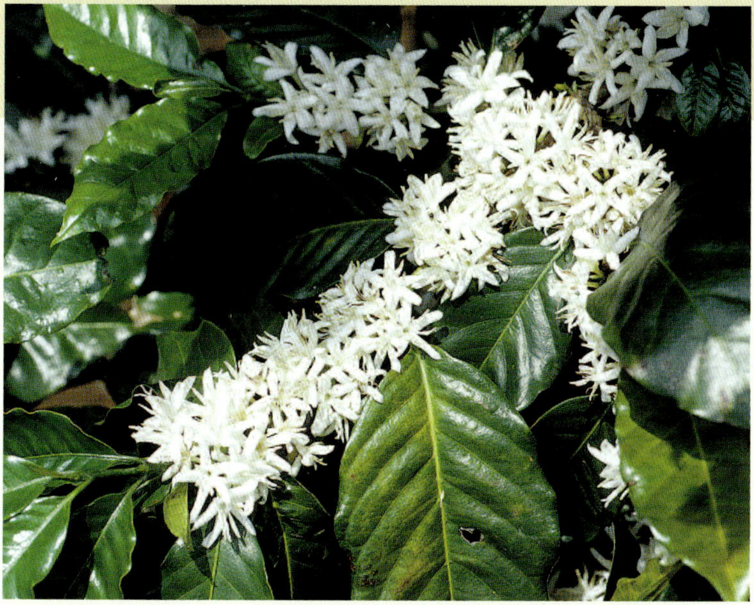

Coffea arabica (Blüten)

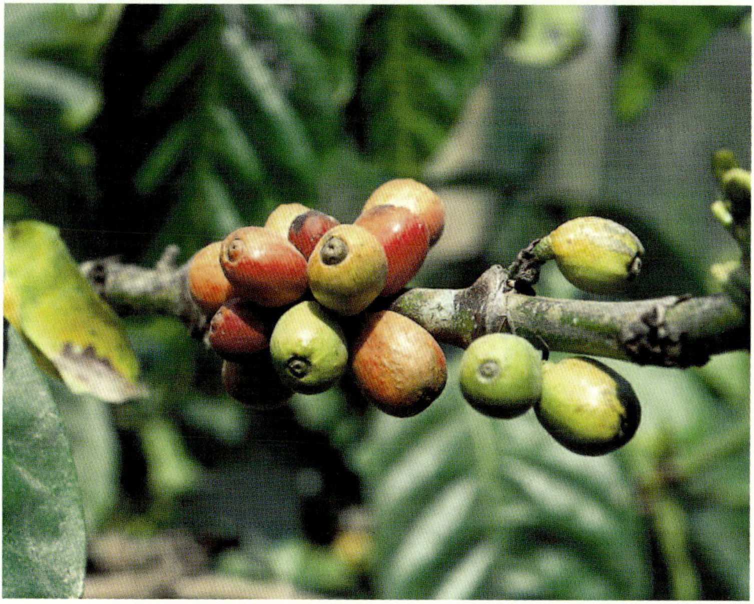

Coffea arabica (Früchte)

Cola spp. SCHOTT. et ENDL.

SYNONYM *Sterculia*

Kolabaum, Kolanuss

FAMILIE *Sterculiaceae* Kakaogewächse

VOLKSTÜMLICHE NAMEN

Kola, **Bissynuss**, **Gurunuss**, **Ombenenuss**; engl.: **Cola Tree**, **Goora Nut**; **Go** Nuss; **Godi** Baum.

VERBREITUNG

Besonders südliches Westafrika zwischen Kamerun und Sierra Leone, auch im tropischen Amerika kultiviert. Weltproduktion pro Jahr ca. 20 000 t.

BESCHREIBUNG

Immergrüner Baum, 15 – 25 m hoch. Blätter wechselständig. Blüten blass gelb, purpurn gestreift. Sternförmige Sammelfrüchte. Jede Frucht enthält 8 Samen (sog. Kolanüsse).

BLÜTEZEIT

In den Tropen ganzjährig blühend, Hauptblüte zu Beginn der Regenzeit. November – Januar.

STANDORT

In Küstenländern, kultiviert.

DROGEN

Colae semen (syn. *Semen Colae*): Kolanüsse, die rundlichen 2,5 bis 4 cm großen, 25 – 45 g schweren, braunen, bitter schmeckenden Samenkerne. Stamm-Pflanzen: ***Cola acuminata*** **(P. BEAUV.) SCHOTT et ENDL.**, ***Cola nitida*** **(VENT.) SCHOTT et ENDL.** u. a.

INHALTSSTOFFE

Getrocknete Kolanuss enthält durchschnittlich etwa 12 % Wasser, 9 % Eiweißstoffe, 3,5 % Gerbstoff, 44 % Stärke, 8 % Cellulose, 3 % Mineralsubstanzen, als wirksame Bestandteile 1,6 % Alkaloide, vorwiegend Koffein (bis 0,1 %) und Theobromin (0,6 – 3 %), sowie Catechin und Epicatechin. In der frischen Nuss ist das Koffein vollständig an Colain (Cola-Tannin) gebunden. Die Gerbstoff-Koffein-Bindung wird bei Trocknung und Lagerung enzymatisch gespalten und Koffein freigesetzt.

GESCHICHTE

In Europa wurde die Kolanuss in der zweiten Hälfte des 16. Jahrhunderts bekannt. Coca-Cola wurde ursprünglich aus Kolanuss-Extrakt und Kokablättern (*Erythroxylum coca*) hergestellt.

TRADITIONELLE VERWENDUNG

Erfrischungsmittel, Zaubermittel. In Afrika seit Jahrhunderten gekaut. Entweder werden die frischen Nüsse gekaut oder Extrakte eingenommen, als Zusatz von Erfrischungsgetränken.

MEDIZINISCHE VERWENDUNG

Volksmedizinisch als Tonikum und Stimulans, bei Migräne, Fieber und Erschöpfung.

WIRKUNG

Im Vergleich mit reinem Koffein modifizierte Wirkung. Besonders ausgeprägt zentral erregend. Stimulierende Wirkung. Herzfrequenzbeschleunigung und diuretischer Effekt meist abgeschwächt. **Cave!**: Schwach giftig.

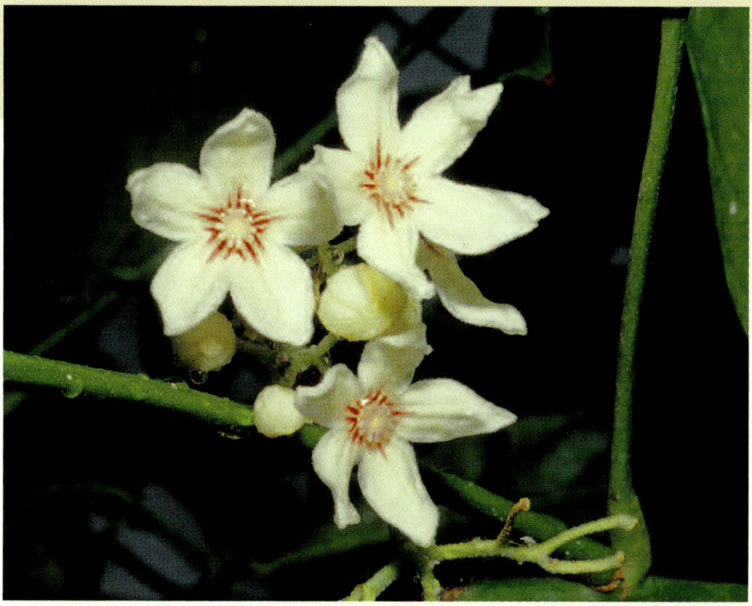

Cola nitida (Blüten)

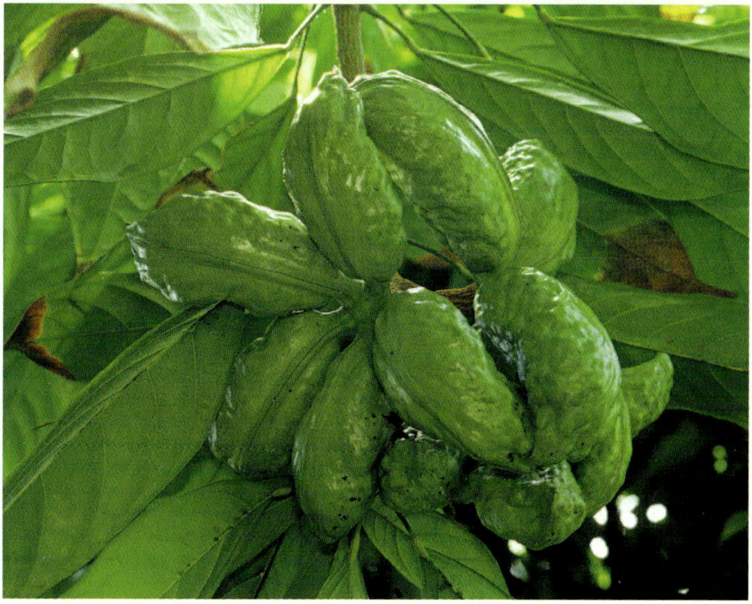

Cola nitida (Früchte)

Commiphora spp. JACQ.

SYNONYM —

Myrre-Arten

FAMILIE *Burseraceae* Myrregewächse

VOLKSTÜMLICHE NAMEN

Myrre; engl.: **Myrrh**.

VERBREITUNG

Kenia, Eritrea, Nordostafrika, Ostafrika, Somalia, Äthiopien, Madagaskar, Ägypten, Sudan, Arabien, Indien.

BESCHREIBUNG

Ausdauernder, knorriger, dorniger, baumähnlicher Strauch, bis 5 m hoch, mit charakteristischer Rinde. Blüten klein, gelb-rot. Beerenfrüchte je nach Reifezustand gelblich bis rot.

BLÜTEZEIT

April – Mai.

STANDORT

In Hecken angepflanzt. Sonnige Standorte und gut durchlässige Böden.

DROGEN

Myrre (aus dem Jemen stammt die dunkelbraune Handelsware, Somalia **Heerabolmyrre**, übriges Südarabien die bräunliche **Fadhli-Myrre**), **Myrre**-ähnliche Harze, *Opopanax*, **Bisabol-Myrre** (Süße **Myrre**), **Bdellium**, falsche **Myrre**, **Bdellium**-ähnliches Harz (oder Myrre-Art), **Mekkabalsam**. Geschmack trocken, leicht bitter. Das Harz wird durch Anschneiden der Zweige gewonnen und zum weiteren Gebrauch getrocknet. Weitere *Commiphora*-Arten werden häufig als **Myrre**-Ersatz verwendet: ***Commiphora mukul*** u. a.

INHALTSSTOFFE

Commiphora molmol ENGL. (syn. ***Commiphora myrrha***) enthält, Rohgummi (30 – 60 %), saure Polysaccharide, Harz (25 – 40 %), ätherisches Öl (3 – 8 %), darunter Eugenol und Furanosesquiterpene.

GESCHICHTE

Eine der ältesten Arzneipflanzen. **Myrre** wurde bereits im alten Ägypten verwendet. Eines der drei Geschenke, die dem Jesuskind von den drei Weisen aus dem Morgenland dargebracht wurden.

TRADITIONELLE VERWENDUNG

Kulturpflanze. Räucherstoff, zur Parfümherstellung, Heilpflanze, Aphrodisiakum.

MEDIZINISCHE VERWENDUNG

In der ayurvedischen Medizin als Tonikum, Aphrodisiakum. Überall in Indien und im nahen Osten als Mittel zur Blutreinigung, bei (schmerzhaften) Menstruationsbeschwerden, Hautkrankheiten, Infektionen des Mund- und Rachenraumes (in Mundwässern) sowie des Verdauungstraktes. Nicht wasserlöslich, daher meist in Pulverform oder als Tinktur verabreicht.

WIRKUNG

Anregend, antiseptisch, entzündungshemmend, adstringierend, Schleim lösend, Krampf lösend, beruhigend. Die medizinische Wirkung ist nur unzulänglich untersucht.

ORGANISATIONSTYP ► **Pflanze**
anregend; beruhigend

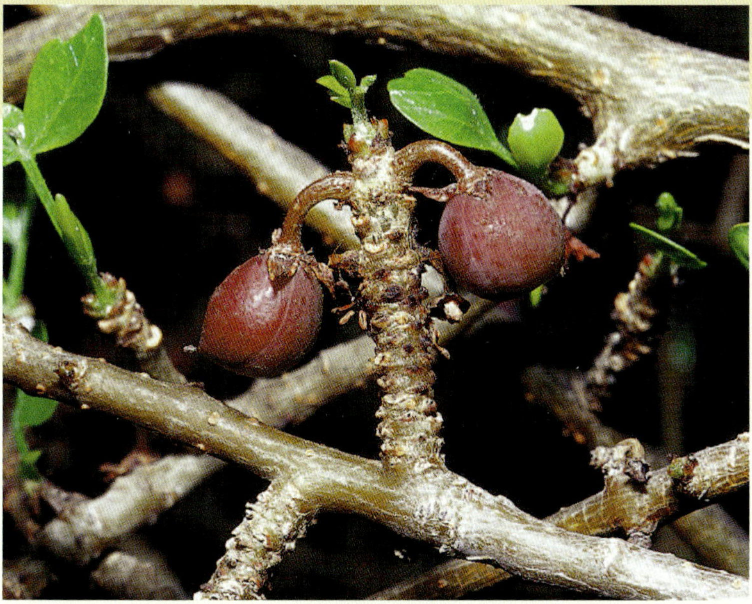

Commiphora dulcis (Frucht, **Myrre**-Ersatz)

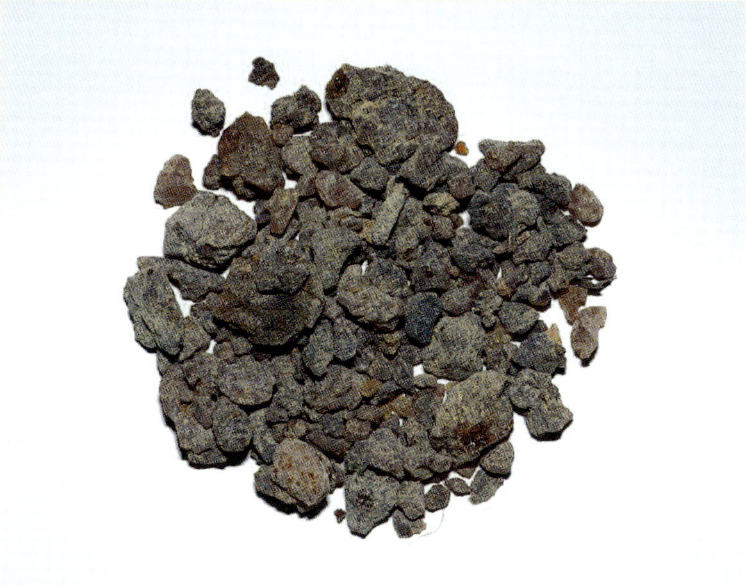

Myrre (handelsübliche Ware)

Conium maculatum L.

SYNONYM *Cicuta maculata, Conium cicuta, Selinum conium* u. a.

Gefleckter Schierling

FAMILIE *Apiaceae* Doldengewächse

VOLKSTÜMLICHE NAMEN

Mäuseschierling, **Vogeltod**, **Würgling**, **Wüterich**; engl.: **Poison Hemlock**.

VERBREITUNG

Europa, Nordafrika, Asien und Amerika.

BESCHREIBUNG

Ein- bis zweijährige, krautige Pflanze, 0,5 – 2 m hoch, mit spindelförmiger, weißlicher Pfahlwurzel. Stängel dick, blaubereift, kahl, gerillt, auffällig gefleckt. Blätter weich, kahl, 2- bis 4fach gefiedert, dreieckig. Blüten klein, weiß, in großen, 10- bis 15-strahligen Dolden. Früchte grünlichbraun, eiförmig, zusammengedrückt, etwa 3 mm lang, gerippt. Geruch unangenehm.

BLÜTEZEIT

Juni – August (September).

STANDORT

An Hecken, Zäunen, Mauern, Wegen, verlangt Feuchtigkeit und Schatten.

DROGEN

Conii maculati herba (Schierlingskraut) die getrockneten Blätter der 2-jährigen Pflanze. *Conii fructus* (Schierlingsfrucht).

INHALTSSTOFFE

Blätter und blühende Zweigspitzen enthalten bis 0,2 %, die unreifen Samen bis 2,0 % Gesamtalkaloide. Das Endokarp (äußere Fruchtwand) der Früchte enthält die Piperidin-Alkaloide Coniin, γ-Conicein, Conhydrin, Pseudoconhydrin, Conhydrinon und Methylconiin, sowie ätherisches Öl. Die Früchte enthalten ca. 2 % Coniin und ca. 0,2 % g-Conicein, die Alkaloide sind auch in Kraut und Wurzeln enthalten.

GESCHICHTE

Schierlingsvergiftungen sind in der Gegenwart äußerst selten und beruhen meist auf Verwechslungen mit Suppengewürzen.

TRADITIONELLE VERWENDUNG

Antikes Hinrichtungsmittel (Giftbecher des Sokrates 399 v. Chr.), Bestandteil diverser **Hexensalben**. Die Bedeutung für die **Hexensalben** ist nicht mehr völlig zu klären.

MEDIZINISCHE VERWENDUNG

Unbekannt (bzw. keine Angaben).

WIRKUNG

Coniin wird von den Schleimhäuten und der Haut relativ schnell aufgenommen. Curareartig lähmende Wirkung auf die motorischen Nervenendigungen. 0,5 bis 1,0 g führen evtl. zum Tod durch zentrale Atemlähmung. Vergiftungen mit Schluckbeschwerden, Speichelfluss, Sehstörungen. Nach Aufnahme größerer Mengen Bewusstseinstrübung und Lähmungserscheinungen, bei tödlichen Mengen außerdem Übelkeit, Erbrechen, Durchfall. **Cave!**: stark (tödlich) giftig!

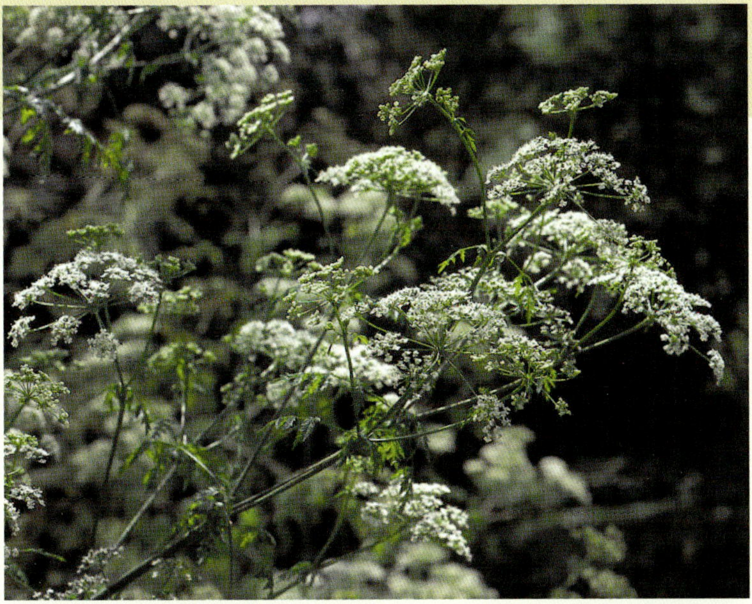

Conium maculatum (Habitus)

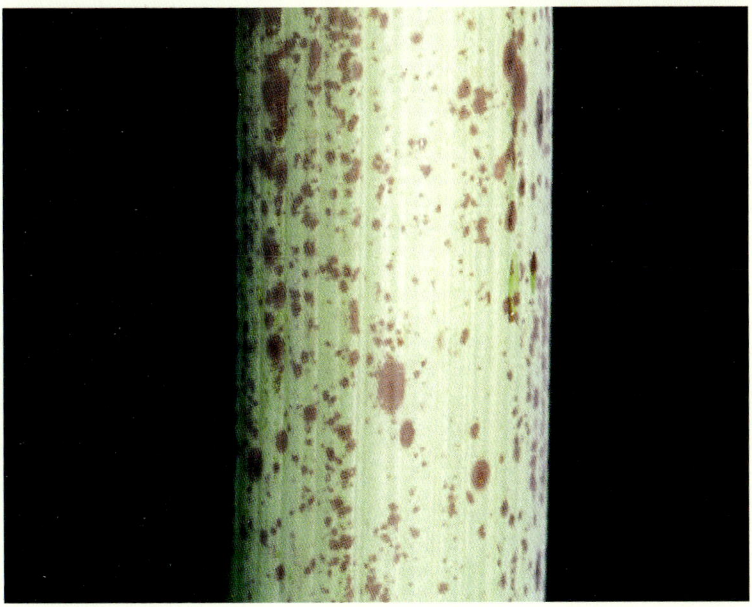

Conium maculatum (der auffällig gefleckte Stängel; vgl. Namensgebung)

Crocus sativus L.

SYNONYM *C. autumnalis, C. hispanicus, C. luteus, C. orientalis*

Echter Safran

FAMILIE *Iridaceae* Schwertliliengewächse

▼

VOLKSTÜMLICHE NAMEN
Safrankrokus; bibl.: **Carcon**; engl.: **Autumn Crocus, Saffron Crocus.**

VERBREITUNG
Seit dem Altertum im Mittelmeerraum und in Vorderasien kultiviert. Kleinasien, Nordafrika. Hauptanbaugebiet Südspanien.

BESCHREIBUNG
Ausdauernde Pflanzen. Perigonblätter violett, Grundblätter 2 – 4, 4 – 8 mm breit, zum Blattzentrum meist sehr kurz. Griffel intensiv gelborange.

BLÜTEZEIT
September – November.

STANDORT
WILD NICHT BEKANNT. ZUR SAFRANGEWINNUNG KULTIVIERT.

DROGEN
Croci stigma (syn. *Crocus, Crocus orientalis, Stigma Croci, Stigmata Croci*): Safran, die im Herbst gesammelten, dunkel gefärbten Narbenschenkel. Zur Gewinnung von 1 kg der Droge sind ca. 100 000 – 200 000 Blüten erforderlich. Gelegentlich mit Blüten von *Calendula officinalis, Arnica montana* oder *Carthamus tinctoris* verfälscht.

INHALTSSTOFFE
Wertbestimmende Bestandteile: das gelbgefärbte, wasserlösliche Crocin (1,9 – 15 %), Crocetin, Carotinglykoside sowie das geruchlose und bitter schmeckende Picrocrocin (2,7 – 12,9 %). Außerdem ätherisches Öl (0,4 – 1,3 %) mit Safranal, α-, β-Pinen und 1,8-Cineol. Die frische Droge ist geruchlos, die typischen Geruchsstoffe β-Hydroxyzyklocitral und Safranal entstehen während der Lagerung.

GESCHICHTE
Der Safran soll den Menschen von der Göttin APHRODITE geschenkt worden sein, als diese in Zypern an Land stieg.

TRADITIONELLE VERWENDUNG
Frauenheilkundliches Mittel. Hauptsächlich als Gewürz und Färbemittel verwendet. Als Mittel zur Geschmacks- und Geruchsverbesserung in Industrie, Kosmetik und Galenik.

MEDIZINISCHE VERWENDUNG
In der Volksheilkunde wird die Droge als Sedativum, bei Krämpfen und Asthma verwendet. Arzneilich auf Grund der vermuteten sedierenden und spasmolytischen Wirksamkeit bei Nervenkrankheiten und Asthma.

WIRKUNG
Frischer Safran soll psychoaktiv, sedierend und spasmolytisch wirken. Crocetin wirkt cholesterinsenkend. In hohen Dosen hat das Öl abortive und toxische Eigenschaften. Von einer Einnahme safranhaltiger Zubereitungen während der Schwangerschaft ist abzuraten. **Cave!**: (In hohen Dosen) giftig!

 ORGANISATIONSTYP ▶ **Pflanze**
psychoaktiv; sedierend; (hohe Dosen) giftig!

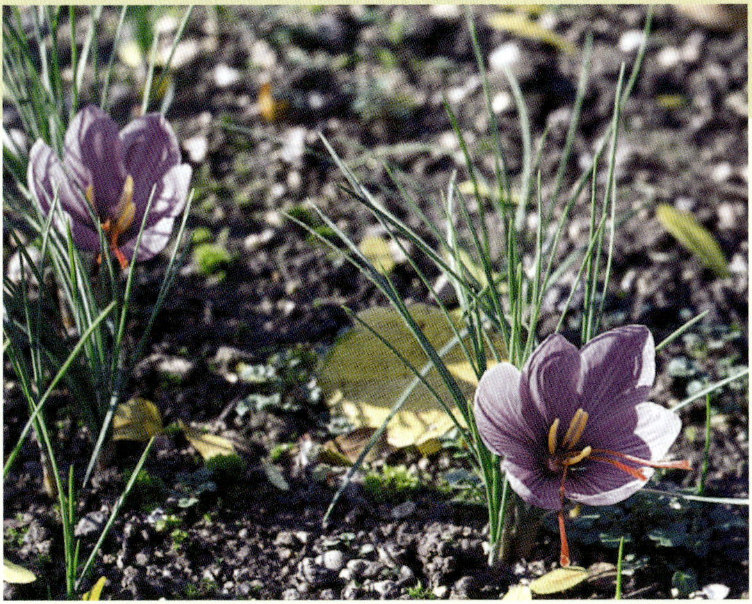

Crocus sativus (Habitus)

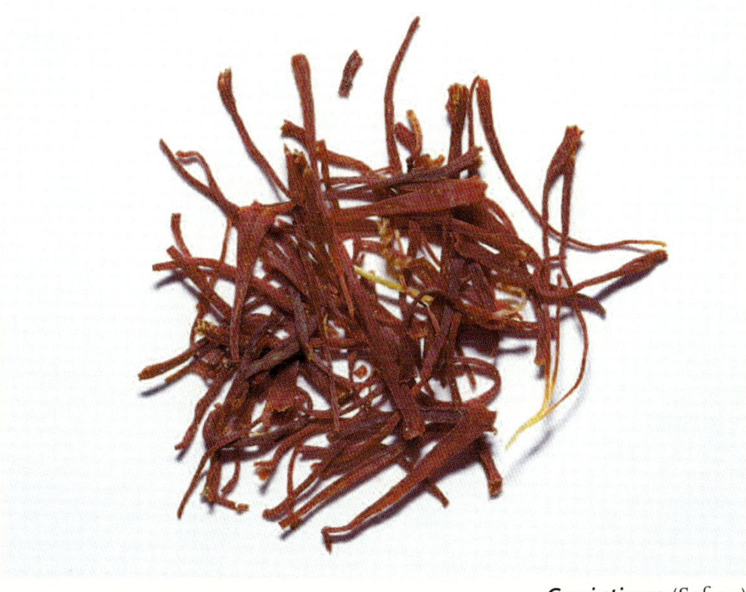

Croci stigma (Safran)

Cytisus scoparius (L.) Link

SYNONYM *Genista angulata, Sarothamnus scoparius* u. a.

Besenginster, Besenpfriem

FAMILIE *Fabaceae* Schmetterlingsblütler

VOLKSTÜMLICHE NAMEN

Ginster; engl.: **Broom**, **Common Broom**, **Scotch Broom**.

VERBREITUNG

Mittel- und Osteuropa.

BESCHREIBUNG

Ausdauernder Strauch, spärlich belaubt, 1 – 2 m hoch. Zweige grün, gerillt, rutenförmig. Blätter klein, meist dreizählig, hinfällig. Blüten groß, gelb. Frucht (Hülse) schwarzbraun. Samen zahlreich.

BLÜTEZEIT

Mai – Juni.

STANDORT

Sand, Heiden, Föhrenwälder. Trockene, sonnige Standorte.

DROGEN

Cytisi scoparii herba: Besenginsterkraut. Neben dem Kraut wird die Blütendroge gehandelt. *Spartii juncei flos* stammt von ***Spartium junceum*** **L.** (**Spanischer Ginster**), weniger gebräuchlich.

INHALTSSTOFFE

Alkaloide (0,8 – 1,5 % im Kraut), Hauptalkaloid ist das tetracyclische Chinolizidin-Alkaloid Spartein, wichtigstes Nebenalkaloid ist das α-Isospartein Genistein. Alkaloide auch in den Gattungen ***Genista*** **L.**, ***Laburnum*** **Fabr.** und *Lupinus* L. (Lupinen-Alkaloide).

GESCHICHTE

Der Gebrauch des Besenginsters für psychoaktive Zwecke soll von der Beobachtung hergeleitet sein, dass Schafe nach dem Verzehr von Ginster ein aufgeregtes und merkwüdiges Verhalten zeigen. Die Zweige wurden zur Besenherstellung verwendet.

TRADITIONELLE VERWENDUNG

Das Kraut wurde in der Neuzeit als psychoaktiver **Bier**-Zusatz verwendet. Getrocknete Besenginsterblüten (oder auch die Blüten von ***Cytisus canariensis*** **(L.) O. Kuntze**) werden geraucht.

MEDIZINISCHE VERWENDUNG

Besenginsterblüten volksmedizinisch als Diuretikum und Blutreinigungsmittel. Spartein wird peroral oder intravenös bei Tachykardie, Herzarythmien und zur Wehenauslösung und -verstärkung eingesetzt.

WIRKUNG

Spartein wirkt auf das Zentralnervensystem, qualitative Wirkung ähnlich Nikotin, erst erregend, dann lähmend auf die Nervenzellen des vegetativen Systems, herzwirksam, herzberuhigende und Kranzgefäße erweiternde Wirkung. Schwere Herzstörungen, evtl. Atemstillstand. Drogenauszüge mit diuretischer Wirkung durch das Flavon-Glykosid Scoparin. Die gerauchten Blüten wirken mild euphorisierend, mit deutlichen synergistischen Effekten, wenn die Blüten mit anderen Substanzen vermischt werden. **Cave!**: Giftig!

ORGANISATIONSTYP ► **Pflanze**
mild euphorisierend (geraucht); giftig!

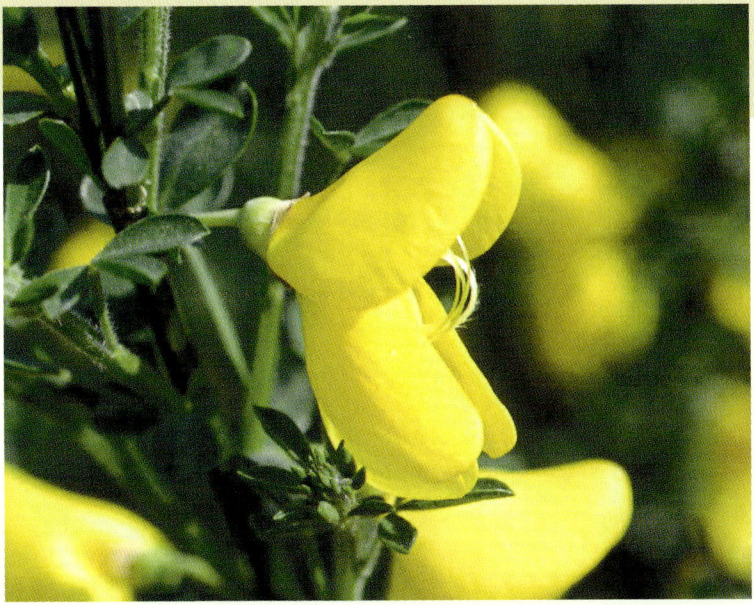

Cytisus scoparius (Blüte)

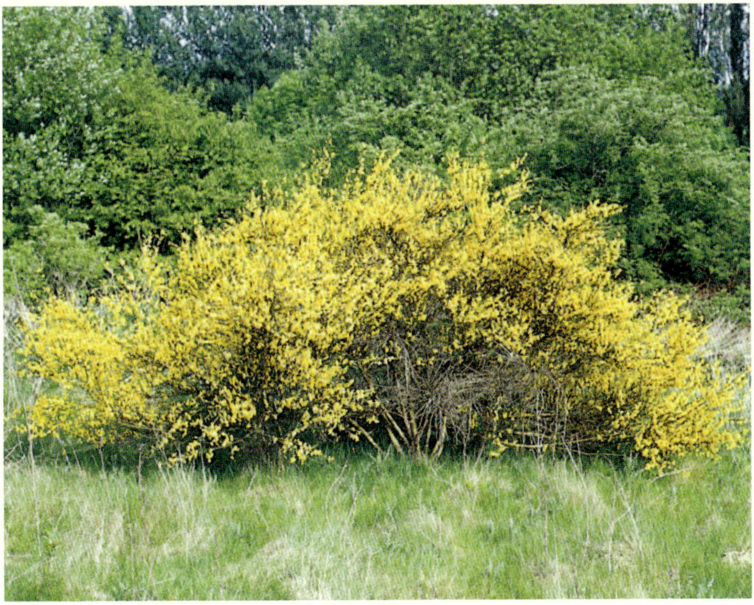

Cytisus scoparius (Habitus)

Datura metel L.

SYNONYM *Datura alba*

Flaumiger Stechapfel

FAMILIE *Solanaceae* Nachtschattengewächse

VOLKSTÜMLICHE NAMEN
Metelnuss, Rauchapfel; Dhatura; Dutra; Jouzmathal; engl.: **Downy Thorn Apple, Horn of Plenty.**

VERBREITUNG
Subtropisches und tropisches Asien und Afrika, vielfach eingebürgert.

BESCHREIBUNG
Bodendeckendes Kraut, manchmal auch strauchähnlich, schnellwachsend, wird dabei 1 – 2 m hoch. Blätter 14 – 22 cm lang, 8 – 11 cm breit, dreieckig-eiförmig, gebuchtet und tief gezähnt. Blüten einzeln stehend. Frucht hängend, rund, auffallend höckerig oder stachelig, enthält die im reifen Zustand flachen, hellbraunen Samen.

BLÜTEZEIT
Juni – Juli.

STANDORT
Kalkhaltige, nährstoffreiche Böden, genügend Untergrundfeuchtigkeit, sonnige Standorte.

DROGEN
Folia, Radix, Flores und *Semen Daturae* (Stechapfelblätter, -wurzeln, -blüten und -samen).

INHALTSSTOFFE
Stark halluzinogene Tropan-Alkaloide. Hyoscyamin, Scopolamin, Atropin, Meteloidin, Norscopolamin, Norhyoscyamin u. a. Ein für *D. metel* charakteristisches Nebenalkaloid ist Meteloidin. Alle Pflanzenteile enthalten außerdem Withanolide (Daturilin, Withametelin u. a.).

GESCHICHTE
Erste literarische Erwähnung in sanskritischen Texten. Bis in die Gegenwart in Indien, Südostasien und Afrika als psychoaktive Pflanze im Gebrauch.

TRADITIONELLE VERWENDUNG
Erwähnung als halluzinogene Pflanze in frühen sanskritischen und chinesischen Schriften. In Ostindien als Aphrodisiakum verwendet. Zur Berauschung bei Zeremonien. Die zerriebenen Samen werden mit **Wein** oder anderen alkoholischen Getränken vermischt getrunken oder zusammen mit Tabak und *Cannabis*-Produkten geraucht. Die Samen wurden auch als Opiumsubstitut verwendet. In Malaysia gelten 50 Samen (innerlich verabreicht) als halluzinogene Dosis.

MEDIZINISCHE VERWENDUNG
Diente früher bei kleineren Operationen als Anästhetikum. Mittel gegen Kopfschmerzen, Geisteskrankheit, Tumore, Asthma, Durchfall u. a. Bis in die Gegenwart vor allem in Indien, Pakistan und Afghanistan gebräuchlich.

WIRKUNG
Die Wirkung unterscheidet sich kaum von der anderer Stechapfel-Arten. Halluzinogen. **Cave!**: (Alle Pflanzenteile sind) stark giftig!

ORGANISATIONSTYP ► **Pflanze**
halluzinogen; stark giftig!

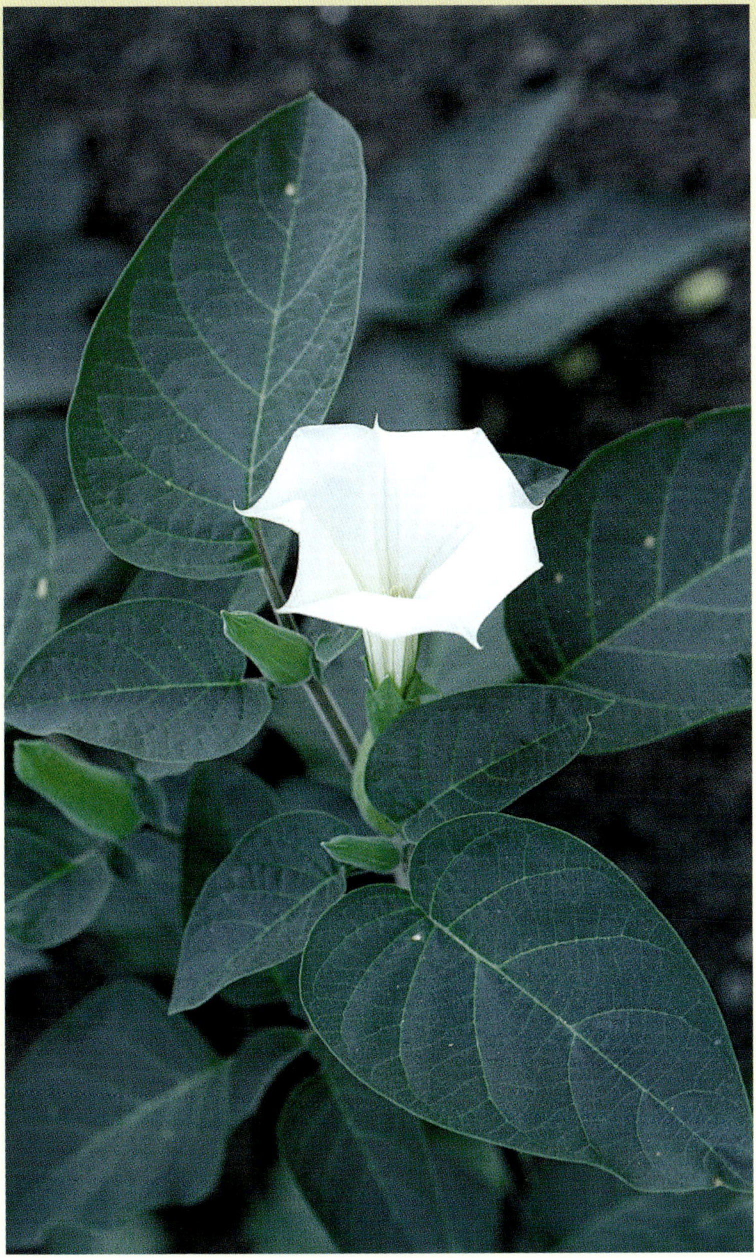

Datura metel (Blüte)

Datura stramonium L.

SYNONYM *Stramonium*

Weißer Stechapfel

FAMILIE *Solanaceae* Nachtschattengewächse

VOLKSTÜMLICHE NAMEN

Dornapfel, **Düwelappel**, **Teufelsapfel**, **Zigeunerapfel** usw.; engl.: **(Common) Thornapple**, **Devil's Trumpet**, **Jimsonweed**.

VERBREITUNG

Mittel- und Südeuropa, Griechenland bis Transkaukasien, Syrien, Ägypten, Asien, Afrika, Nordamerika, in Neuseeland auch durch Kultur eingeführt.

BESCHREIBUNG

Einjähriges Kraut mit spindelförmiger Wurzel. Stängel gabelig verzweigt, 50 – 100 cm hoch. Blätter groß, langstielig, auffallend geädert, ausgebuchtet, von unangenehmem, betäubendem Geruch. Blüten lang, je nach Varietät weiß oder violett. Die trichterförmige Blütenkrone öffnet sich gegen Abend und verströmt besonders während der Dunkelheit einen starken Duft, der die Nachtfalter anzieht. Fruchtkapseln eiförmig, je nach Varietät stachelig oder kahl, mit 4 Klappen aufspringend, zahlreiche Samen enthaltend.

BLÜTEZEIT

September – (Oktober).

STANDORT

In der Umgebung von Häusern, Stallungen, an Weg- und Ackerrändern, Schutthaufen. Ruderalpflanze, als Wildkraut auf Kartoffelfeldern. Kalkhaltige, nährstoffreiche Böden, sonnige Standorte.

DROGEN

Stramonii folium (Stechapfelblätter), *Stramonii radix* (Stechapfelwurzeln), *Stramonii flos* (Stechapfelblüten) und *Stramonii semen* (Stechapfelsamen). Die Ernte erfolgt während der Blütezeit.

INHALTSSTOFFE

Tropan-Alkaloide (0,2 – 0,6 %), L-Hyoscyamin, Atropin, L-Scopolamin, ferner Apoatropin, Belladonin, außerdem Nikotin, Flavonolglykoside (Rutin) und das Cumarin Scopoletin.

GESCHICHTE

Erste Erwähnungen in alten europäischen Kräuterbüchern. Im 17. Jahrhundert in Chile als Rauschmittel verwendet.

TRADITIONELLE VERWENDUNG

Gift-, Heilpflanze, Rauschmittel. Die Samen wurden in Europa als **Räucherwerk** verwendet. In Russland, China und Deutschland wurden die Samen dem **Bier** zugesetzt.

MEDIZINISCHE VERWENDUNG

Spasmolytikum, Exspektorans. Zur Herstellung sog. Asthmazigaretten. Weltweit als Aphrodisiakum und Mittel gegen Asthma verwendet. Homöopathisch (ab D3) bei Asthma, Keuchhusten, Neuralgien und Nervosität.

WIRKUNG

Mundtrockenheit, Verwirrung, Halluzinationen, Halluzinogen. **Cave!**: Stark giftig!

ORGANISATIONSTYP ► **Pflanze**
halluzinogen; stark giftig!

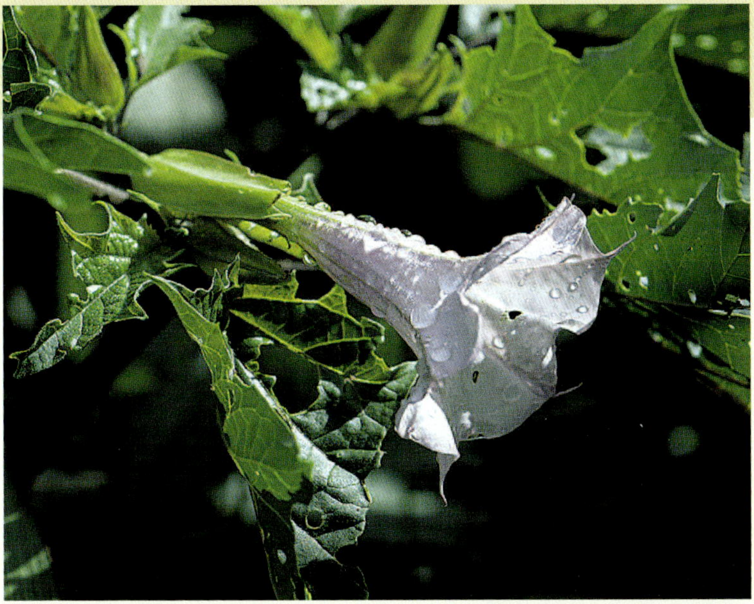

Datura stramonium (Blüte)

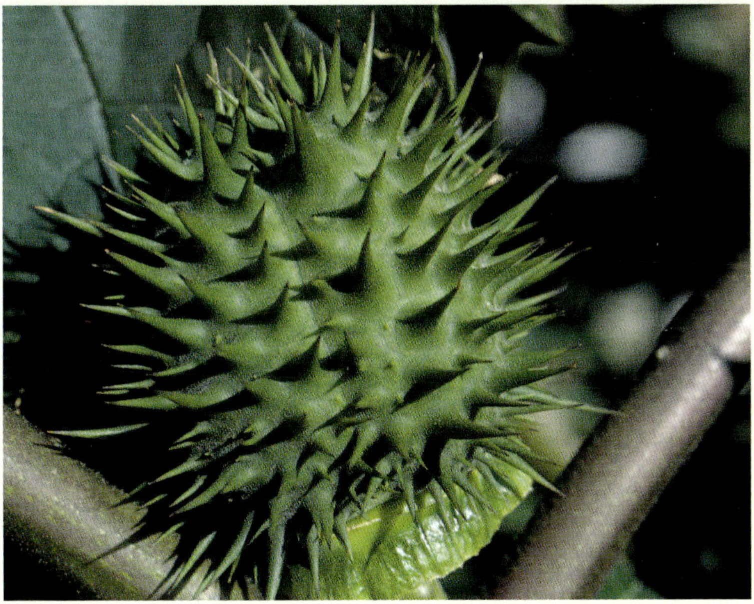

Datura stramonium (Frucht)

Desmanthus illinoensis (Michx.) MacMill.

SYNONYM *Mimosa illinoensis* u. a.

Illinois Bündelblume

FAMILIE *Fabaceae* Schmetterlingsblütler

VOLKSTÜMLICHE NAMEN
Präriemimose; engl.: **Illinois Bundleflower**, **Prairie-Mimosa**, **Prickleweed**.

VERBREITUNG
Nordamerika, wächst dort in den meisten Bundesstaaten, auch in Deutschland vereinzelt in Kultur zu finden.

BESCHREIBUNG
Mehrjähriger bis zu 2 m hoher Busch. Blätter doppelt gefiedert. Die Einzelblüten sind weißlich. Dunkelbraune Hülsenfrüchte, in Gruppen wachsend, ca. 3 cm lang. Die Samen haben eine Länge von 3 – 5 mm.

BLÜTEZEIT
Juni – August.

VORKOMMEN
Natürlich vorkommend in Prärien und Grasland, auf Lichtungen und an Straßenrändern.

DROGEN
Cortex e radice (Wurzelrinde).

INHALTSSTOFFE
Bis ca. 0,34 % *N,N*-Dimethyltryptamin (DMT) in der Wurzelrinde. Ebenfalls wurde NMT nachgewiesen. Niedrigere Konzentrationen bei käuflich erhältlicher Rinde sind gut möglich. Ebenfalls DMT enthalten die Wurzeln der Arten ***D. cooleyi*** **BRANNER ET COVILLE**, ***D. leptolobus*** **TORR. ET A.GRAY** und ***D. velutinus*** **SCHEELE** in unterschiedlicher Konzentration.

GESCHICHTE
Wurzeln und Wurzelrinde werden seit mindestens 20 Jahren als Ayahuasca-Analog verwendet.

TRADITIONELLE VERWENDUNG
Ein Extrakt aus der gemahlenen Wurzelrinde wird zusammen mit Samen von *Peganum harmala* oder einem Extrakt daraus oral eingenommen. Ebenfalls erwiesen sich gerauchte Extrakte als wirksam. Während der Einnahme ist wegen der MAO-hemmenden Eigenschaften eine spezielle Diät einzuhalten, da ansonsten unangenehme bis tödliche Zwischenfälle nicht auszuschließen sind. DMT unterliegt in Deutschland dem Betäubungsmittelgesetz. Während ritueller Initiationen verwenden die Omaha und Ponca Indianer die samenhaltigen Hülsenfrüchte als Rasseln.

MEDIZINISCHE VERWENDUNG
Die Moapa Paiutes Indianer reiben die pulverisierten Samen zur Behandlung von Chlamydiose, einer bakteriologischen Infektionskrankheit des Auges, über Nacht in die Augen. Am nächsten Morgen werden die Augen mit Wasser ausgespült.

WIRKUNG
40 – 60 g der Wurzelrinde wirken stark halluzinogen. Als Nebenwirkungen treten Übelkeit mit sehr heftigem Erbrechen auf, eine typische Nebenwirkung bei DMT-Harmin-Kombinationen.

ORGANISATIONSTYP ► **Pflanze**
halluzinogen; giftig!

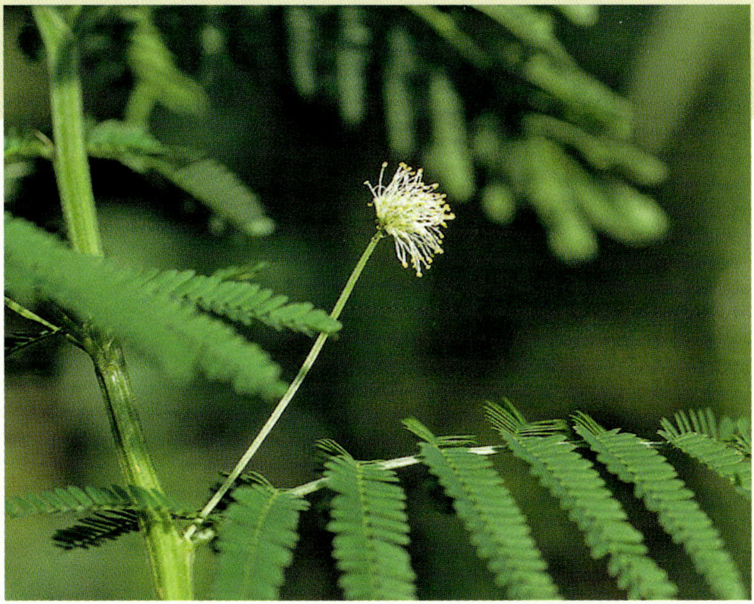

Desmanthus illinoiensis (Blüte)

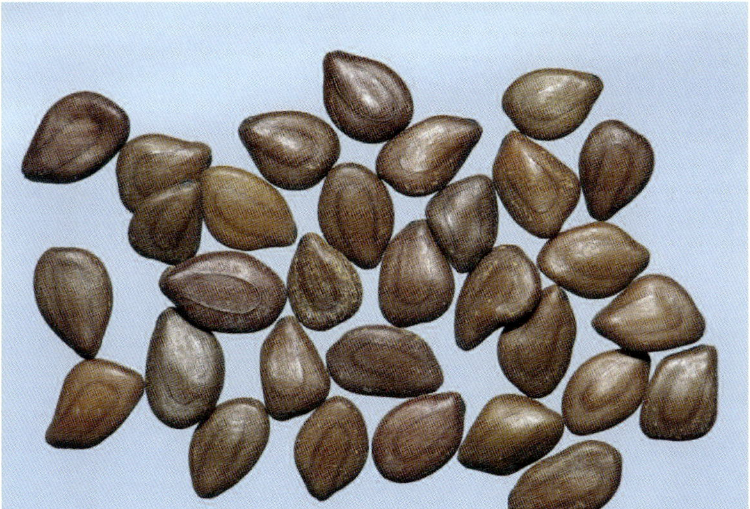

***Desmanthus-illinoiensis*-Samen** (Präparat)

Digitalis purpurea L.

SYNONYM *Digitalis speciosa*

Roter Fingerhut

FAMILIE *Scrophulariaceae* Rachenblütler

VOLKSTÜMLICHE NAMEN
Hexenblumen, **Döüwellshüt**; engl.: (**Purple**) **Foxglove**.

VERBREITUNG
Westeuropa, verwildert und eingebürgert, kultiviert.

BESCHREIBUNG
Gattung mit etwa 26 Arten. Krautpflanze, zweijährig, 30 – 200 cm hoch, mit verästelter, spindelförmiger Wurzel. Im ersten Jahr Bildung einer grundständigen Rosette länglich-eiförmiger Blätter, im zweiten Jahr Wachstum des aufrechten Blütenstängels, Blätter oben kleiner. Blüten groß, glockenförmig, purpurrot, weiß oder rosa, innen gefleckt und behaart, Blütenstand traubig. Vielsamige, behaarte Kapselfrucht, zweifächrig.

BLÜTEZEIT
Juni – Juli.

STANDORT
Mittelgebirge, besonders Kahlschläge, buschige Hänge, in montanen Regionen (bis 900 m), kalkarme Böden.

DROGEN
Digitalis purpureae folium (syn. *Folia Digitalis purpureae*): Fingerhutblätter, die getrockneten Blätter. Geschmack bitter, Geruch eigentümlich, unangenehm.

INHALTSSTOFFE
Über 30 Cardenolid-Glykoside (0,15 – 0,4 %). Hauptglykoside Purpureaglykoside A und B (ca. 60 % der Gesamtglykoside), Digitoxin (ca. 12 %), Gitoxin und Gitaloxin (je ca. 10 %). Durch Abspaltung von Glukose und Digitoxose entstehen die Aglykone Digitoxigenin und Gitoxigenin. Die Samen enthalten das Saponin Digitonin. Ebenfalls herzwirksame Glykoside enthalten: ***Digitalis lutea* L. (Gelber Fingerhut)**, ***Digitalis lanata* EHRH. (Wolliger Fingerhut)**, ***Digitalis grandiflora* MILL. (Großblütiger Fingerhut)**.

GESCHICHTE
Eine der bekanntesten Arznei- und Giftpflanzen.

TRADITIONELLE VERWENDUNG
Giftpflanze. Möglicherweise wurde die Pflanze trotz der starken Giftwirkung psychoaktiv oder halluzinogen genutzt.

MEDIZINISCHE VERWENDUNG
Digitalis-Glykoside bei allen Formen der Herzinsuffizienz, tachykarden Arhythmieformen, Vorhofextrasystolen. Therapie nur noch mit standartisierten Extrakten oder isolierten Reinsubstanzen.

WIRKUNG
Nach Überdosierung Herzrhythmusstörungen, Übelkeit, Erbrechen, Durchfälle, Reizbarkeit, Kopfschmerz, Verwirrtheit, Neuralgien, Augenflimmern, evtl. Halluzinationen. In höheren Dosen Tod durch Herzstillstand. **Cave!**: Stark (tödlich) giftig!

ORGANISATIONSTYP ► **Pflanze**
halluzinogen; stark (tödlich) giftig!

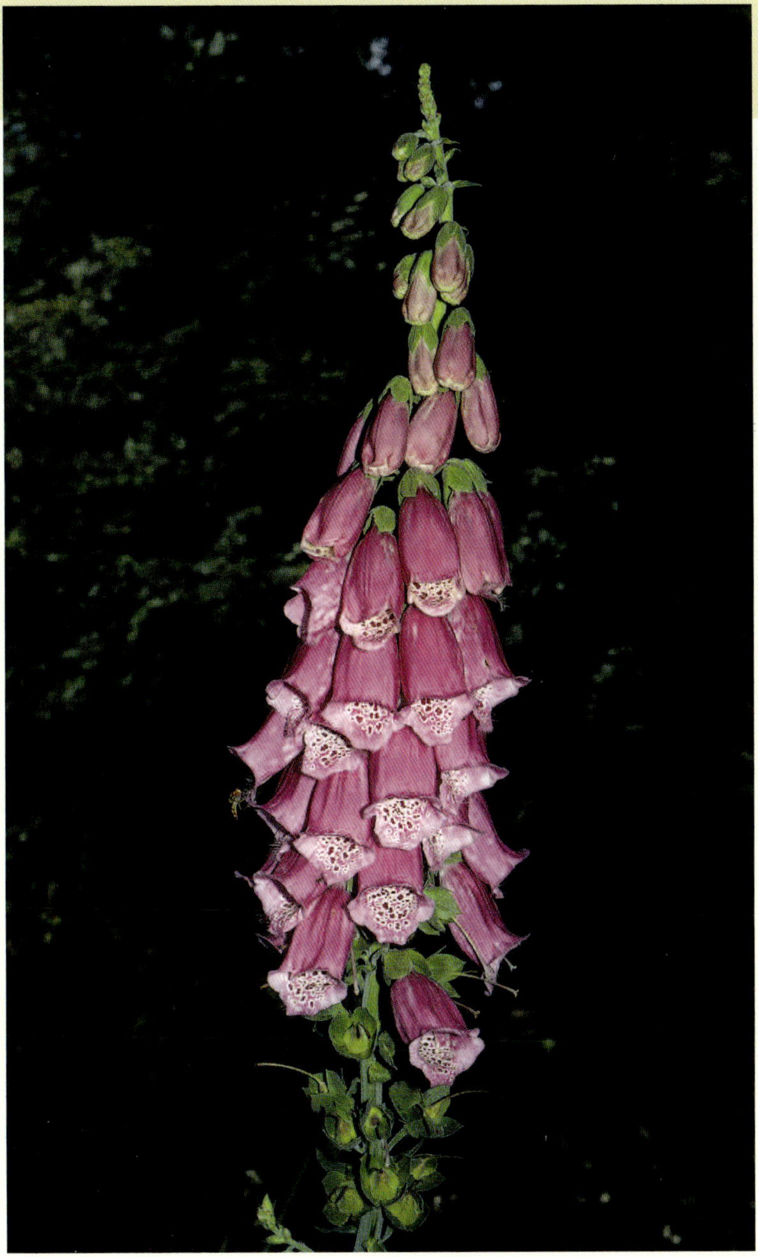

Digitalis purpurea (Blüten, Habitus)

Ephedra spp. L.

SYNONYM —

Meerträubel-Arten

FAMILIE *Ephedraceae* Meerträubelgewächse

VOLKSTÜMLICHE NAMEN
Indianischer Tee; engl.: **Joint Fir**; **Popotillo**; chin.: **Ma-Huang** (*E. sinica*).

VERBREITUNG
Mittelmeerregion, asiatische und amerikanische Trockengebiete. Handelsdroge aus Indien, Russland und Südosteuropa.

BESCHREIBUNG
Zweihäusige Rutensträucher, 60 bis 90 cm hoch. Sprossachse grün, stark verzweigt. Rutenzweige zylindrisch, knotig gefiedert, längsgerillt. Blätter klein, gegenständig oder wirtelig, schuppenförmig. Blüten meist zweihäusig, meist weiß. Weibliche Blüten mit nur einer Samenanlage.

BLÜTEZEIT
Juni – September.

STANDORT
Tropische, subtropische Gebiete.

DROGEN
Ephedrae herba (syn. *Herba Ephedrae*): Ephedrakraut, die getrockneten, 1 – 2 mm dicken Rutenzweige. *Radix Ephedrae*: Meerträubelwurzel, die getrocknete Wurzel. Stamm-Pflanzen: ***Ephedra distachya*** **L.**, ***Ephedra sinica*** **Stapf**, ***Ephedra gerardiana*** **Wall. ex Stapf** u. a. ephedrinhaltige Arten.

INHALTSSTOFFE
Hauptalkaloid Ephedrin bzw. seine Salze. Mindestgehalt an Alkaloiden 0,5 – 1,25 %, ca. 75 % (-)-Ephedrin (L-Ephedrin), der Rest Nebenalkaloide (+)-Pseudo(ψ)-Ephedrin, (+)-Nor-Pseudo(ψ)-Ephedrin u. a., Gerbstoffe, Saponine, Flavone, ätherisches Öl.

GESCHICHTE
Meerträubel wurde (vermutlich) bereits von den Neandertalern rituell und medizinisch genutzt.

TRADITIONELLE VERWENDUNG
Heilmittel, Ritualtrunk, zusammen mit Hanf als Aphrodisiakum. Die Pflanzenasche von *E. gerardiana* soll im Himalayagebiet als **Schnupfpulver** verwendet werden. Zur Herstellung der chinesischen Zubereitung **Mimahuang** werden die getrockneten Stängel so lange zusammen mit **Honig** geröstet, bis dieser eingezogen ist und die Droge nicht mehr klebt.

MEDIZINISCHE VERWENDUNG
Bei Erkältungen, Fieber, Bronchialasthma, Hypotonie, zur Appetitzügelung. 6 g des Krautes von *E. gerardiana* gelten als medizinische Einzeldosis.

WIRKUNG
Zentral anregend, stimulierend, Gefäß verengend, Bronchien erweiternd, Blutdruck steigernd, diuretisch, antiallergisch, Appetit hemmend. Nebenwirkungen Herzklopfen, Herzrhythmusstörungen. Bei Dauergebrauch evtl. Abhängigkeit. **Cave!**: Giftig!

ORGANISATIONSTYP ► **Pflanze**
zentral anregend; stimulierend; giftig!

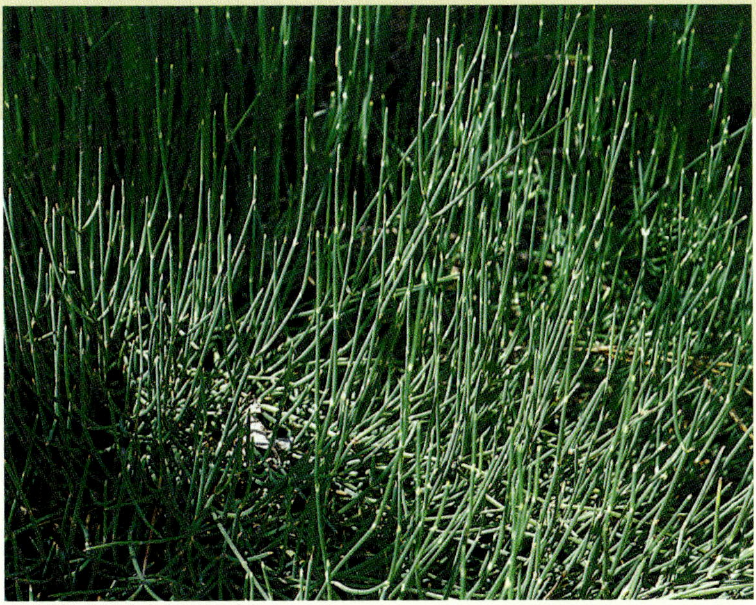

Ephedra sinica (Habitus)

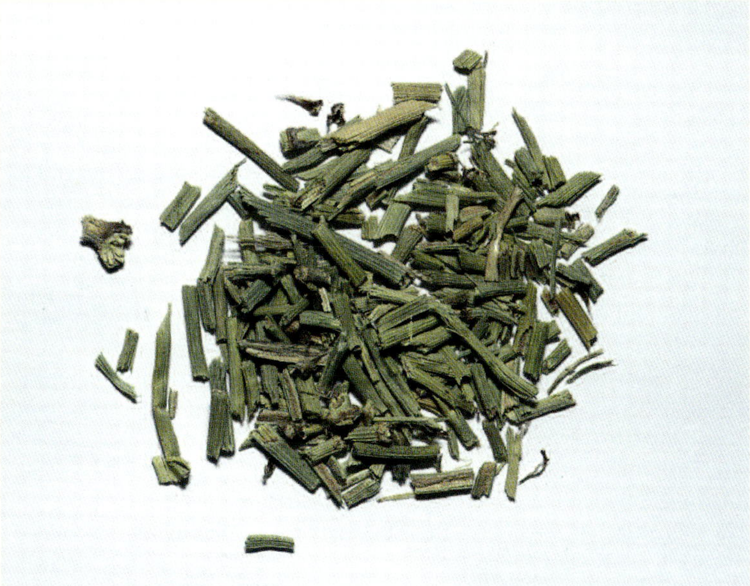

Ephedrae herba (das getrocknete Kraut von *Ephedra nevadensis*)

Epithelantha micromeris WEB.

SYNONYM *Epithelantha polycepahala, Mammillaria micromeris* u. a.

Epithelantha

FAMILIE *Cactaceae* Kakteengewächse

▼

VOLKSTÜMLICHE NAMEN
Chilito; engl.: **Epithelantha**; Tarahumara-Indianer, Mexiko: **Hikuli**, **Hikuli mulato**, **Mulato**, **Hikuli Rosapara**(i).

VERBREITUNG
Nordmexiko, südwestliche USA (Westtexas).

BESCHREIBUNG
Klein, kugelig bis länglich, 1,5 bis 6 cm Ø, Gruppen bildend. Warzen in Spiralen angeordnet, 1 – 2 mm hoch. Scheitel eingesenkt. Dornen zahlreich, fein, die unteren 2 mm, die oberen etwa 1 cm lang, borstig, anliegend oder abstehend, weiß, nur in jüngeren Areolen im Scheitel wesentlich länger, Verkürzung durch Abbrechen. Blüten in der Mitte, 5 – 6 mm Ø, weißlich bis rosenrot. Früchte längliche Beeren, rot. Varietäten: ***E. micromeris* var. *densispina* (H.Bravo) Backbg.**, ***E. micromeris* var. *greggii* (Engelm.) Borg.**, ***E. micromeris* var. *rufispina* (H.Bravo) Backbg.**, ***E. micromeris* var. *unguispina* (Böd.) Backbg.**

BLÜTEZEIT
Juni – Juli.

STANDORT
Kalkhaltige, trockene Böden, sonnige Standorte.

DROGEN
Die oberirdischen Pflanzenteile sowie die wegen der Ähnlichkeit mit Chili-Schoten **chilito** („Kleiner Chili") genannten Früchte.

INHALTSSTOFFE
Alkaloide und Triterpene.

GESCHICHTE
Keine weiteren Angaben (siehe unten).

TRADITIONELLE VERWENDUNG
Peyote-Substitut bzw. mit Peyote assoziierte Zauberpflanze. Die Huichol- und die Tarahumara-Indianer zählen *E. micromeris* zu den als „falscher Peyote" bezeichneten Kakteen und verwenden diesen als Narkotikum. Von *E. micromeris* oder ***Mammillaria*-Arten (Warzenkakteen)** wird gesagt: „Um die Augen groß und klar zu machen um Zauberer zu sehen, das Leben zu verlängern und um Läufern Schnelligkeit zu verleihen" (engl. Originalzitat: „to make the eyes large and clear to see sorceres, to prolong life and to give speed to runners."). Schamanen benutzen *E. micromeris*, um visuelle Halluzinationen einzuleiten, als Erkenntnisdroge, Stimulantium und als Amulett getragen.

MEDIZINISCHE VERWENDUNG
Die Früchte werden von den Tarahumara-Indianern als „Dopingmittel" für sportliche Wettkämpfe gegessen.

WIRKUNG
Psychoaktiv (halluzinogen). Die Indianer glauben an eine lebensverlängernde Wirkung. Die sauren Früchte sind essbar.

ORGANISATIONSTYP ► **Pflanze**
psychoaktiv (halluzinogen); essbar

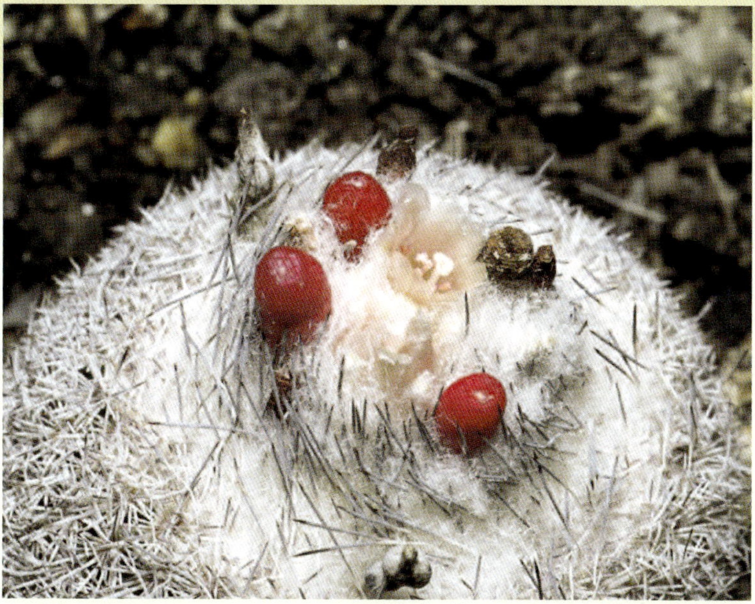

Epithelantha micromeris (Blüte, Habitus)

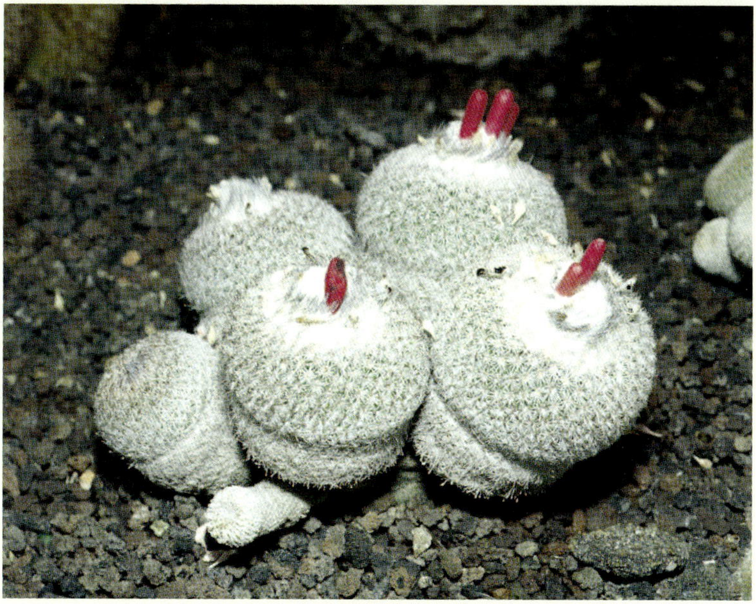

Epithelantha micromeris (Früchte, Habitus)

Erythrina spp. L.

SYNONYM —

Korallenbaum-, Korallenstrauch-Arten

FAMILIE *Fabaceae* Schmetterlingsblütler

VOLKSTÜMLICHE NAMEN
Colorines, **Chilicote**; engl.: **Coral Tree**.

VERBREITUNG
Nordmexiko bis Guatemala (*E. americana*).

BESCHREIBUNG
Erythrina americana **MILL.**: 6 – 8 m hoher Baum. Blätter groß, breit, spitz zulaufend. Blüten leuchtend rot, bis zu 10 cm lang, traubenförmig nach oben stehend. Fruchtschoten klein, leicht geschnürt, 2 bis 5 rote, bohnenförmige Samen.

BLÜTEZEIT
Juli – Oktober.

STANDORT
Trocken-warmes Klima.

DROGEN
Korallenbaumsamen (Colorines). Stamm-Pflanzen: *E. americana*, ***Erythrina berteroana*** **URBAN**, ***Erythrina corallodendron*** **L.**, ***Erythrina flabelliformis*** **KEARNEY** u. a.

INHALTSSTOFFE
E. americana: Samen (Erysopin, Erysovin, Erybidin, Erisodin und Erythrartin), Blüten (α- und β-Erythroidin) u. a. Pflanzenteile enthalten Erythrina-Alkaloide (Erythran, Erythroidin, Corallin, Coralloidin u. a.). Stamm-Pflanzen für sog. Zauberbohnen (Colorines): ***Abrus precatorius*** (**Paternostererbse**), ***Ormosia*-Arten**, ***Rhynchosia pyramidalis*** (**Krebsaugenbohne**), ***Sophora*-Arten** u. a.

GESCHICHTE
Die Samen sind bereits in prähistorischen Schichten nachweisbar. *E. americana* (oder *Erythrina* sp.) wird bereits in vorspanischen (Maya) Quellen (bzw. in Hieroglyphen dargestellt) sowie in aztekischen und anderssprachlichen Quellen der frühen und späten Kolonialzeit erwähnt.

TRADITIONELLE VERWENDUNG
Die Samen werden für die innere Einnahme zermahlen. Es gibt keine verlässlichen Angaben zur wirksamen Dosis des Samens. ***Erythrina falcata*** **BENTH.** (**Seibo**) wird angeblich für die Herstellung eines halluzinogenen **Schnupfpulvers** gebraucht. ***Erythrina fusca*** **LOUR.** wird als **Ayahuasca**-Zusatz verwendet.

MEDIZINISCHE VERWENDUNG
Volksmedizinisch bei Schlaf- und Einschlafstörungen. In Mexiko wird bei Brustschmerzen ein Dekokt aus den Blüten eingenommen. Die Tarahumara-Indianer haben die Samen von *E. flabelliformis* zur Behandlung von Zahnschmerzen und Unterleibsbeschwerden verwendet.

WIRKUNG
Psychoaktiv (narkotisch, sedierend, schwach berauschend, aphrodisierend). Die Samen sollen bei Frauen sog. „Frauenräusche“ auslösen. **Cave!**: Stark giftig!

ORGANISATIONSTYP ► **Pflanze**
stark giftig!

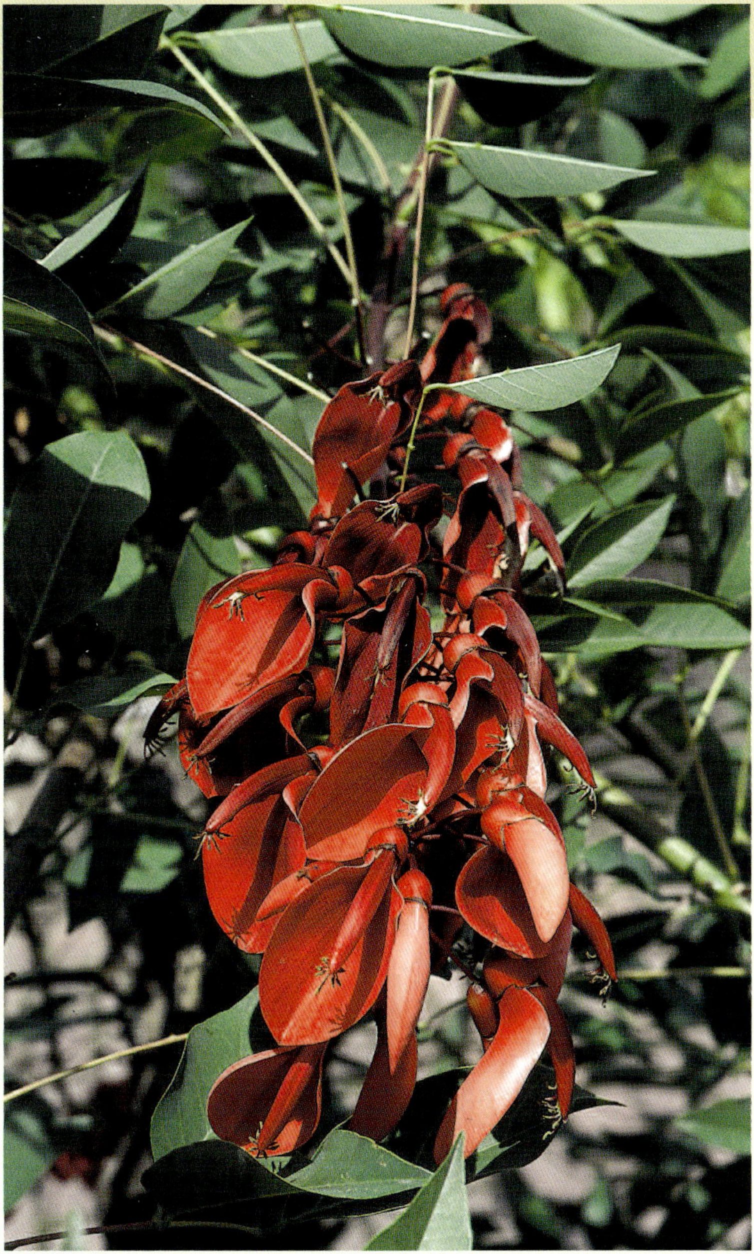

Erythrina christa-galli (Blüte)

Erythroxylum coca LAM.

SYNONYM *Erythroxylon coca*

Echter Kokastrauch

FAMILIE *Erythroxylaceae* Kokagewächse

VOLKSTÜMLICHE NAMEN
Koka; engl.: **Coca Bush**, **Cocaine Tree**; **Coca**, **Cocamama**.

VERBREITUNG
Heimat Andengebiete Perus, vor allem dort und in Bolivien kultiviert.

BESCHREIBUNG
Strauch, etwa 2 – 3 m hoch. Blätter eiförmig, ungeteilt, ganzrandig. Blüten klein, fünfzählig, weiß. Rote Beerenfrucht.

BLÜTEZEIT
Mai – Juli.

STANDORT
Feuchtwarme Gebirgslagen (600 bis 1 000 m).

DROGEN
Cocae folium (syn. *Folia Cocae*): Kokablätter, die lufgetrockneten Blätter. Stamm-Pflanzen: *E. coca*, ***Erythroxylum novogranatense*** **(D. MORRIS) HIERON.**

INHALTSSTOFFE
Kokain-Gehalt der luftgetrockneten Blätter von ***Erythroxylum coca*** **var.** ***coca*** 0,66 – 0,86 %, von ***Erythroxylum coca*** **var.** ***ipadu*** 0,13 – 0,34 %, weitere Alkaloide, Proteine, Fette, Kohlenhydrate, Fasern, Asche, Calcium, Phosphor, Eisen, Vitamin A (als β-Carotene), Thiamin (Vitamin B1), Riboflavin (Vitamin B1), Nikotinsäure und Vitamin C.

GESCHICHTE
Der Kokastrauch wird seit Jahrtausenden in Südamerika kultiviert und genutzt.

TRADITIONELLE VERWENDUNG
Cocaismus: Das Kauen der Blätter mit Asche und Kalk. In den Koka-Herkunftsländern in weiten Teilen der Bevölkerung verbreitet. Dort werden auch Teezubereitungen mit Koka-Blättern getrunken. Zur Zubereitung des Koka-Bissen wird etwa eine Hand voll getrocknete Blätter zusammen mit Kalkasche gekaut und gut durchgespeichelt. Kokainismus: Die Aufnahme des Hauptalkaloids Kokain über die Nasenschleimhäute.

MEDIZINISCHE VERWENDUNG
Bereits in vorspanischer Zeit wurden die Blätter u. a. bei Neuralgien, Rheuma, Erkältungskrankheiten, Verdauungsstörungen und Ermüdungserscheinungen volksmedizinisch genutzt. Kokatee (*mate de coca*) wird bei Diabetes und Übergewicht verwendet. Die Blätter werden zur Behandlung von Atemwegserkrankungen geräuchert oder geraucht.

WIRKUNG
Antagonistische Wirkung auf die Opiat-Rezeptoren. Bei Verabreichung über den Magen-Darm-Trakt wird Kokain hydrolytisch gespalten, dabei entsteht Ecgonin. Ecgonin wirkt anregend, mindert Hunger- und Müdigkeitsgefühl. Die Droge fällt in Deutschland unter das Betäubungsmittelgesetz.

ORGANISATIONSTYP ► **Pflanze**
anregend; Suchtgefahr

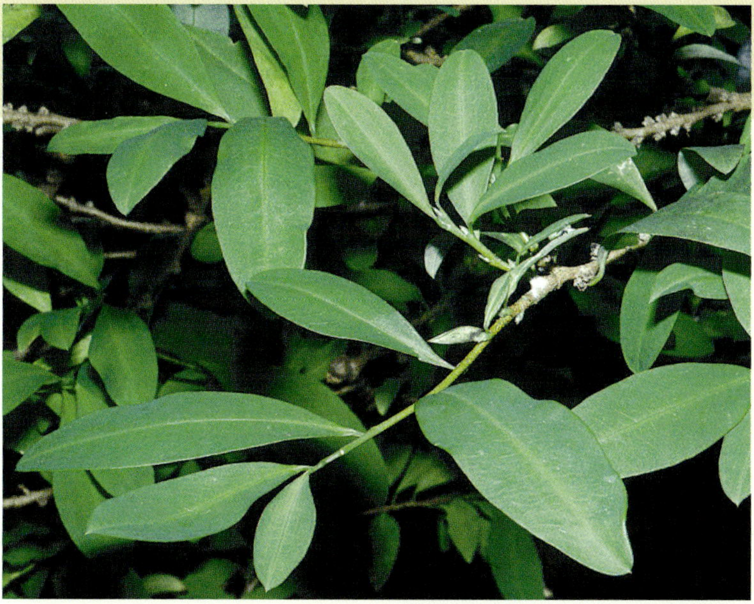

Erythroxylum coca (Blätter, Habitus)

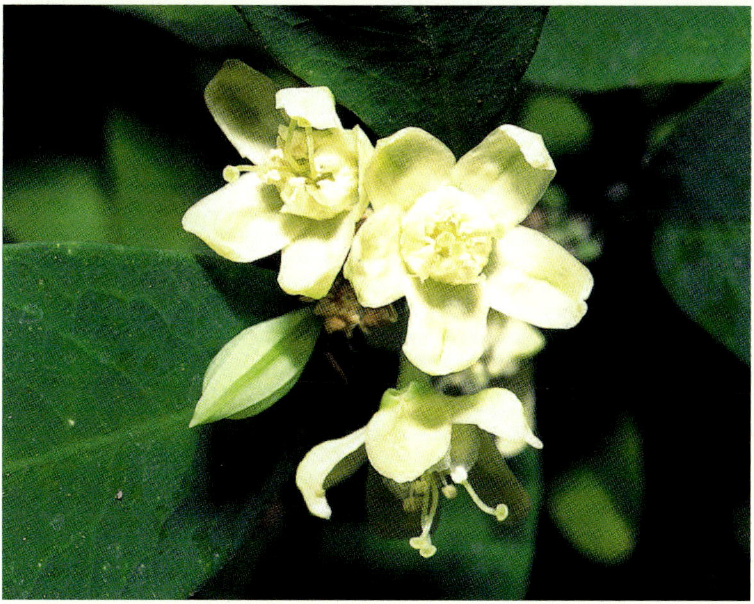

Erythroxylum coca (Blüte)

Eschscholzia californica CHAM.

SYNONYM *Chryseis californica, E. mexicana, E. douglasii*

Kalif. Kappenmohn, Schlafmützchen

FAMILIE *Papaveraceae* Mohngewächse

VOLKSTÜMLICHE NAMEN
Goldmohn, **Kappenmohn**; engl.: **California Poppy**; **Amapola de los indios** Opium der Indianer.

VERBREITUNG
Ursprünglich aus aus Nordamerika stammende Art.

BESCHREIBUNG
Einjährige 30 – 60 cm hohe Pflanze. Blätter wechselständig, blaugrün, mehrfach gefiedert, mit linealen Zipfeln, dicht. Blüten endständig, bis 3,5 cm Ø, mit 4 leuchtend orangegelben (selten weißen oder roten), glänzenden Kronblättern, 2 verwachsene Kelchblätter. Milchsaft wässrig, farblos.

BLÜTEZEIT
Juni – Oktober.

STANDORT
Zierpflanze, häufig verwildert. Sonnige Standorte, halbtrockene Böden.

DROGEN
Eschscholziae herba (syn. *Herba Eschscholziae*): Eschscholzienkraut (syn. Kalifornisches Mohnkraut). *Eschscholziae flos*: Goldmohnblüten). *Fructus E.* (Goldmohnfrüchte).

INHALTSSTOFFE
Eschscholzin (0,25 % in der Wurzel), Ionidin, β-Allocryptopin (Homochelidonin), Chelerythrin, Magnoflorin, Protopin, Sanguinarin, Cryptopin (Cryptocarin) u. a. Benzylisochinolin-Alkaloide. Gesamtalkaloidgehalt der Wurzeln 2,7 % des Krautes 0,06 – 0,29 %.

GESCHICHTE
Seit prähistorischen Zeiten von kalifornischen Indianern medizinisch und psychoaktiv verwendet.

TRADITIONELLE VERWENDUNG
Die getrockneten Blätter, Blüten und Kapseln werden geraucht. Als stark konzentrierter Tee oder starke Tinktur scheinbar stärker wirksam. Die frischen Früchte (und das Kraut) werden ausgekaut.

MEDIZINISCHE VERWENDUNG
Bestandteil verschiedener Fertigarzneimittel. In Nordmexiko volksmedizinisch wie **Opium** verwendet. Leichtes Schmerz- und Beruhigungsmittel. Homöopathisch werden Zubereitungen aus dem frischen, blühenden Kraut u. a. bei Schlafstörungen verwendet.

WIRKUNG
Psychoaktiv. Etwa 20 – 30 min anhaltende milde, **Haschisch**-ähnliche Wirkung, ein weiterer Konsum innerhalb der nächsten 24 h nach der ersten Einnahme scheint unwirksam zu sein. Der Pflanze werden schwach narkotisierende, spasmolytische und leicht schmerzlindernde Effekte zugeschrieben. Nebenwirkungen bei Einnahme therapeutischer Dosen nicht bekannt. **Cave!**: Schwach giftig (alle Pflanzenteile enthalten Stoffe mit Giftwirkung!).

ORGANISATIONSTYP ► **Pflanze**
psychoaktiv; schwach giftig

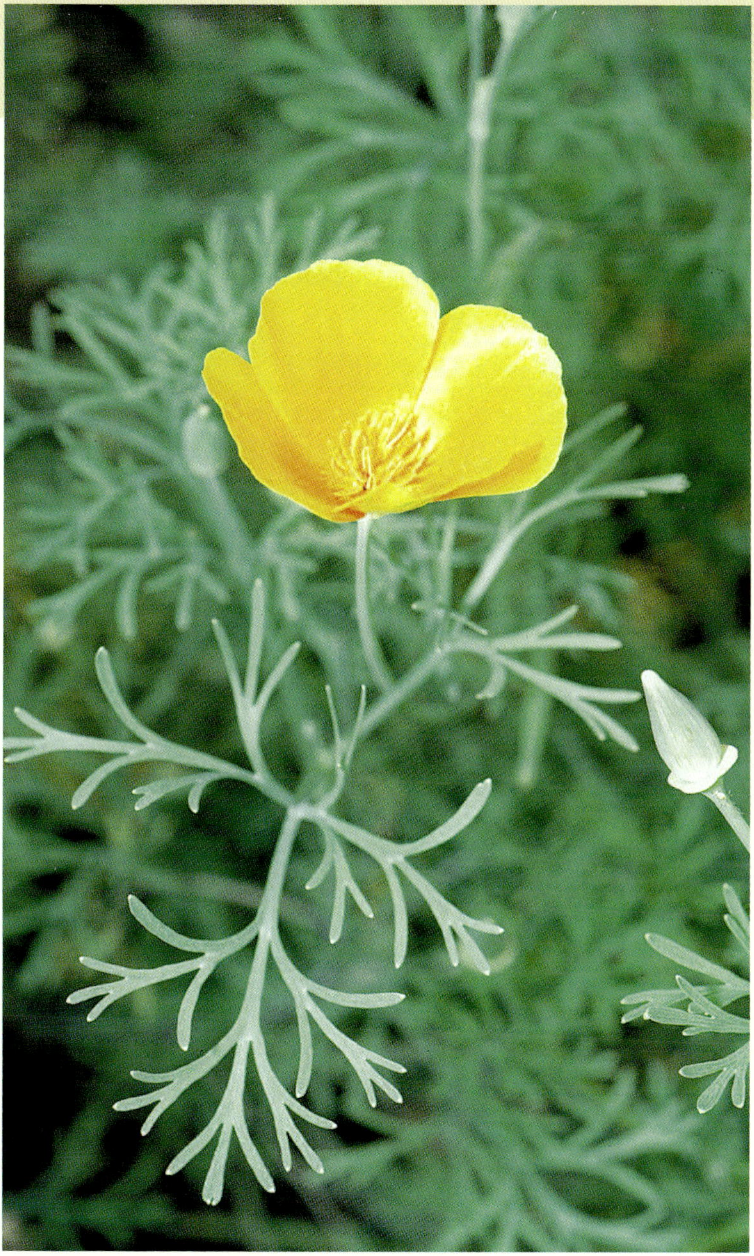

Eschscholzia californica (Blüte, Habitus)

Fabiana imbricata Ruiz et Pav.

SYNONYM —

Fabiane, Falsche Heide

FAMILIE *Solanaceae* Nachtschattengewächse

VOLKSTÜMLICHE NAMEN
Fabianastrauch; engl.: **Peru Falsehead, Pichi, Pichi-Pichi**.

VERBREITUNG
Heimat: Chile, dort hauptsächlich im Süden. Peru, Bolivien, Argentinien, Brasilien.

BESCHREIBUNG
Buschartiger Strauch, bis zu 3 m hoch, an den Zweigenden meist stark verzweigt. Stängel gerade. Blätter winzig, stab- oder nadelförmig, schuppenartig angeordnet. Blüten klein, trompetenartig, weiß oder violett (variabel). Kapselfrucht, oval, 5 – 6 mm lang. Gattung *Fabiana* mit 21 Arten.

BLÜTEZEIT
November – Januar. In Europa Mai – Juni.

STANDORT
Auf steinigen Böden.

DROGEN
Fabianae herba (syn. *Herba Fabianae, Summitates Fabianae*): Fabianakraut. *Lignum Fabianae* (syn. *Lignum Pichi-Pichi*): Fabianaholz. Stamm-Pflanzen: *F. imbricata*, außerdem weitere für Räucherungen verwendete Arten (***Fabiana bryoides, Fabiana densa, Fabiana denudata, Fabiana squamata***).

INHALTSSTOFFE
Ätherisches Öl, Harze, einen Bitterstoff, Fabianin (Alkaloid), diverse Zucker, ein Glykosid (Fabiana-Glykotannoid), Fettsäuren u. a. Substanzen. Blätter und Kraut enthalten Sesquiterpene, außerdem enthält das Kraut Flavonoide bzw. Glykoside (Quercetin, Kampferol u. a.) sowie das Cumarin Scopoletin. Möglicherweise ist das Quercetin für die psychoaktive Wirkung verantwortlich.

GESCHICHTE
Anscheinend gelangte die Pflanze bereits in der frühen Kolonialzeit nach Europa.

TRADITIONELLE VERWENDUNG
Das getrocknete und zerkleinerte Kraut wird als Räucherung für psychoaktive Zwecke verbrannt oder auf glühende Holzkohle gelegt. Bestandteil einer psychoaktiven Räucherung mit ***Latua pubiflora* (Gris.) Baill.** (**Latúe**; engl.: **Witches Tree**). Angaben zur Dosierung liegen nicht vor.

MEDIZINISCHE VERWENDUNG
Für medizinische Zwecke werden das Kraut (als Tee 1 EL frisches oder getrocknetes Kraut mit Wasser überbrüht) bzw. die Rinde verwendet. In der südamerikanischen Volksmedizin zur Behandlung von Nieren- und Harnwegserkrankungen, Geschlechtskrankheiten und als Diuretikum.

WIRKUNG
Inhalationen wirken euphorisierend und berauschend. Ein Extrakt des Krautes wirkt stark diuretisch. **Cave!**: Giftverdächtig bis giftig!

ORGANISATIONSTYP ► **Pflanze**
berauschend; giftverdächtig bis giftig!

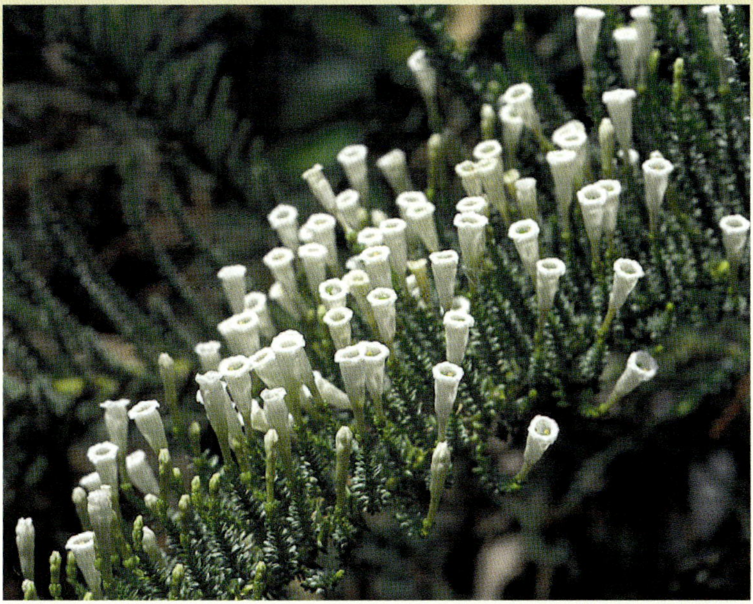

Fabiana imbricata (Blüten)

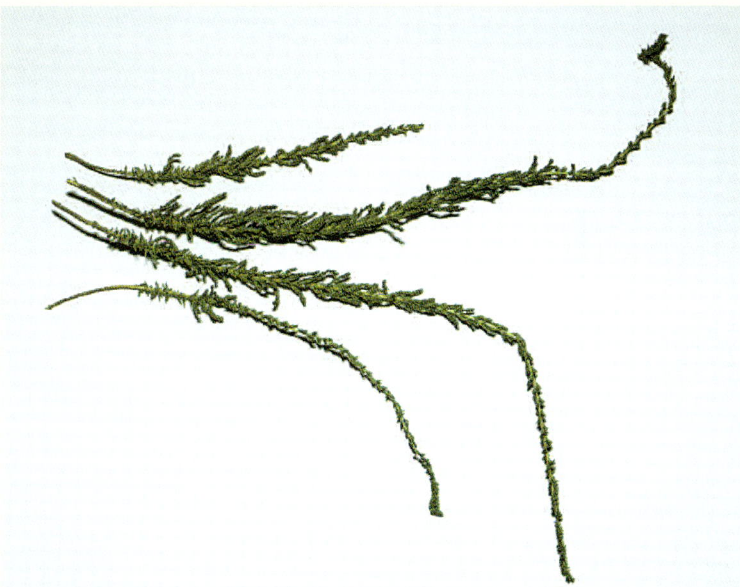

Fabianae herba (Fabianakraut; Trockenpräparat)

Ferula assa-foetida L.

SYNONYM *Ferula asa-foetida, Ferula foetida*

Stinkasant

FAMILIE *Apiaceae* Doldengewächse

VOLKSTÜMLICHE NAMEN
Asant, **Teufelsdreck**; engl.: **Assafetida**, **Assafoetida**.

VERBREITUNG
Subtropische Zonen Zentralasiens und Vorderindiens, Afghanistan, östlicher Iran.

BESCHREIBUNG
Ausdauerndes Staudengewächs, auffällig groß, bis 4 m hoch, mit rübenartiger Wurzel. Blätter doppelt fiederschnittig, bis zu 1 m lang. Stängel dick, verzweigt, aus der Wurzelmitte, 1 m lang. Wurzeln, Stängel und Blätter Milchsaft führend. Verwandte Arten ***Ferula communis*** **L.** und ***Ferula chiliantha*** **Reich.**

BLÜTEZEIT
Juli – August.

STANDORT
Stein- und Salzwüsten.

DROGEN
Asa foetida: Asant, Stink-Asant.
Oleum Asae foetidae: Asant-Öl.

INHALTSSTOFFE
Cumarin-Droge, hauptsächlich aus Umbelliferon bestehend. Ätherisches Öl (6 – 20 %), Harz (24 bis 65 %, Asaresin) mit etwa 60 % Ferulasäureester und 0,6 % Asaresitannol sowie Gummi, bestehend aus Glucuronsäure, Galaktose, Arabinose und Rhamnose. *Ferula*-Arten enthalten häufig Gummiharze mit z. T. stark riechenden, schwefelhaltigen Verbindungen.

GESCHICHTE
Nach Auffassung einiger Autoren handelt es sich bei dem antiken ***Silphion***, eine antike Heilpflanze mit anscheinend psychoaktiver Wirkung, um *F. asa-foetida*, vielleicht auch um ***Ferula moschata*** **(Reinisch) Jonzo-Polj.**

TRADITIONELLE VERWENDUNG
Gewürz, Heilmittel, Räuchermittel. Wurzeln, Stängel und Blätter sind Milchsaft führend, dieser verdickt an der Luft zu einem harzigen, nach Knoblauch riechenden Harz (Teufelsdreck oder *Asa foetida*), in Asien zu gewerblichen Zwecken gewonnen. Gilt in der tibetischen Medizin als wirksames Aphrodisiakum (wirksame Dosis 300 – 1 000 mg), *Oleum Asae foetidae* soll den Geschlechtstrieb stärken. *F. asa-foetida* wurde als Zutat der sog. **Hexen**- oder **Flugsalben** verwendet. ***Ferula sumbul*** **Hook. f.** (**Sumbul**) und ***Ferula narthex*** **Boiss.** werden in Asien als Räucherstoffe verbrannt.

MEDIZINISCHE VERWENDUNG
In der ayurvedischen und tibetischen Medizin zur Behandlung von Epilepsie, Gelbsucht, Hysterie (zur Behandlung aller psychischen Erkrankungen), Krämpfen, Magenerkrankungen usw.

WIRKUNG
Umbelliferon besitzt sedative, karminative und krampflösende Eigenschaften. **Cave!**: Giftig!

 ORGANISATIONSTYP ► **Pflanze**

krampflösend; sedativ; giftig!

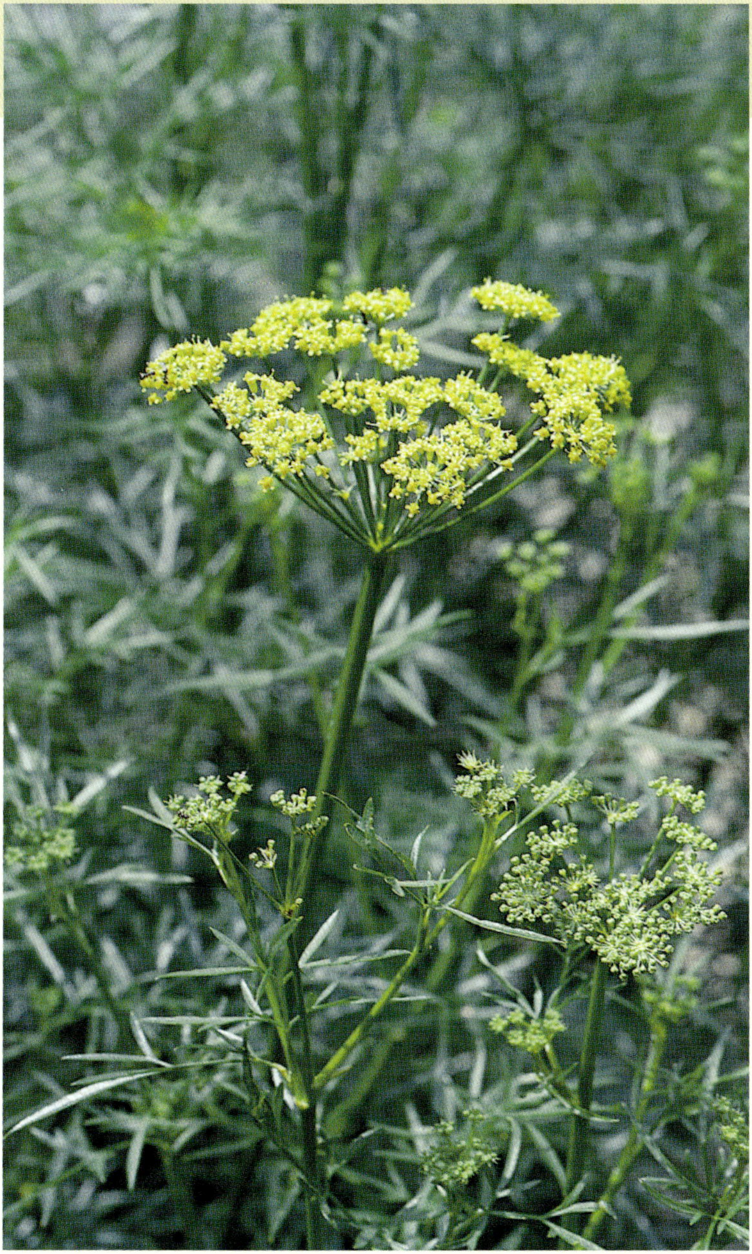

Ferula assa-foetida (Blüten, Habitus)

Foeniculum vulgare MILL.

SYNONYM *Foeniculum officinale*

Fenchel

FAMILIE *Apiaceae* Doldengewächse

VOLKSTÜMLICHE NAMEN

Garten-Fenchel; engl.: **Fennel**; gr.-zypriotisch.: **Marathos**.

VERBREITUNG

Heimat Mittelmeerregion. Anbau hauptsächlich in verschiedenen mittel- und osteuropäischen Ländern, Rumänien, China und Ägypten.

BESCHREIBUNG

Zweijährige Pflanze, bis 2 m hoch, kahl, aromatisch duftend. Stängel aufrecht, feingerillt, verzweigt. Blätter 3- bis 5fach gefiedert. Pflanze oberwärts bläulich bereift. Dolden 15 cm breit, 4- bis 25-strahlig, Hülle fehlend. Frucht länglich, 4 – 10 ∞ 2 – 3 mm.

BLÜTEZEIT

Juli – August.

STANDORT

Felsheiden, Trockenhänge, Ödland. Kalkböden, humusreich, sonnig, warm und windgeschützt. In Mitteleuropa kultiviert.

DROGEN

Foeniculi aetheroleum (syn. *Aetheroleum Foeniculi*): Fenchelöl. *Foeniculi fructus* (syn. *Fructus Foeniculi*): Fenchelfrucht. Stamm-Pflanzen: ***Foeniculum vulgare* ssp. *vulgare* var. *dulce* (Gewürz-Fenchel)**, ***Foeniculum vulgare* ssp. *vulgare* var. *vulgare* (Wilder Fenchel)**.

INHALTSSTOFFE

Mindestgehalt ätherisches Öl 4 %, Trans-Anethol 50 – 60 %. Charakteristisch für das Öl ist das bitter und kampferartige (+)-Fenchon (ca. 20 %), wertbestimmender Anteil ist das süß schmeckende Trans-Anethol (50 – 60 %), weitere Inhaltsstoffe Methylchavicol, Anisaldehyd, Foeniculin, Terpineol und verschiedene technische Kohlen-Wasserstoffe.

GESCHICHTE

Mittelalterliche Quellen verweisen bereits auf mögliche psychoaktive Wirkungen.

TRADITIONELLE VERWENDUNG

Heil-, Gewürzpflanze. In der Parfumindustrie, zur Likörherstellung. In Griechenland werden Fenchel und Anis zur Herstellung von Ouzo verwendet. Das blühende Kraut soll als **Marihuana**-Substitut geraucht werden.

MEDIZINISCHE VERWENDUNG

Volksmedizinisch bei Husten, Blähungen, u. a. Verdauungsstörungen, auch als Milch treibendes Mittel. Fencheltee wird zur Beruhigung getrunken.

WIRKUNG

Nach Literaturangaben (bzw. historischen Quellen) stimmungsaufhellende Wirkung, antidepressiv, vermutete halluzinogene Effekte. Fenchel oder Fenchelöl werden in der Literatur häufig als (möglicherweise) psychoaktiv beschrieben. Fenchelkraut soll geraucht psychoaktiv wirken.

beruhigende Effekte; evtl. halluzinogen

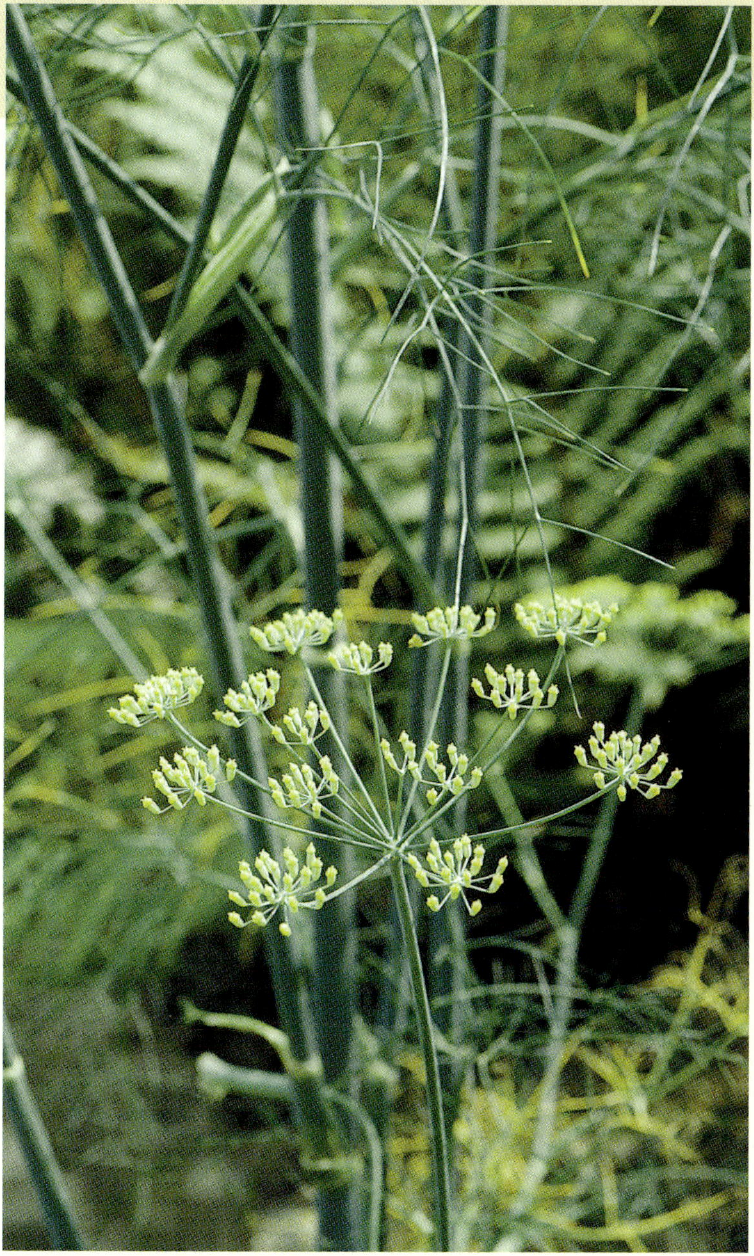

Foeniculum vulgare (Blüte, Habitus)

Gaultheria procumbens L.

SYNONYM —

Rebhuhn, Scheinbeere

FAMILIE *Ericaceae* Heidekrautgewächse

VOLKSTÜMLICHE NAMEN
Bergtee, **Kanadischer Tee**, **Labradortee**; engl.: **Checkerberry**, **Mountain Tea**.

VERBREITUNG
Heimat, östliches Nordamerika, Zentral-, Südamerika, Asien.

BESCHREIBUNG
Immergrüne Sträucher, klein, niederliegend, manchmal kletternd. Zweige drüsig behaart. Blätter klein, glatt, häufig etwas ledrig, rundlich bis verkehrt eiförmig, am Rand oft gezähnt, bis 5,5 cm lang und bis 2,5 cm breit. Blüten einzeln oder in Büscheln, weiß bis rötlich (rosa), krugförmig, nickend, achselständig, einzeln. Beerenfrucht, rot, später blau-schwarz, 5-fächrig, ungenießbar (nach anderen Angaben oft genießbar).

BLÜTEZEIT
Juli – August.

STANDORT
Berg- und Nadelwälder, in den Anden häufig anzutreffen.

DROGEN
Gaultheria folium bzw. *herba:* Wintergrünblätter.

INHALTSSTOFFE
Die Blätter enthalten ätherisches Öl. Der wirksame Bestandteil des aus *G. procumbens* hergestellten Öles (0,55 – 0,8 %) ist der Salicylsäuremethylester (bis zu 99 %), außerdem Gaultherin. Rauscherzeugende Inhaltsstoffe wurden innerhalb der Gattung *Gaultheria* anscheinend nicht nachgewiesen.

GESCHICHTE
Ein in Venezuela gesammeltes Herbariumexemplar einer nicht bestimmten *Gaultheria*-Art wurde als **Borrachera** (Trunkenmacher) gekennzeichnet.

TRADITIONELLE VERWENDUNG
Zur halluzinogenen Berauschung (unsicher). Eine unbestimmte *Gaultheria*-Art soll in den peruanischen Anden als Halluzinogen verwendet werden. Verschiedene *Gaultheria*-Arten werden in Chile zur Herstellung des Chicha genannten Maisbieres verwendet. *G. procumbens* wird in Nordamerika als Teeersatz getrunken.

MEDIZINISCHE VERWENDUNG
Verschiedene *Gaultheria*-Arten werden volksmedizinisch als Heilmittel verwendet. Die medizinsche Verwendung von Wintergrünöl ist durch den synthetischen Ester vollständig verdrängt worden.

WIRKUNG
Vergiftungserscheinungen durch Salicylsäuremethylester in hohen Dosen, mit Magen- und Nierenreizung, Kollaps, Kongestionen der Genitalorgane, akutes Lungenödem, nervöse Erscheinungen z. B. Ohrensausen, Taubheit, Gesichtshalluzinationen, Delirien, lokale Hautreizung, Blutungsneigung. **Cave!**: Schwach giftig.

ORGANISATIONSTYP ▶ **Pflanze**
psychoaktiv; schwach giftig

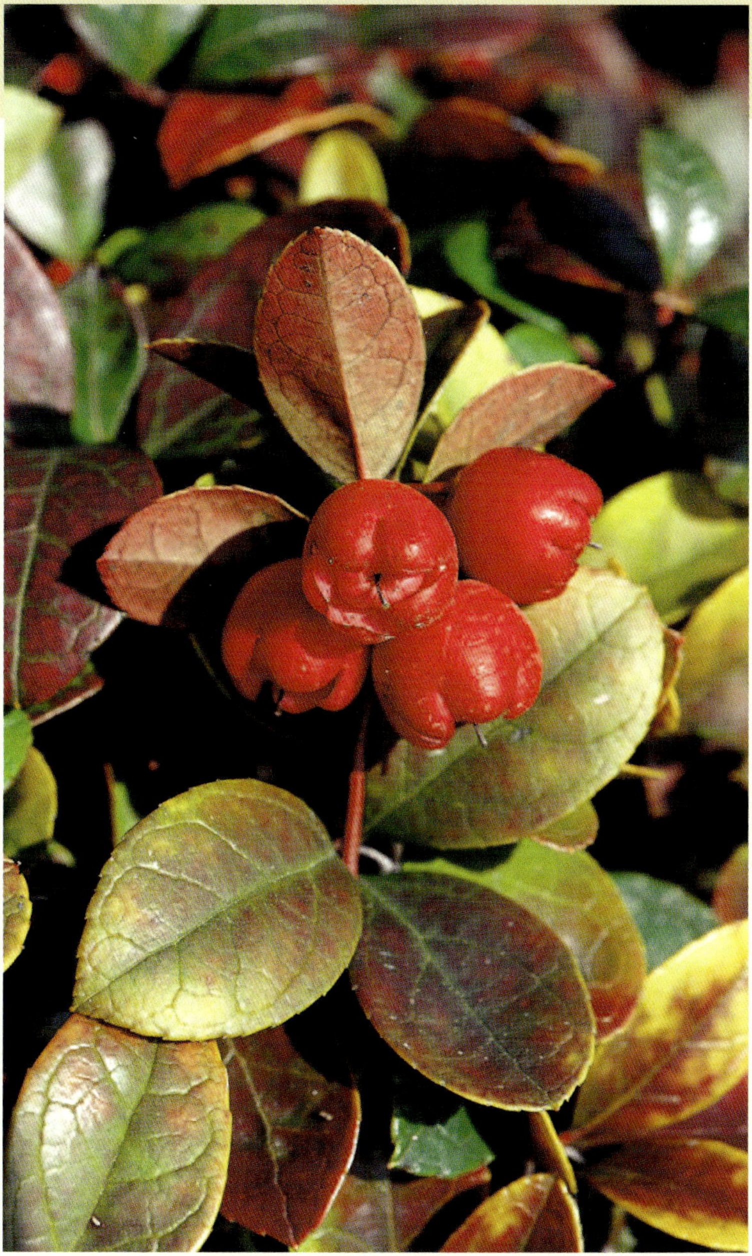

Gaultheria procumbens (Blüte, Habitus)

Hedera helix L.

SYNONYM *Hedera caucasigena, Hedera taurica*

Gewöhnlicher Efeu

FAMILIE *Araliaceae* Efeugewächse

VOLKSTÜMLICHE NAMEN
Efeu; engl.: **Common Ivy**, **English Ivy**, **Ivy**.

VERBREITUNG
Eurasien, Nordamerika.

BESCHREIBUNG
Ausdauernde, immergrüne, mit Haftwurzeln kletternde Holzpflanze, 20 – 50 m lang. Blätter nichtblühend. Triebe 2-zeilig gestellt, 3- bis 5-eckig gelappt, Blätter der Blütentriebe ei-rautenförmig, lang zugespitzt. Blüten 5-zählig, unscheinbar, grünlich-gelb, in halbkugeligen Dolden. Früchte kugelig, blau-schwarz. Fruchtreife im Frühjahr. Zweige älterer Pflanzen nicht mehr kletternd, sondern ausstrebend. Blätter dann rundlich. Jährliche Blüte.

BLÜTEZEIT
September – November.

STANDORT
In Wäldern, an Felsen, Mauern, Zäunen. Häufig.

DROGEN
Hederae helicis folium: Efeublätter. Geschmack bitter, schwach kratzend.

INHALTSSTOFFE
Stängel, Blätter und Beeren enthalten Glykoside, Inosit, Chlorogen-, Apfel- und Ameisensäure, Saponine (Hederasaponine), darunter α-Hederin, Hederacosid B und C, Hederasaponin X, die Sesquiterpene Germacren B, β-Elemen und Elixen, Spurenelemente (Arsen, Zink, Kupfer, Mangan, Jod, Lithium u. a.), Facarinon (Polyin-Keton) u. a. Substanzen.

GESCHICHTE
Efeu wurde von einigen Autoren u. a. mit dionysischen Kulten in Verbindung gebracht.

TRADITIONELLE VERWENDUNG
Zauberpflanze. Nach historischen Überlieferungen soll eine unbekannte, psychoaktive Efeu-Art existieren (nach Quellenangaben möglicherweise ***Hedera nepalensis*** **K. Koch**; syn. ***Hedera himalaica*** **Tobl.**).

MEDIZINISCHE VERWENDUNG
Medizinisch in Fertigpräparaten gegen Husten, Keuchhusten und Bronchitis. Homöopathisch bei Schilddrüsenüberfunktion, Gallenleiden und Asthma bronchiale.

WIRKUNG
Vermehrte Sekretausscheidung, leicht beruhigender Effekt. Halluzinogene Wirkung unbestätigt. Vergiftungen mit Übelkeit, Erbrechen, Kopfschmerzen, beschleunigtem Puls, Ausschlag an Beinen, Gesicht und Rücken, Benommenheit, Halluzinationen, Atemstillstand, Schock. Schwere Vergiftungen sind möglich. Beim Verzehren der Beeren von Kindern wurden schwere, zum Teil tödliche Vergiftungen dokumentiert. **Cave!**: (Tödlich) giftig!

ORGANISATIONSTYP ► **Pflanze**
leicht beruhigend; (tödlich) giftig!

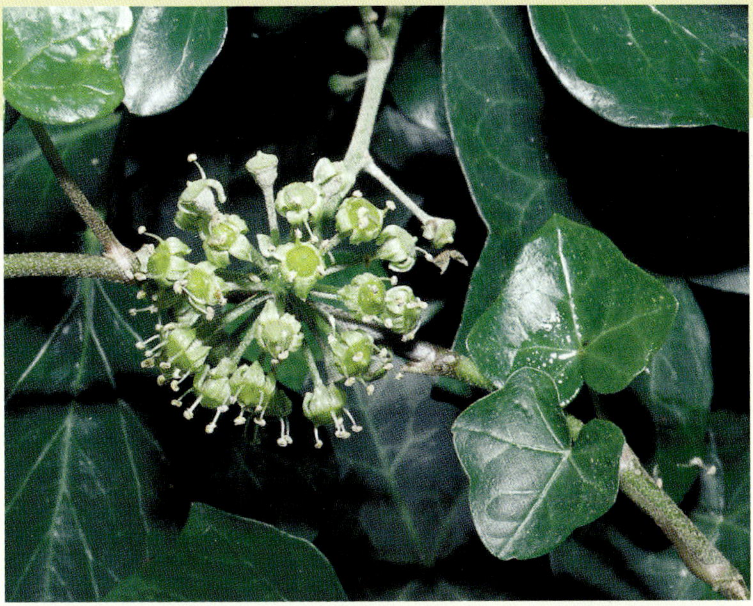

Hedera helix (Blüten)

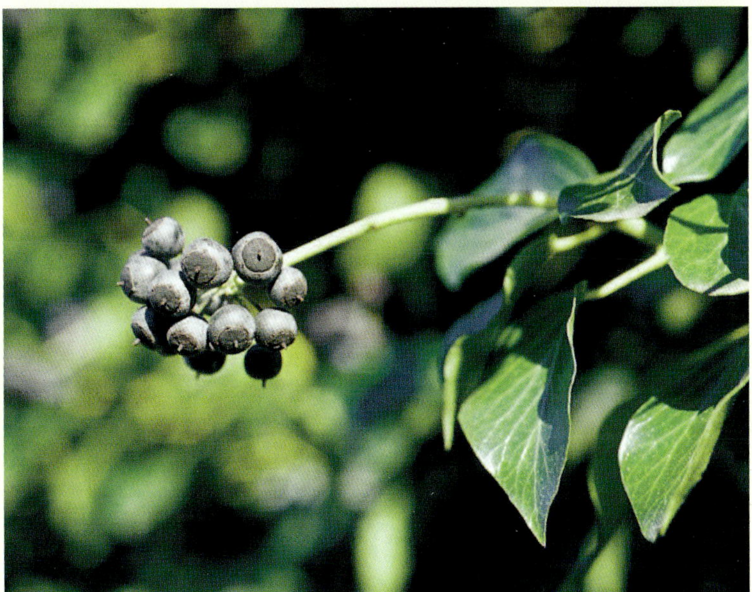

Hedera helix (Früchte)

Helichrysum foetidum (L.) MOENCH.

SYNONYM —

Stinkende Strohblume

FAMILIE *Asteraceae* Korbblütler

VOLKSTÜMLICHE NAMEN
Stinkende Strohblume; engl.: **Everlasting, Strawflower**.

VERBREITUNG
Europa, Afrika, Asien, Australien.

BESCHREIBUNG
Aufrechtes, verzweigtes, an der Basis verholztes Kraut, 20 – 40 cm hoch. Pflanze stark riechend (Namensgebung). Blattoberseite wollartig, Blattunterseite drüsig behaart. Blüten in lockeren endständigen Doldentrauben. Blüten gestielt, 2 – 4 cm Ø, von blass- oder goldgelben Deckblättern gestützt. Gattung *Helichrysum* mit ca. 500 Arten.

BLÜTEZEIT
Mai – September. *H. arenarium*: Juli – Oktober.

STANDORT
H. arenarium: Sandige Böden, Wegränder, Kiefernwälder.

DROGEN
Vermutlich das Kraut (*Herba*) oder (auch) Blüten (*Flores*). Medizinisch *Flores Stoechados* (syn. *Gnaphalii arenarii*; Gelbes Katzenpfötchen) von *H. arenarium*.

INHALTSSTOFFE
H. stenopteum enthält verschiedene Phloroglucinol-Derivate (gattungsspezifisch). In anderen Arten der Gattung wurden Cumarine und Diterpene nachgewiesen. Substanzen mit halluzinogener Wirkung wurden nicht isoliert. *H. arenarium* enthält Apigenin, Flavonderivate, Kampferöl, Naringenin u. a.

GESCHICHTE
Keine genauen bzw. nur wenige Angaben. Einige Arten werden als Zierpflanzen verwendet.

TRADITIONELLE VERWENDUNG
Die Zauberärzte der südafrikanischen Zulu sollen (früher) ein Pulver aus 2 *Helichrysum*-Arten (vermutlich *H. foetidum* und ***Helichrysum stenopterum*** **DC.**) inhaliert oder geraucht haben (um divinatorische Trance-Zustände herbeizuführen; „um durch Inhalieren in Trance zu fallen“). ***Helichrysum serpyllifolium*** wurde als **Hottentottentee** bezeichnet und als Aufguss getrunken.

MEDIZINISCHE VERWENDUNG
Keine Angaben. ***Helichrysum arenarium*** **(L.) MOENCH** (**Sandstrohblume**) wird bei Gallenleiden, Erkrankungen der Harnorgane sowie als Stoffwechsel anregendes Mittel.

WIRKUNG
Möglicherweise psychoaktiv (nur unzureichende Angaben; siehe oben). Pflanze (aus ethnopharmakologischer Sicht) wenig erforscht. Die Informationen stammen von einer Notiz zu einem Herbariumexemplar der Pflanze und wurden nicht bestätigt. **Cave!**: Keine Angaben zu möglicher Giftwirkung (Literaturangaben zur Beurteilung nicht ausreichend).

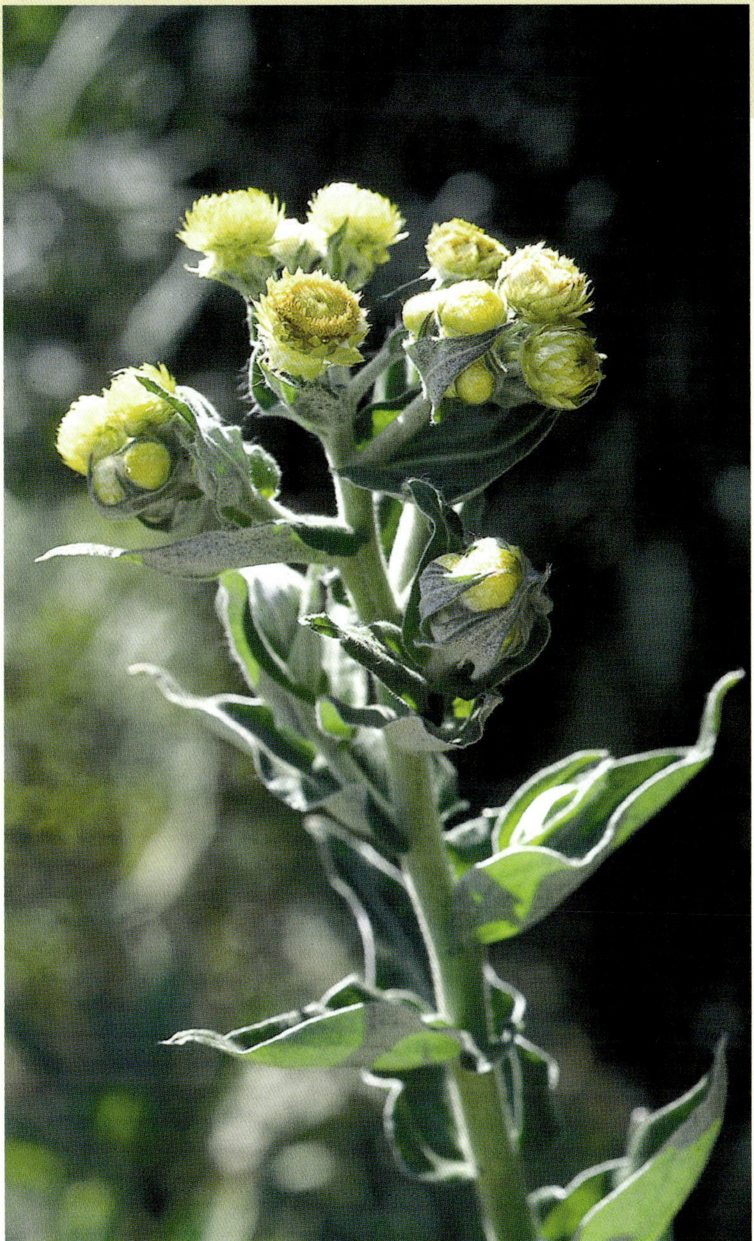

Helichrysum foetidum (Blüte, Habitus)

Humulus lupulus L.

SYNONYM *Cannabis lupulus, Lupulus humulus* u. a.

Gewöhnlicher Hopfen

FAMILIE *Cannabaceae* Hanfgewächse

VOLKSTÜMLICHE NAMEN
Bierhopfen, **Hopfen**, **Hoppen**; **Hupfen**; **Lupulo**; **Vigne du nord**; engl.: **Common Hop**, **Hop**.

VERBREITUNG
Europa, Nordasien, Nordamerika.

BESCHREIBUNG
Ausdauernde Pflanze, mit kriechendem, weit verzweigtem Wurzelstock, zweihäusig. Stängel rechtswindend, 6 – 8 m (in Kultur bis zu 12 m) lang, mit zahlreichen hakigen Kletterhaaren besetzt. Blätter gegenständig, rundlich bis eiförmig, am Grund herzförmig, 3- bis 7-lappig. Blüten zweihäusig, männliche Blütenstände rispenartig, blattachselständig, weibliche Blüten in Scheinähren, welche sich zur Fruchtungszeit zu gelbgrünen Fruchtzapfen entwickeln.

BLÜTEZEIT
Juli – September.

STANDORT
Auwälder und Erlenbrüche, an Wegrändern, in Hecken. Kulturpflanze. Kalkhaltige, durchlässige, humusreiche Böden.

DROGEN
Humuli lupuli strobuli (Fruchtstände). *Glandulae Lupuli* (syn. *Lupulinum*; Hopfendrüsen).

INHALTSSTOFFE
Lupulin, Harz (Hauptbestandteile die Bitterstoffe Humulon und Lupulon), ätherisches Öl, Gerbstoffe u. a. Substanzen.

GESCHICHTE
Der Hopfen wird erstmals namentlich in mittelalterlichen Schriften erwähnt. Verwendung als Bierzusatz (Bierwürze) seit dem ausgehenden Mittelalter.

TRADITIONELLE VERWENDUNG
Fruchtstände als Bittermittel bei der Bierherstellung (Konservierungsmittel). Die getrockneten Fruchtstände werden geraucht, mit **Alkohol** extrahiert oder als Tee zubereitet (2 TL Droge mit 0,25 l kochend heißem Wasser übergießen, 15 min ziehen lassen, evtl. 1 TL Baldrianwurzel zufügen). Gelegentlich werden Hopfenzapfen als Räucherzusatz verwendet.

MEDIZINISCHE VERWENDUNG
Mildes Schlaf- und Beruhigungsmittel, bei nervösen Erregungszuständen, Migräne und Beschwerden der Wechseljahre. Hopfentee bei Unruhe, Angstzuständen und Schlafstörungen. Homöopathisch ebenfalls als Beruhigungsmittel.

WIRKUNG
Beruhigend, geraucht angeblich milde, **Marihuana**-ähnliche Wirkung. Bei übermäßigem, langandauerndem Gebrauch Benommenheit. Antibakterielle, antimykotische, spasmolytische und östrogene Eigenschaften. **Cave!**: (Größere Mengen) giftig! Der Umgang mit frischen Fruchtständen kann allergische Hautreaktionen, Übelkeit u. ä. hervorrufen.

ORGANISATIONSTYP ► **Pflanze**

beruhigend; große Mengen giftig!

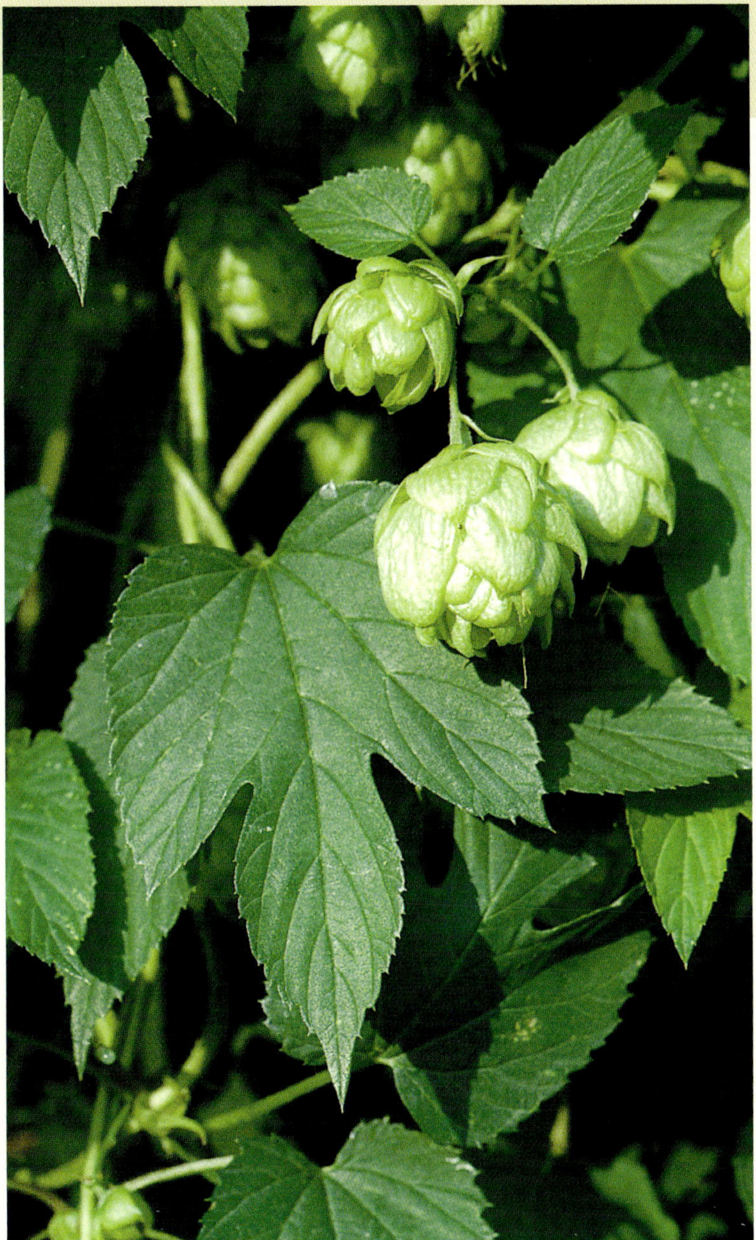

Humulus lupulus (Hopfenblüten)

Hydrangea paniculata SIEBOLD

SYNONYM —

Rispen Hortensie

FAMILIE *Hydrangeaceae* Hortensiengewächse

VOLKSTÜMLICHE NAMEN
Hortensie; engl.: **Pee Gee Hydrangea.**

VERBREITUNG
Japan, Südkurilen, Südostchina, Sachalin, östliches Nordamerika.

BESCHREIBUNG
Ausdauernder Strauch, bis 10 m hoch. Blätter eiförmig. Blütenstand dicht, weiß. Blütenrispen bis zu 30 cm, vertrocknete Blütenrispen verbleiben bis zum Winter am Strauch. ***Hydrangea paniculata* var. *grandiflora*.**

BLÜTEZEIT
Juli – August.

STANDORT
Wälder, Flussufer. Viele Arten der Gattung *Hydrangea* werden als Ziersträucher kultiviert.

DROGEN
Hydrangeae rhizoma (syn. *Rhizoma Hydrangeae*): Hortensienwurzel.

INHALTSSTOFFE
Die Blätter von *H. panicula var. grandiflora* enthalten das Iso-Cumarin Hydrangenol, Hydrangin, Saponine und Blausäureverbindungen. *H. arborescens* enthält vermutlich Flavonoide, das Glykosid Hydrangein und ätherisches Öl. Aus *Hydrangea*-Arten wurde Febrifugin (Chinazolinalkaloid) isoliert, eine Substanz, die auch in den Wurzeln von *Dichroa febrifuga* (altchinesische Droge mit Anti-Malaria-Wirkung) vorkommt.

GESCHICHTE
Unbekannt (bzw. keine Angaben).

TRADITIONELLE VERWENDUNG
Unbekannt (bzw. keine Angaben). Marihuanasubstitut (USA).

MEDIZINISCHE VERWENDUNG
Giftpflanze. Medizinisch als Diuretikum. ***Hydrangea arborescens*** (**Gemeine Hortensie**) wird phytotherapeutisch gegen Blasensteine, bei Beschwerden des Urogenitalsystems, Blasen- und Harnröhrenentzündung, vergrößerter Prostata und Prostata-Entzündung verwendet. Die Cherokee verwendeten *Hydrangea* bei Nieren- und Blasensteinen. Mit einer Rezeptur aus Hortensie, Gemeiner Quecke (*Agropyron repens*) und Stockrose (*Alcea rosea*) behandelten die Körperheilkundler im 19. Jh. schwere Nierenerkrankungen.

WIRKUNG
Gelegentlich wird die Pflanze als euphorisierend beschrieben. Die getrockneten Blätter oder Blüten sollen geraucht **Marihuana**-ähnliche Effekte hervorrufen. In größeren Dosen Vertigo (Schwindel), Oppressionen (Beklemmung) der Brust und zerebrale Störungen, bei berufsmäßigem Umgang mit *Hydrangea*-Arten Induzierung einer Kontaktallergie möglich. Vergiftungen verlaufen z. T. tödlich. Von der Verwendung wird (dringendst) abgeraten. **Cave!**: Schwach giftig bis (tödlich?) giftig!

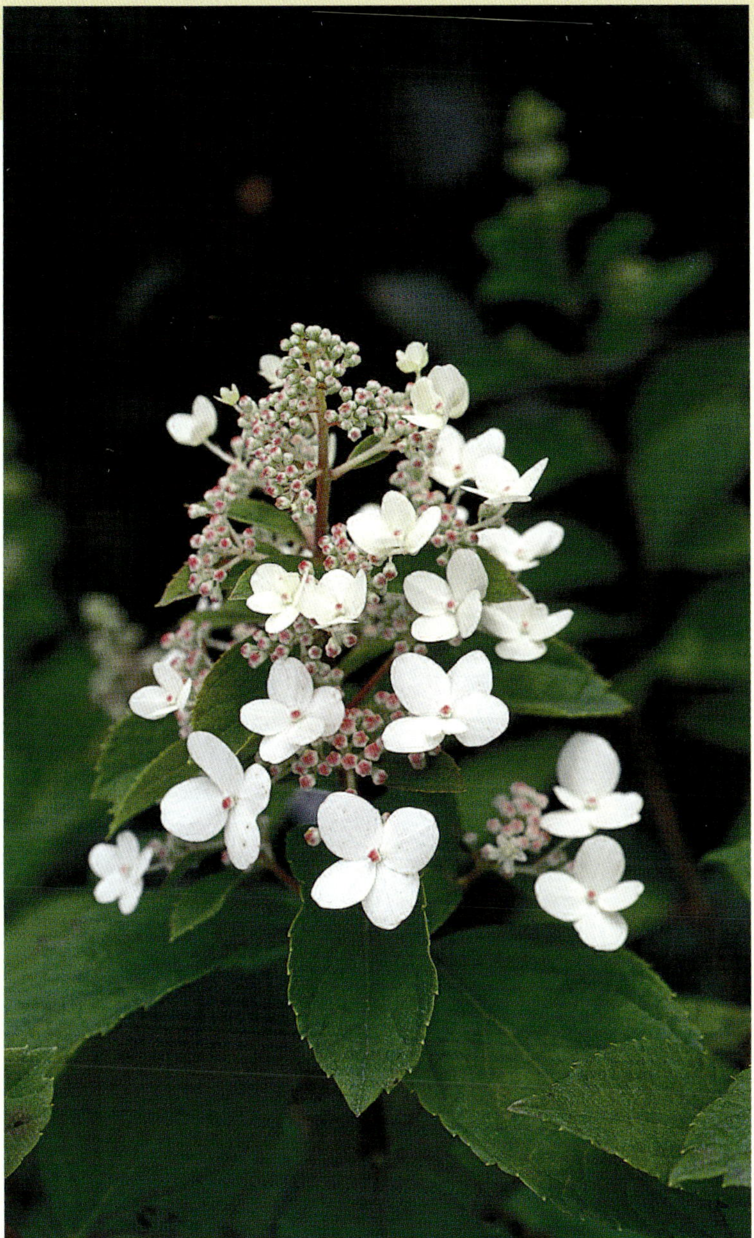

Hydrangea paniculata (Blüte)

Hyoscyamus niger L.

SYNONYM *Hyoscarpus niger, Hyoscyamus lethalis, H. officinalis* u. a.

Schwarzes Bilsenkraut

FAMILIE *Solanaceae* Nachtschattengewächse

VOLKSTÜMLICHE NAMEN

Bilsenkraut, **Dollkraut**, **Dulldill**, **Zigeunerkraut**; Blüten: **Teufelsaugen**; engl.: **Black Henbane**, **Foetid Nightshade**, **Henbane**.

VERBREITUNG

Europa, Asien, Nordafrika.

BESCHREIBUNG

Zweijährige, klebrig-behaarte Pflanze, bis zu 75 cm hoch, auffälliger Geruch. Stängel aufrecht. Blätter wechselständig, gestielt, verkehrt-eiförmig, 15 – 20 cm lang, ganzrandig, bisweilen unregelmäßig gezähnt. Blüten gelb oder grünlich, violett geädert bis etwa 4 cm lang, zweireihig, Kelch röhrig-glockig. Kapselfrucht, bauchig, mehrere Samen enthaltend.

BLÜTEZEIT

Juni–Oktober.

STANDORT

Ödland, Schuttplätze, Wegränder, Ruderalstellen (bis 1 500 m). Humus- und nährstoffreiche Böden, trockene, warme Standorte.

DROGEN

Hyoscyami folium, semen, radix: Bilsenkrautblätter, samen, -wurzel. Geruch schwach aromatisch. Zur Alkaloidgewinnung auch ***Hyoscyamus muticus* L.** (**Ägyptisches Bilsenkraut**) mit Gesamtalkaloidgehalt 0,5 – 1,5 %.

INHALTSSTOFFE

Blattdroge mit 0,04 – 0,17 % Gesamtalkaloidgehalt. Hauptalkaloide L-Hyoscyamin und L-Scopolamin, Nebenalkaloide Atropin, Apoatropin und Cuskhygrin, außerdem Gerbstoffe u. a. Substanzen, in den Samen auch fettes Öl.

GESCHICHTE

Möglicherweise wurde das Bilsenkraut bereits im Paläolithikum in rituellem und schamanischem Zusammenhang gebraucht. Antiken Autoren war die Pflanze wohl bekannt.

TRADITIONELLE VERWENDUNG

Berauschender **Bier**-Zusatz. Heilpflanze, Räuchermittel, Hexenpflanze (Bestandteil der sog. **Hexensalben**). Blätter oder Samen wurden geraucht oder in **Wein** eingelegt getrunken.

MEDIZINISCHE VERWENDUNG

Bilsenkrautdrogen werden in der pharmazeutischen Industrie zur Alkaloidgewinnung und Herstellung verschreibungspflichtiger Fertigpräparate verwendet. *Hyoscyamus*-Öl, äußerlich bei rheumatischen Schmerzen.

WIRKUNG

Zentral erregende Wirkung auf Großhirn, Zwischenhirn und verlängertes Rückenmark. Sedierend, halluzinogen. Vergiftungen mit psychomotorischer Unruhe, Erregung, Schwindel, Halluzinationen, Herzklopfen, Blutdrucksteigerung, Seh- und Sprachstörungen. **Cave!**: Stark (tödlich) giftig!

sedierend; halluzinogen; stark giftig!

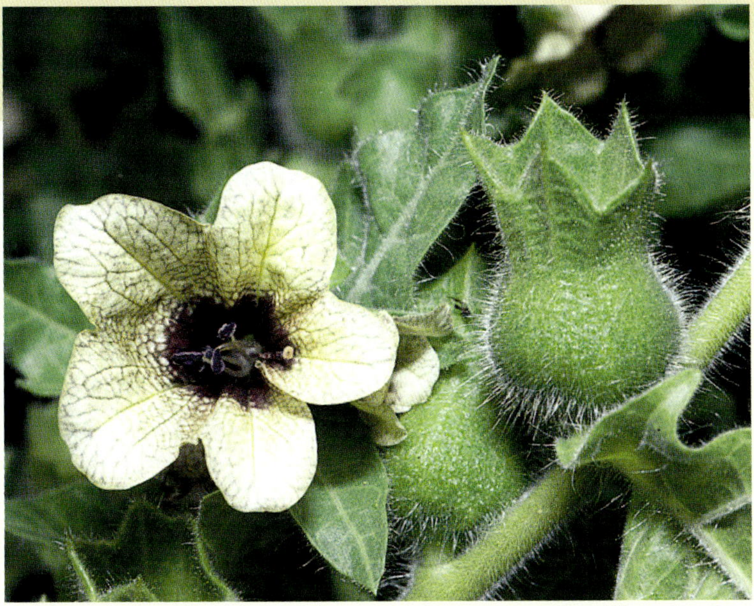

Hyoscyamus niger (Blüte, Fruchte)

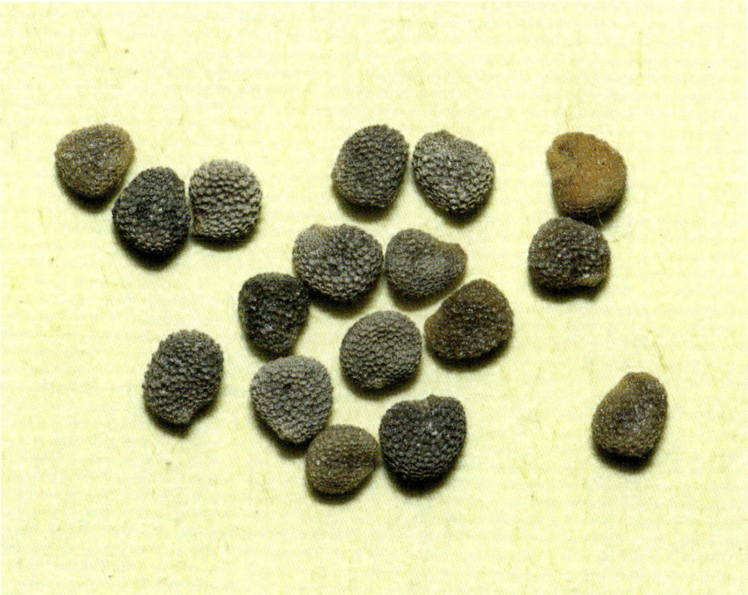

Hyoscyami semen (Bilsenkrautsamen)

Hypericum perforatum L.

SYNONYM —

Tüpfel-Hartheu, Tüpfel-Johanniskraut

FAMILIE *Clusicaceae* Balsamapfelgewächse

VOLKSTÜMLICHE NAMEN
Hartheu, Johanniskraut; engl.: **St. John's Wort**.

VERBREITUNG
Europa, Westasien, Afrika.

BESCHREIBUNG
Ausdauernde Krautpflanze. Stängel aufrecht, 20 – 50 cm hoch, zweikantig, kahl, zur Spitze hin drüsig. Blätter klein, länglich-eiförmig, ganzrandig, durchscheinend punktiert. Blüten in reichblütigen Trugdolden, goldgelb, nektarreich, 5 Kelch- und 5 Blütenkronblätter, mit schwarzen, einen roten Farbstoff enthaltenden Drüsen besetzt. Kapselfrucht, dreifächrig.

BLÜTEZEIT
Mai – August.

STANDORT
Trockene Wiesen, Waldränder.

DROGEN
Hyperici herba: Johanniskraut. *Hyperici flos recens*: frische Johanniskrautblüten, zur Herstellung von *Hyperici oleum* (Johanniskrautöl) unter Zusatz von Olivenöl.

INHALTSSTOFFE
Gerbstoffe, die Farbstoffe Hypericin (rot) und Hyperosid (gelb), ätherisches Öl, organische Säuren, Vitamin C, Provitamin A u. a. Substanzen.

GESCHICHTE
Beim Zerreiben der Blüten tritt der im Mittelalter unter der Bezeichnung **Hexenblut** oder **Johannisblut** bekannte, als Mittel zur Hexenabwehr verwendete rote Farbstoff aus.

TRADITIONELLE VERWENDUNG
Bei depressiven Störungen 2 TL der Droge mit 0,25 l Wasser ansetzen und zum Sieden bringen.

MEDIZINISCHE VERWENDUNG
Innerlich bei Unruhe, Depressionen, psychovegetativen Störungen, Verdauungsbeschwerden, Leber- und Gallenleiden, Entzündungen der Harnwege. Äußerlich zur Schmerzlinderung bei Prellungen und Verstauchungen.

WIRKUNG
Stoffwechsel anregend und auch Nerven beruhigend. Die psychoaktive Wirkung ist umstritten. Verursacht bei Weidevieh unter der Einwirkung von Sonnenstrahlen Hautkrankheiten (photosensibilisierende Wirkung). Mittel aus Johanniskraut können die Wirkung anderer Medikamente schwächen. Betroffen sind dabei insbesondere Patienten nach Organtransplantationen und Aids-infizierte. Möglicherweise wird auch die Wirkung von Verhütungsmitteln und bestimmter Antidepressiva beeinträchtigt. Bei gesunden Versuchspersonen, die den Aidswirkstoff Indinavir und Johanniskraut eingenommen hatten, war die Konzentration des Aids-präparates deutlich erniedrigt.

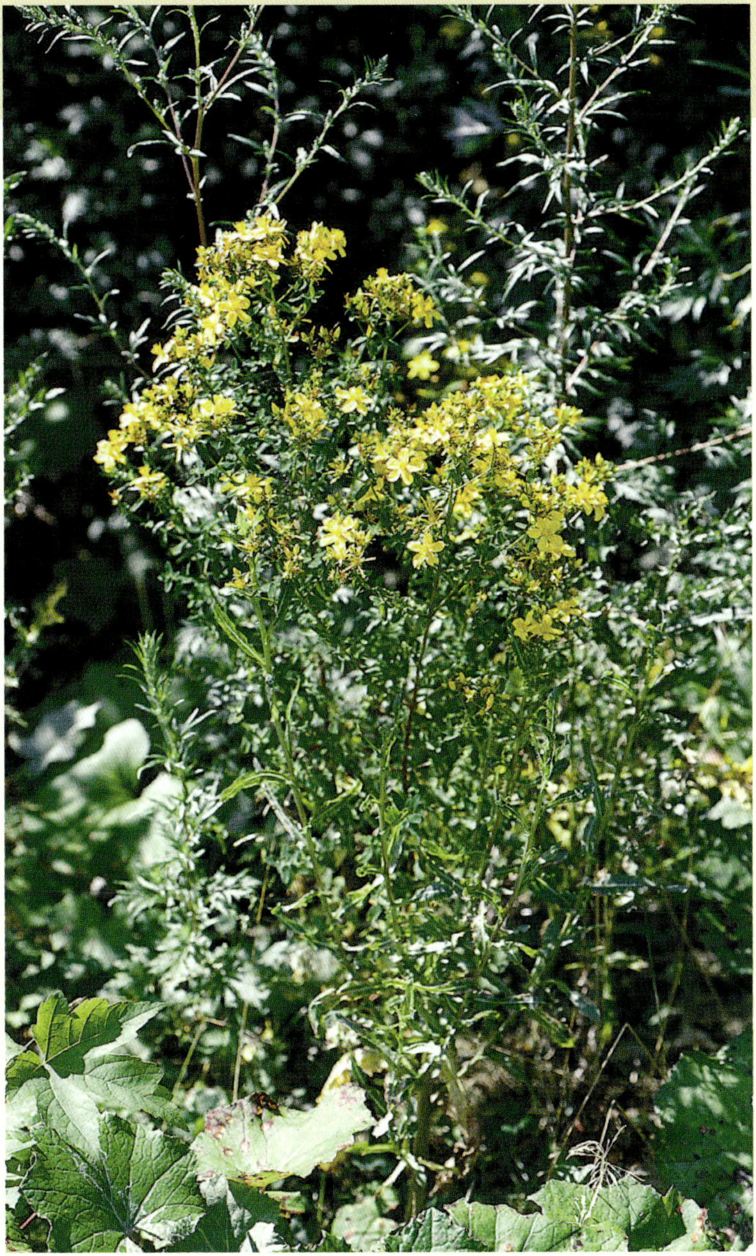

Hypericum perforatum (Habitus, Blüten)

Ilex paraguariensis A. St.-Hil.

SYNONYM *Ilex paraguensis*

Mateteestrauch

FAMILIE *Aquifoliaceae* Stechpalmengewächse

VOLKSTÜMLICHE NAMEN

Matetee, **Paraguaytee**, **Südseetee**, **Yerbabaum**; **Yerba-Mate**; engl.: **Mate**, **Paraguay Tea**.

VERBREITUNG

Südamerika, besonders Paraguay, Uruguay, Südbrasilien, Nordargentinien. Der größte Teil der Exportware stammt aus brasilianischen Kulturen.

BESCHREIBUNG

Immergrüne, mittelhohe Bäume, 6 – 12 (20) m hoch, in Kultur niedrig gehalten. Blätter ledrig, verkehrt eiförmig, am Rand gekerbt, hellgrün nach vollständiger Fermentinaktivierung. Blüten weiß. Früchte rötlich.

BLÜTEZEIT

Juni.

STANDORT

Kulturpflanze.

DROGEN

Mate folium: Mateblätter, die frisch geernteten, über offenem Feuer erhitzten und getrockneten Blätter. Stamm-Pflanzen: *I. paraguariensis* u. a. Koffein-haltige *Ilex*-Arten (z. B. ***Ilex guayusa***). Im Handel erhältlicher Matetee wird gelegentlich durch verwandte Arten verfälscht.

INHALTSSTOFFE

Koffein (0,5 – 1,5 %), Theobromin (0,01 – 0,45 %), Chlorogensäure (etwa 12 %) u. a. Ester, Vitamin C, ätherisches Öl (etwa 0,35 %), Flavonoide, Saponine, Mineralstoffe, Gerbstoffe (5 – 16 %) (Tannine), Rohprotein (12 %).

GESCHICHTE

In präkolumbianischen Gräbern wurden Mateblätter gefunden. Vermutlich seit Jahrtausenden in Südamerika als Genussmittel und Ritualdroge verwendet.

TRADITIONELLE VERWENDUNG

Anregungs-, Heilmittel, Aphrodisiakum. Der Genuss von Mate-Tee ist in Südamerika weit verbreitet. Nationalgetränk des südlichen und mittleren Südamerika. Mate wird aus ausgehöhlten Flaschenkürbissen (Mate) mit metallischen Siebröhrchen (Bombilla) getrunken. 2 g getrocknete Blätter auf eine Tasse Wasser, mit nicht sprudelndem Wasser übergießen und 5 bis 10 min ziehen lassen.

MEDIZINISCHE VERWENDUNG

Medizinische Verwendung als Diuretikum, zur Behandlung von Migräne, Kopf- und Rheumaschmerzen, Neuralgien, Depressionen. Homöopathisch wird eine Essenz aus der Rinde von ***Ilex verticillata*** **(L.) A. Gray** verwendet.

WIRKUNG

Stimulierend, anregend, durstlöschend, Appetit hemmend, schwach Schmerz stillend. Nebenwirkungen bei langanhaltendem Gebrauch in hohen Dosen Nervosität, Schlaflosigkeit, Kreislaufbeschwerden.

ORGANISATIONSTYP ► **Pflanze**

schmerzstillend; anregend

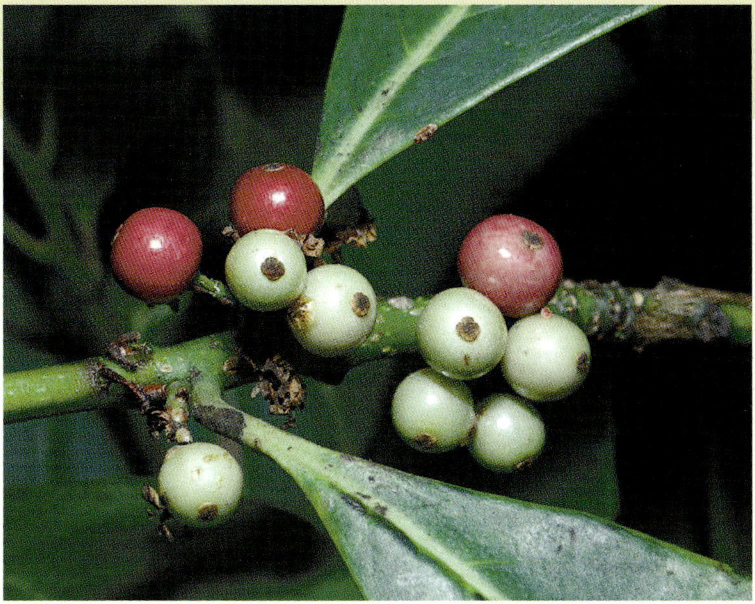

Ilex paraguariensis (Früchte)

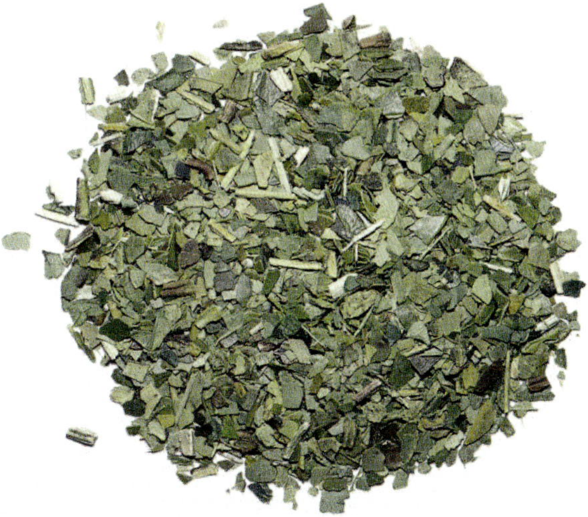

Mate folium (Matetee; getrocknete und zerkleinerte Blattdroge)

Iochroma spp. Benth.

SYNONYM *Lycium*

Veilchenstrauch-Arten

FAMILIE *Solanaceae* Nachtschattengewächse

VOLKSTÜMLICHE NAMEN

Yasbaum; engl.: **Hummingbird's Flower, Violet Bush**; ***Iochroma gesneroides* (H.B.K.) Miers** (Kamsaá-Indianer): **Borrachera.**

VERBREITUNG

Andine Höhenketten von Kolumbien und Ecuador (auf etwa 2 200 m Höhe).

BESCHREIBUNG

Gattung *Iochroma* mit 12 – 15 Arten. ***Iochroma fuchsioides* (Benth.) Miers**: Ausdauernder 3 – 4 m hoher Strauch mit verholzten Stämmen, Äste rötlich braun. Blätter lanzettförmig, bis zu 10 cm lang, hellgrün. Blüten in doldenförmigen Gruppen herabhängend, trompetenförmig, rot. Beerenfrüchte ca. 2 cm Ø, teilweise vom verwelkten Blütenkelch umschlossen; ***Iochroma cyaneum* (Lindl.) M. L. Green**, ***Iochroma grandiflorum* Benth.** usw.

BLÜTEZEIT

Juli – August.

STANDORT

Subtropisch. Frostempfindlich.

DROGEN

Iochroma-Blüten, -Blätter. Mit Ausnahme der Wintermonate ganzjährige Blatternte. Die Blüten werden geerntet, sobald diese zu welken beginnen.

INHALTSSTOFFE

In *I. fuchioides* wurden keine Alkaloide nachgewiesen. Whitanolide. ***Iochroma coccineum* Scheidw.** enthält ebenfalls Whitanolide.

GESCHICHTE

Der psychoaktive Gebrauch von *I. fuchsioides* wurde 1942 von R. E. Schuldes im Sibundoytal (Kolumbien) entdeckt.

TRADITIONELLE VERWENDUNG

Zauberpflanze. Die getrockneten Blätter werden geraucht oder als Tee aufgebrüht (genaue Angaben zur Dosierung fehlen). Blätter und Blüten werden wahrscheinlich auch mit anderen Kräutern kombiniert geraucht. In Kolumbien werden Tees oder Abkochungen aus den frischen Blättern zubereitet. *I. fuchsioides* wird auch als **Ayahuasca**-Additiv verwendet. Volksheiler in Nordperu verwenden eine **contrahechizo** genannte *Iochroma*-Art als Additiv zu *Trichocereus pachanoi* (San-Pedro-Kaktus).

MEDIZINISCHE VERWENDUNG

Heilpflanze (ethnomedizinisch). Volksmedizinisch als Narkotikum in der Geburtshilfe (bei schwierigen Geburten), bei Verdauungsstörungen, Erbrechen und Durchfall.

WIRKUNG

Angeblich oft tagelang anhaltender Rausch oder Nachwirkungen (keine genaueren Angaben). Die Einnahme (von *I. fuchsioides*) soll Erbrechen und Durchfall auslösen. **Cave!**: Giftig (bzw. keine Angaben)!

ORGANISATIONSTYP ► **Pflanze**
angebliche Rauschwirkung; giftig!

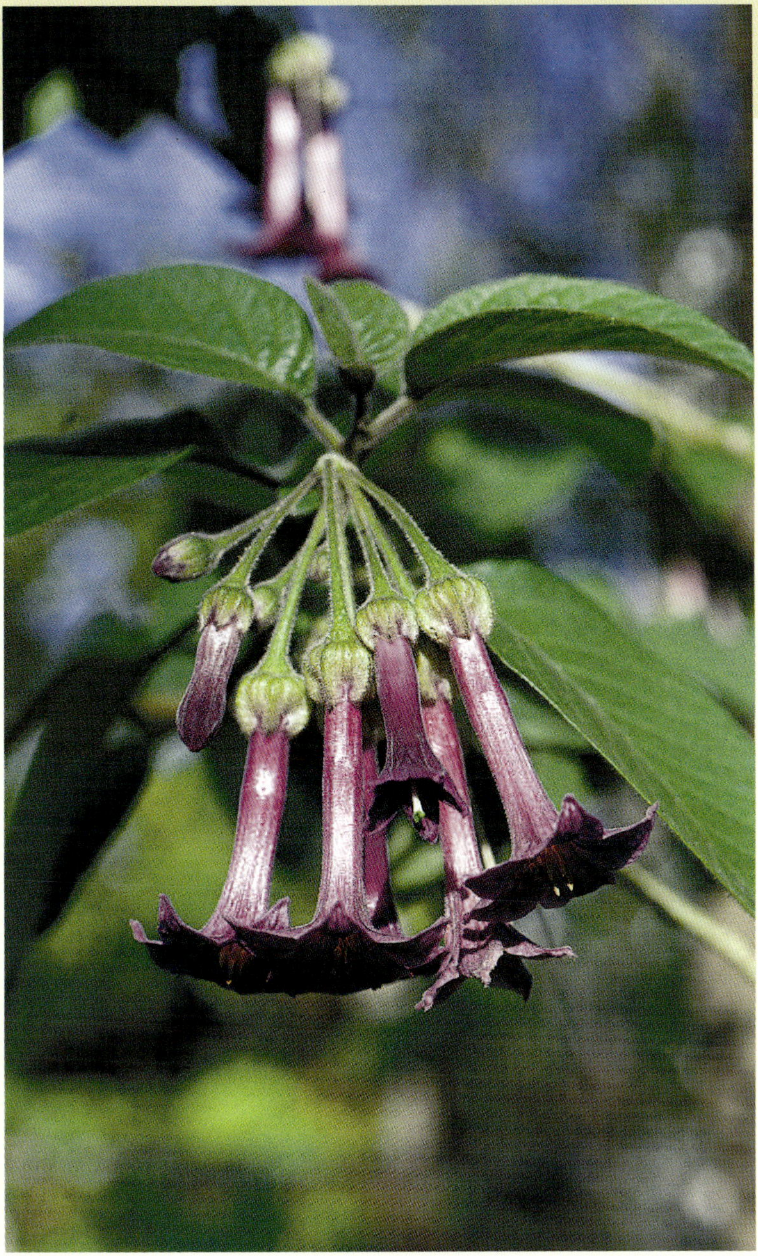

Iochroma grandiflorum (Blüte, Habitus)

Ipomoea purpurea (L.) Roth

SYNONYM *Pharbitis purpurea*

Purpur-Prunkwinde

FAMILIE *Convolvulaceae* Windengewächse

VOLKSTÜMLICHE NAMEN
Prunk-, Purpur-, Trichterwinde; engl.: **Common Morning Glory**.

VERBREITUNG
Heimat südliches Mexiko (Oaxaca). Weit verbreitete Kulturpflanze.

BESCHREIBUNG
Einjährige, starkwachsende, frühblühende Schling- und Kletterpflanze mit herzförmig zugespitztem Laubwerk, 2 – 3 m hoch. Blüten farbig (purpurrot, aber auch fast weiß, rosa, hellblau oder tiefviolett gefärbt), trichterförmig, bis zu 10 cm groß. Samen rundlich, 3 ∞ 4 mm.

BLÜTEZEIT
Juni – September.

STANDORT
Nährstoffreiche, kalkhaltige Böden in vollsonniger, möglichst etwas geschützter Lage.

DROGEN
Ipomoea-purpurea-Samen (syn. Ololiuqui, Piule): die getrockneten Samen. Stamm-Pflanzen: ***Ipomoea carnea*** **Jacq.**, *Ipomoea purpurea*, ***Ipomoea tricolor*** **L. (Himmelblaue Prunkwinde)** u. a.

INHALTSSTOFFE
Als Hauptwirkstoff das von A. Hofmann aus den Windensamen isolierte Lysergsäureamid (Ergin), außerdem Ergometrin. Die meisten Studien haben allerdings die Abwesenheit von Alkaloiden ergeben. Lysergsäureamid wirkt in einer Dosis von 2 – 10 mg. Mehrere Windengewächse enthalten ebenfalls Mutterkorn-Alkaloide (***Argyreia nervosa*** **(Holzrose)**, ***Convolvulus tricolor*** **(Dreifarbige Winde)**, ***Turbina corymbosa*** **(Ololiuqui)**).

GESCHICHTE
Die Verwendung psychoaktiver Winden-Arten ist seit der späten Kolonialzeit dokumentiert.

TRADITIONELLE VERWENDUNG
In der Wahrsagerei, zur Krankenheilung oder bei magisch-religiös geprägten Ritualen verwendet. Im südlichen Mexiko als eines der wichtigsten Halluzinogene verehrt. 5 – 10 g der Samen werden gut gekaut und geschluckt oder gemahlen, 30 min in Wasser (aqua dest.) eingeweicht, danach abgeseiht, der Auszug wird getrunken.

MEDIZINISCHE VERWENDUNG
Die Blätter von ***Ipomoea pes-caprae*** **(L.) R. Br.** werden volksmedizinisch bei Rheuma u. a. genutzt.

WIRKUNG
LSD-ähnliche Halluzinationen von ca. 6 h Dauer. Ergometrinhaltige Präparate dürfen nicht während der Schwangerschaft eingenommen werden (Abortivum). Im Handel erhältliche Samen sind häufig gebeizt, mit Fungiziden oder anderen chemischen Stoffen behandelt, typische Vergiftungserscheinungen sind Übelkeit mit Erbrechen und Durchfall. **Cave!**: Giftig!

ORGANISATIONSTYP ► **Pflanze**
halluzinogen; abortiv; giftig!

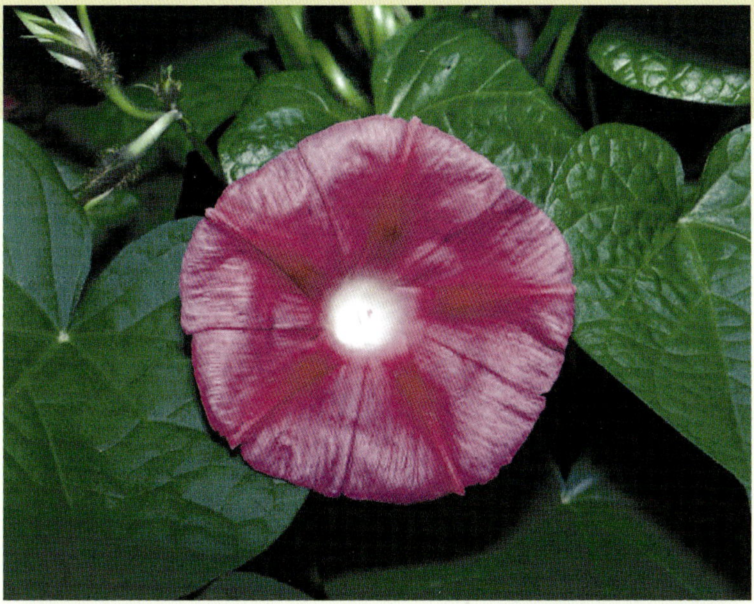

Ipomoea purpurea (Blüte)

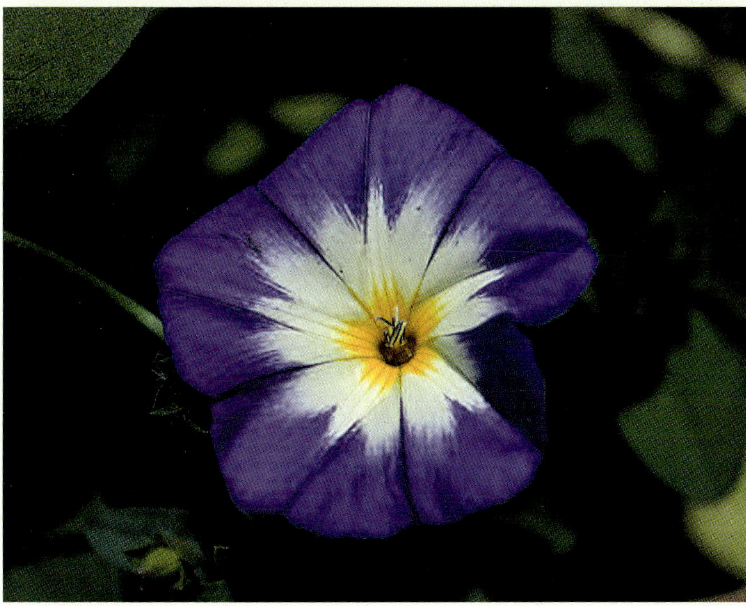

Ipomoea tricolor (Blüte)

Juniperus communis L.

SYNONYM —

Gewöhnlicher Wacholder

FAMILIE *Cupressaceae* Zypressengewächse

VOLKSTÜMLICHE NAMEN
Heide-Wacholder, **Kranawitbaum**, **Machandelbaum**; engl.: **Common Juniper**, **Juniper**.

VERBREITUNG
Europa, Nordasien, Nordamerika.

BESCHREIBUNG
Aufrechter Baum oder Strauch, meist säulenartiger Wuchs, mehrjährig, zweihäusig, mit grauer Rinde und leichtem, faserigem Holz von balsamartigem Geruch. Blätter spitz, grau-bereift, nadelig, gerade, steif abstehend, 6 – 21 mm lang, unterseits stumpf gekielt. Beerenfrüchte (beerenartige Zapfen), kugelig, im ersten Jahr grün, nach der Reife im zweiten Jahr violettblau bis schwarz.

BLÜTEZEIT
April – August.

STANDORT
Heiden, Nadelwälder (Kiefernwälder), Magerweiden. Warme, trockene, sandige und felsige Standorte.

DROGEN
Juniperi fructus (Wacholderbeeren) und *Juniperi lignum* (Wacholderholz). Stamm-Pflanzen: ***Juniperus chinensis***, *J. communis*, ***Juniperus recurva*** (**Hochgebirgswacholder**), ***Juniperus sabina*** (**Sadebaum**).

INHALTSSTOFFE
Ätherisches Öl (40 – 70 %), mit α- und β-Pinen, Limonen, Caryophyllen, Kampfer, Sabinen, Thujon, außerdem Harz, Bitter- und Gerbstoffe, Quercitrin, organische Säuren u. a. Substanzen.

GESCHICHTE
In der Antike wurde Wacholderholz für kultische und medizinische Räucherungen gebraucht.

TRADITIONELLE VERWENDUNG
Heil- und Gewürzpflanze, Räuchermittel. Zweige wurden zum Schutz vor Dämonen an den Häusern angebracht. Zur Herstellung von Wacholderschnäpsen. Die Beeren wurden in geringen Mengen eingenommen (höchstens 4 – 8 Beeren).

MEDIZINISCHE VERWENDUNG
Einreibungen mit Wacholderspiritus zur Durchblutungsförderung.

WIRKUNG
Harn und Schweiß treibend, Wacholderbeeren wirken magenstärkend und blähungstreibend, die Droge enthält ein stark Nieren reizendes, ätherisches Öl. *J. recurva* wirkt stimulierend, mit einem Gefühl geistiger Klarheit, das gelegentlich in Schläfrigkeit, Schlaf oder Depressionen übergeht. Benommenheit, Magenbeschwerden, Mattigkeit, Depressionen, verminderte Herzleistung, Nierenschädigung, Bewusstlosigkeit, Tod durch Atemlähmung. *Juniperus*-Zubereitungen dürfen nicht bei Nierenerkrankungen und während der Schwangerschaft eingenommen werden. **Cave!**: Giftig!

ORGANISATIONSTYP ► **Pflanze**
psychoaktiv; giftig!

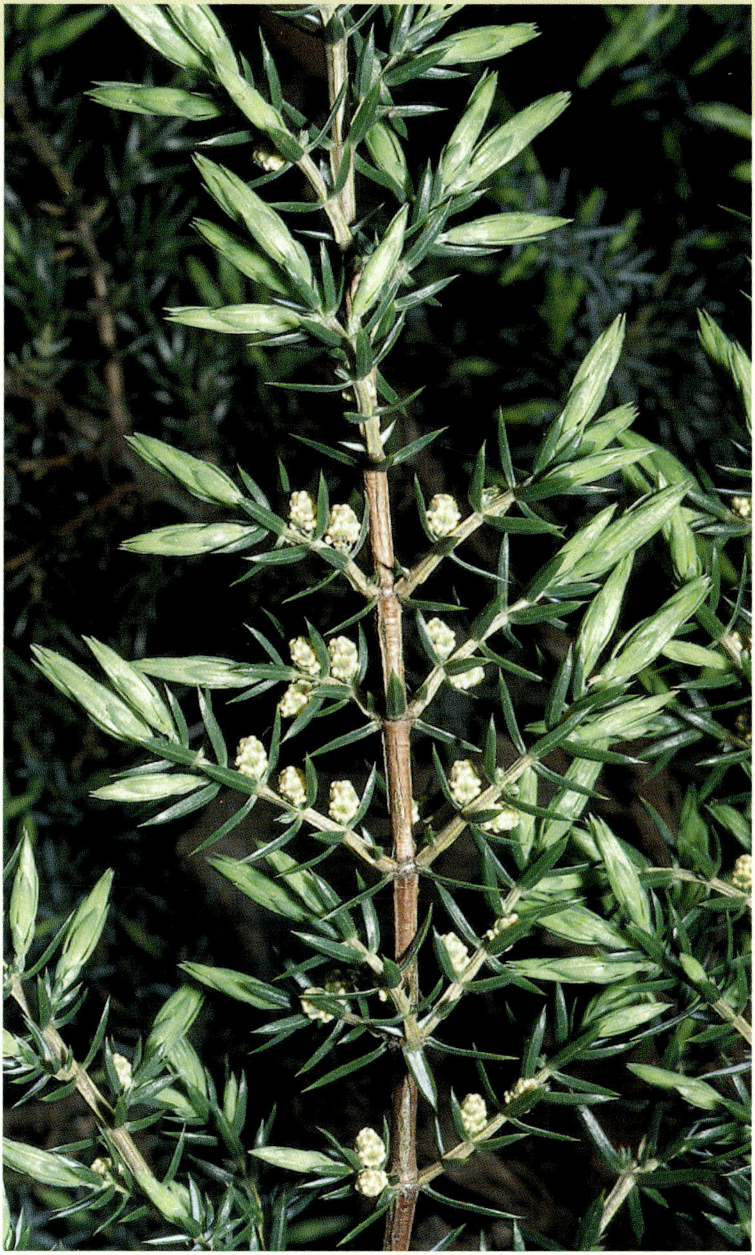

Juniperus communis (Blüten)

Kaempferia galanga L.

SYNONYM *Kempferia galanga*

Indische Gewürzlilie

FAMILIE *Zingiberaceae* Ingwergewächse

VOLKSTÜMLICHE NAMEN
Thai-Ingwer; **Maraba**; engl.: **Galanga**, **Resurrection Lily**.

VERBREITUNG
Afrika, Südostasien.

BESCHREIBUNG
Blüten weiß, kurzlebig bis etwa 2,5 cm breit, vereinzelt in der Blattmitte erscheinend.

BLÜTEZEIT
Juni – August.

STANDORT
Regenwälder tropischer Zonen.

DROGEN
Rhizoma Kaemferiae galangae (Galangawurzel, Kampferwurzel, Marabawurzel), der stark aromatische, wohlriechende Wurzelstock (meist in pulverisierter Form).

INHALTSSTOFFE
Der Wurzelstock besitzt einen hohen Gehalt an ätherischen Ölen, von denen vermutlich einzelne Komponenten für die halluzinogene Wirkung verantwortlich sind, sonst ist wenig über die chemischen Bestandteile der Pflanze bekannt.

GESCHICHTE
In seinem gesamten Verbreitungsgebiet (seit langem) als Gewürz (für Reisgerichte) verwendet.

TRADITIONELLE VERWENDUNG
Gewürz-, Heilpflanze. Es gibt Hinweise auf eine Verwendung von *K. galanga* als Halluzinogen (ähnlich wie ***Homalomena*-Arten**) in Neuguinea: aus der Wurzel wird ein Trank mit halluzinogener, euphorisierender und aphrodisierender Wirkung zubereitet. In Malaysia einem aus *Antiaris toxicaria* hergestellten Pfeilgift beigefügt. Die Wurzeln werden gekaut und geschluckt, der Geschmack macht eine Einnahme als Tee beinahe unmöglich. In Japan dient die Wurzel als Zutat zu **Räucherwerk**.

MEDIZINISCHE VERWENDUNG
In der Eingeborenenmedizin als schleimlösendes Mittel, gegen Blähungen, ein Tee aus den Blättern bei Schwellungen, Rheumatismus, Halsschmerzen, Augenentzündungen. In der indonesischen Kräutermedizin als Zutat diverser Jamu-Zubereitungen (Kräutertrünke zur Erhaltung der Gesundheit, Verjüngung und zur Kräftigung der Sexualorgane). Die Wurzel wird stimulierenden, lebensverlängernden und aphrodisierenden Pulvern beigemischt.

WIRKUNG
Stark stimulierend, evtl. halluzinogen. Bereits kurz nach Einnahme kleinerer Mengen (2 – 3 gehäufte TL) sind Wirkungen spürbar, Gedankenklarheit, Veränderungen der optischen Wahrnehmung. Größere Mengen sollen in Neuguinea als Halluzinogen gebraucht werden. Nebenwirkungen sind (anscheinend) nicht bekannt.

ORGANISATIONSTYP ► **Pflanze**

stimulierend; eventuell halluzinogen

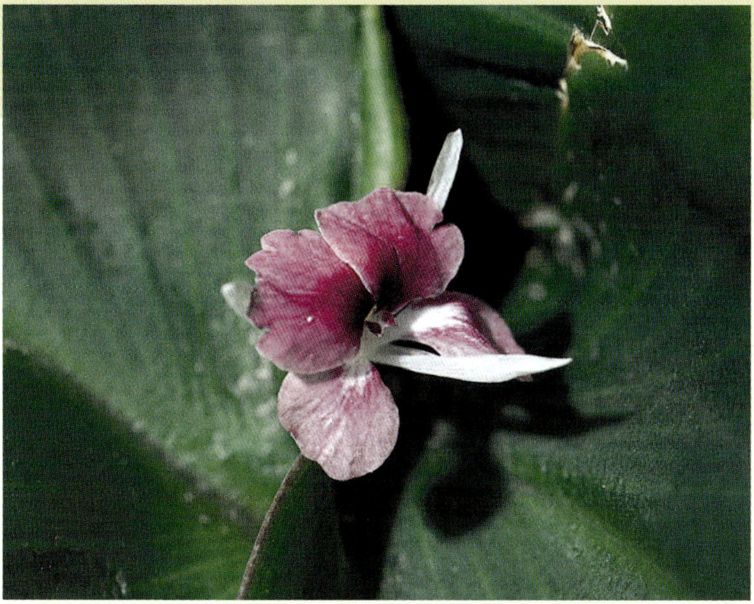

Kaempferia galanga (Blüte, Habitus)

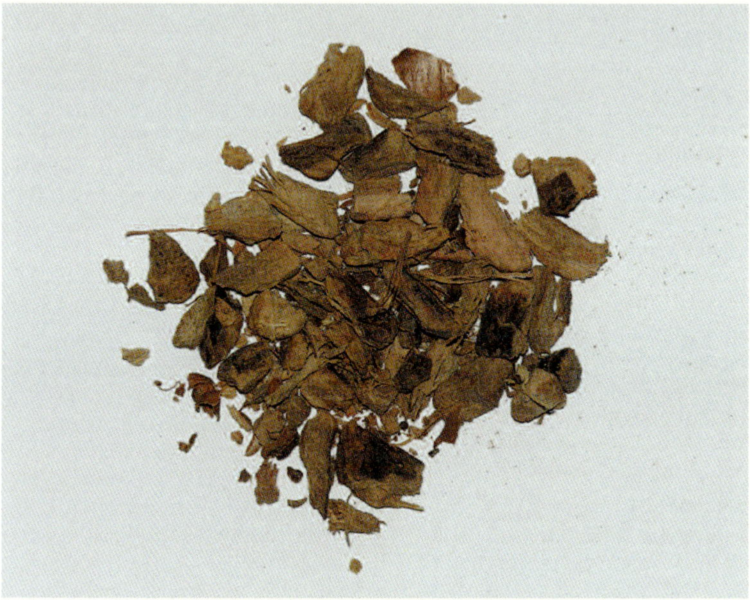

Rhizoma Kaemferiae galangae (Galangawurzel)

Lactuca virosa L.

SYNONYM *Lactuca agrestis, Lactuca lactucarii, Lactuca sylvestris* u. a.

Gift-Lattich

FAMILIE *Asteraceae* Korbblütler

VOLKSTÜMLICHE NAMEN
Giftsalat, Stinksalat, Totenkraut, Wilder Lattich; engl.: **Bitter Lettuce, Wild Lettuce**.

VERBREITUNG
Europa, Nordamerika.

BESCHREIBUNG
Ein- bis zweijährige Pflanze, bis 2 m hoch. Stängel oben rispig verzweigt. Blätter waagerecht stehend, gezackt. Blüten in Ähren stehend, hellgelb, bis 2 cm groß. Frucht schwarz, kahl, schmal berandet. Hüllblätter grün mit weißlichem Rand. Pflanze mit auffälligem, unangenehmem Geruch.

BLÜTEZEIT
Juli – September.

STANDORT
Sonnige, steinige Hänge, auf Schuttplätzen.

DROGEN
Lactucae folium: Giftlattichkraut. *Lactucarium* (*Latex*; in den 70er Jahren des 20. Jahrhunderts wurde *Lactucarium* in den USA unter Bezeichnungen wie *Lettuce Opium, Lettucene* oder *L'opium* in diversen Szene-Magazinen angeboten), der eingetrocknete Milchsaft. Häufig wurde falsches *Lactucarium* aus dem **Kopfsalat** (***Lactuca sativa*** **L.**) gehandelt.

INHALTSSTOFFE
Lactucin, Lactupicrin, Lactucerol. *L. sativa* soll ebenfalls sedierende Alkaloide enthalten.

GESCHICHTE
Auf ägyptischen Grabmalereien (ca. 4 500 v. Chr.) ist anscheinend eine Lattich-Art dargestellt. In der Antike hatte der Giftlattich rituelle und medizinische Bedeutung.

TRADITIONELLE VERWENDUNG
Arzneipflanze, Rauschmittel. Der Saft der Pflanze wird durch Entsaften gewonnen und getrunken. Meist wird der obere Teil der Pflanze abgeschnitten und der austretende Milchsaft aufgefangen, dieser wird anschließend eingetrocknet und (in der Pfeife) geraucht. Auch wird die ganze Pflanze getrocknet und geraucht. Als größte Einzeldosis werden 0,3 g, als maximale Tagesdosis 1 g angegeben.

MEDIZINISCHE VERWENDUNG
Lange Zeit als Arzneimittel (**Opium**-Ersatz) verwendet. Homöopathisch u. a. bei Schlaflosigkeit und Reizhusten. Aphrodisiakum.

WIRKUNG
Unzuverlässig. Der eingetrocknte Milchsaft wirkt beruhigend auf das Zentralnervensystem, leicht euphorisierend, Schmerz stillend, beruhigend, Schlaf fördernd und Traum induzierend und Husten stillend. Vergiftungen und Fälle von Abhängigkeit sind nicht dokumentiert. Bei Überdosierung z. T. unangenehme Nebenwirkungen wie Schweißausbrüche, Herzbeschleunigung, Kopfschmerzen. **Cave!**: giftig!

ORGANISATIONSTYP ▶ **Pflanze**
giftig! (keine genauen Angaben)

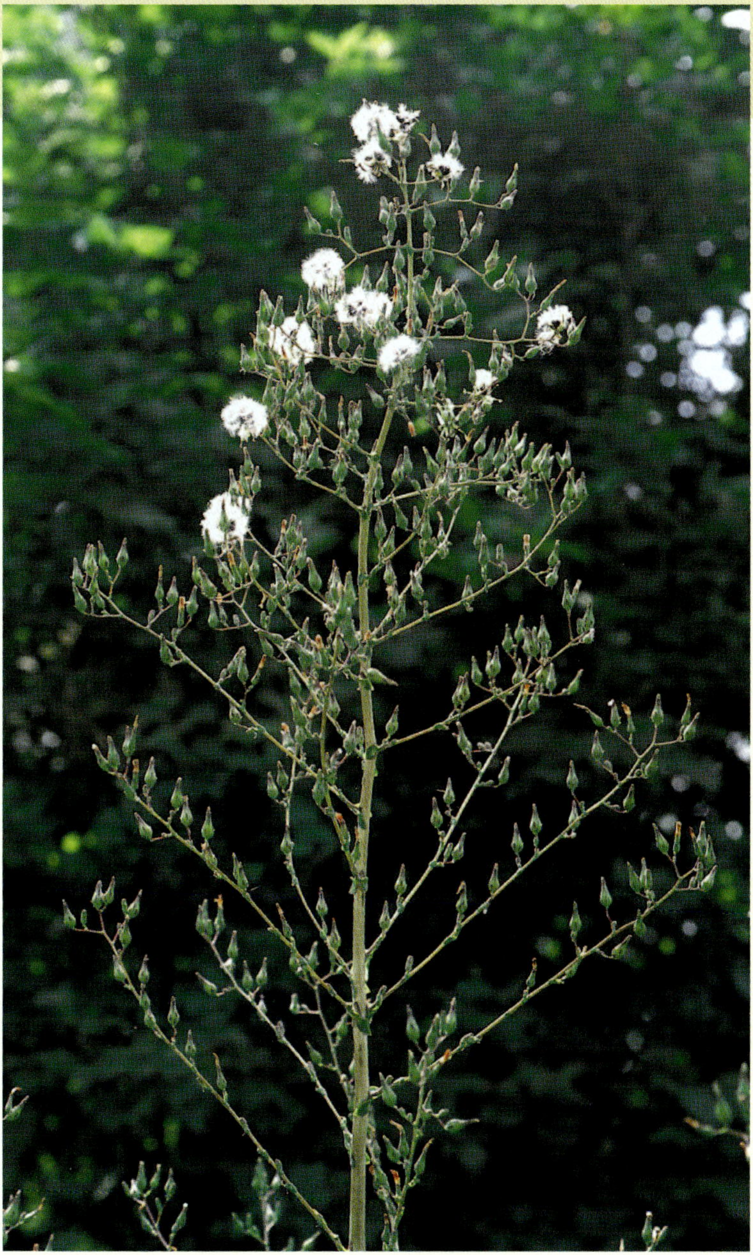

Lactuca virosa (Blütenstand, Habitus)

Laurus nobilis L.

SYNONYM —

Lorbeerbaum

FAMILIE *Lauraceae* Lorbeergewächse

VOLKSTÜMLICHE NAMEN
Lorbeer; engl.: **Bay**, **Bay Tree**, **Sweet Bay**.

VERBREITUNG
Heimat Mittelmeerregion.

BESCHREIBUNG
Strauch oder Baum, bis 10 m hoch. Blätter lederig, dunkelgrün, kurzgestielt, wechselständig, lanzettlich, zugespitzt, am Rand gewellt. Blüten weiß, zweihäusig, in kurzgestielten Blütenständen. Früchte tiefschwarz, eiförmig.

BLÜTEZEIT
April – Mai.

STANDORT
Sonnige, warme Küstenregionen. Kübelpflanze.

DROGEN
Lauri fructus: Lorbeeren. *Lauri folium*: Lorbeerblätter, die vorsichtig getrockneten Laubblätter. *Lauri oleum*: Lorbeeröl.

INHALTSSTOFFE
Die Blätter enthalten 1 – 3 %, die Früchte 1 – 4 % ätherisches Öl, bestehend aus Cineol, Eugenol, Geraniol, Linlool, Pinen, Phellandren, Sesquiterpenen (u. a. Costunolid, Eremanthin und Laurenobiolid), Terpineol, Bitterstoffen, außerdem fettes Öl, Stärke, Zucker, Glyceride und Myricilalkohol.

GESCHICHTE
Bereits in mesopotamischen Kulturen als kultisches und magisches Räuchermittel von Bedeutung. In Griechenland dem Gott APOLLON geweiht.

TRADITIONELLE VERWENDUNG
Lorbeerblätter und -samen wurden (im antiken Griechenland) gekaut und geräuchert, um Hellsichtigkeit zu erlangen und Wahrsagen zu können, auch dem **Wein** beigefügt. Im antiken Rom ähnlich verwendet. Opfergaben wurden immer mit Lorbeer und Wacholder (*Juniperus*-Arten) verbrannt. Die Blätter von ***Umbellularia californica*** **(HOOK et ARN.) NUTT. (Kalifornischer Lorbeer)** werden als Ersatz für Lorbeerblätter gebraucht.

MEDIZINISCHE VERWENDUNG
Lorbeeröl als Hausmittel gegen rheumatische Beschwerden, Lipom u. a. Krankheiten. Homöopathisch bei Dysmenorrhoe (schmerzhafte Menstruation), Amenorrhoe (Fehlen oder Ausbleiben der Menstruation) und Schwangerschaftsbeschwerden.

WIRKUNG
Der Pflanzensaft hat durchblutungsfördernde, stimulierende und antiseptische Eigenschaften. Lorbeeröl wirkt hautreizend und sensibilisierend, allergieinduzierend. Der Rauch wirkt scheinbar psychoaktiv. In antiken Quellen werden dem Lorbeer stark psychoaktive Eigenschaften zugeschrieben. **Cave!**: Schwach giftig.

ORGANISATIONSTYP ► **Pflanze**
psychoaktiv; schwach giftig

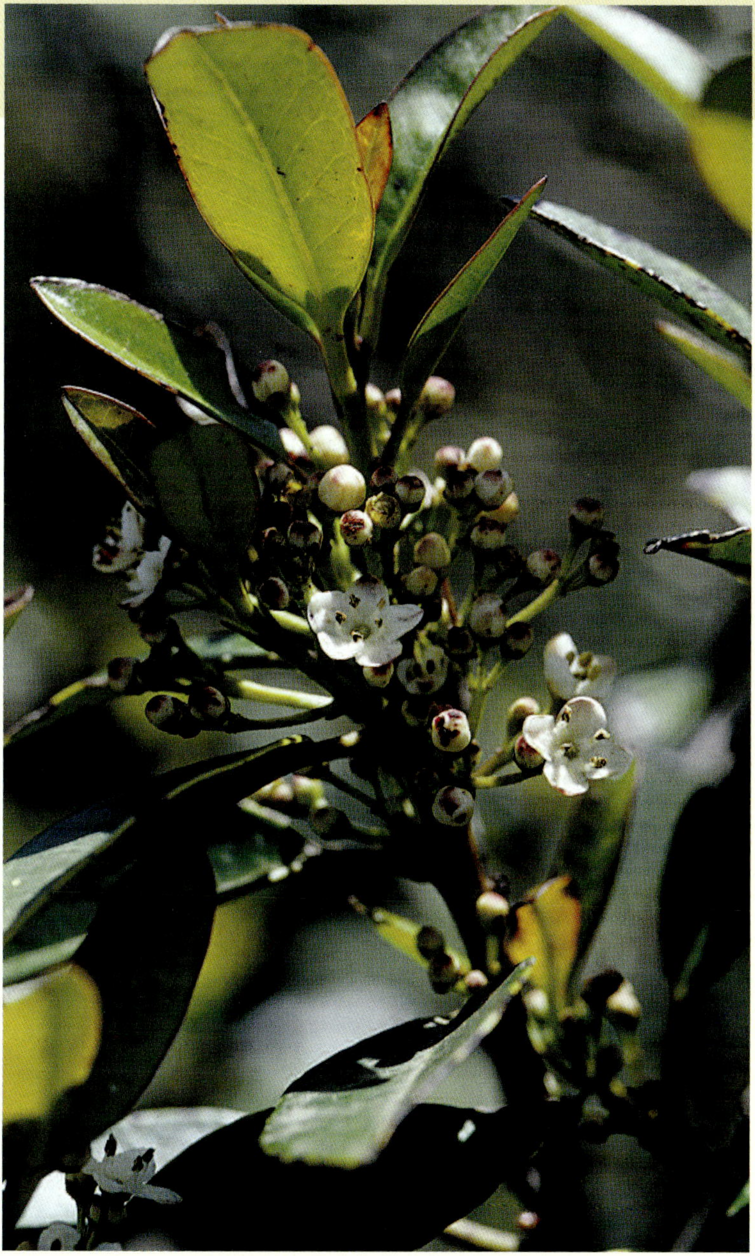

Laurus nobilis (Habitus, Blüten)

Ledum palustre L.

SYNONYM *Ledum groenlandicum, Rhododendron*

Sumpf-Porst

FAMILIE *Ericaceae* Heidekrautgewächse

▼

VOLKSTÜMLICHE NAMEN
Brauerkraut, **Gruut**, **Hartheide**, **Rausch**, **Wilder Rosmarin**, **Zeitheide**; engl.: **Marsh Tea**, **Wild Rosemary**.

VERBREITUNG
Nordeuropa, im Alpengebiet, Mittel- und Nordasien (Sibirien) und Japan.

BESCHREIBUNG
Ausdauernder Strauch mit aufrecht stehenden Zweigen, bis 1,5 m hoch. Blätter immergrün, ganzrandig lineal. Blüten weiß, in reichblütigen Dolden. 10 Staubblätter. Pflanze stark duftend.

BLÜTEZEIT
Mai – Juli.

STANDORT
Hochmoore, Birken- und Kiefernbruchwälder (gesellig).

DROGEN
Folia Ledi palustris bzw. *Herba Ledi palustris* und *Radix Ledi palustris, Ledi palustris folium* bzw. *herba, radix* (Sumpfporstblätter, -kraut und -wurzel).

INHALTSSTOFFE
Alle Pflanzenteile enthalten ätherisches Öl (bis 2,5 %), Ledol, Palustrol, Carvacrol, Thymol, Mycren, Quercetin, Hyperosid, Arbutin, Fraxin, Esculin.

GESCHICHTE
PLINIUS erwähnt ein betäubendes, **Ledum** genanntes Gewächs.

TRADITIONELLE VERWENDUNG
Heil-, Zauberpflanze. Von den Germanen als Bitterwürze des Bieres verwendet (neben Bilsenkraut *Hyoscyamus niger* und Stechapfel *Datura stramonium* wichtigster psychoaktiver Zusatz germanischer **Biere**). Solches „Grutbier" wirkt stark berauschend und kann Tobsucht und Delirien auslösen. In Sibirien als Heilpflanze und Insektenschutzmittel. Schamanen der Tungusen und Giljaken benutzen Sumpfporst neben Wacholder (*Juniperus*-Arten) zur Erzeugung schamanischer Trance, für Weissagungen, Prophezeiungen, zur Krankenheilung. Der Rauch wird eingeatmet oder die Wurzel ausgekaut.

MEDIZINISCHE VERWENDUNG
Volksmedizinisch bei Keuchhusten (innerlich oder als Räucherung), Knochen- und Gelenkschmerzen. Ainu-Schamanen stellen aus dem Kraut einen Tee zur Behandlung von Menstruationsbeschwerden her. Homöopathisch bei Rheuma, Ischias, Quetschungen usw.

WIRKUNG
Das Öl wirkt psychoaktiv, berauschend (rauschartige Zustände) und narkotisch, höhere Dosen mit toxischer Wirkung auf den Magen-Darm-Trakt, abortiv. Ledol wirkt lokal stark reizend, innerlich zentral erregend. Das isolierte Öl zeigt stark anästhesierende Wirkung. **Cave!**: Giftig!

ORGANISATIONSTYP ► **Pflanze**
berauschend; narkotisierend; giftig!

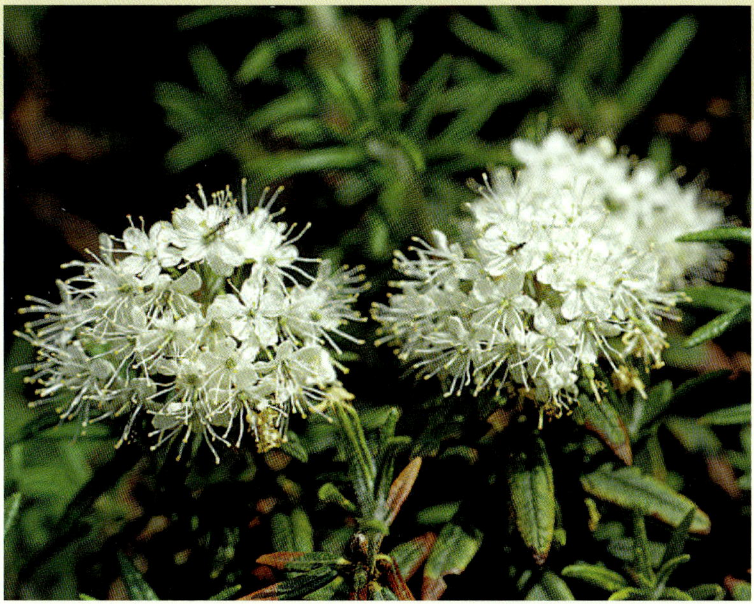

Ledum palustre (Blüten)

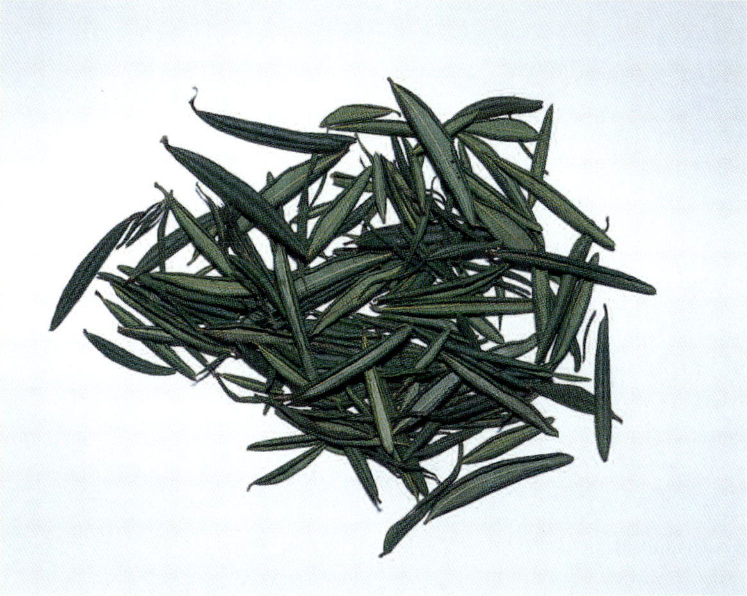

Ledi palustris folium (Sumpfporstblätter; getrocknete Blattdroge)

Leonotis leonurus (L.) R. Br.

SYNONYM —

Großblättriges Löwenohr

FAMILIE *Lamiaaceae* Lippenblütler

VOLKSTÜMLICHE NAMEN
Löwenschwanz, **Wolfstrappkraut**; engl.: **Lion's Ear**, **Lion's Tail**; Afr.: **dacha**, **daggha**, **Wild Dagga** Wilder Hanf.

VERBREITUNG
Heimat Sibirien und Mittelasien. In Europa als Zierpflanze.

BESCHREIBUNG
Ausdauernde Pflanze, bis 150 cm hoch. Stängel kantig, weißfilzig behaart. Blätter handförmig geteilt, rundlich, bis 6 cm lang, oberseits dunkelgrün, unterseits weiß befilzt. Blütenstände mit gelben bis orangenen, wollig behaarten Blüten.

BLÜTEZEIT
September – November.

STANDORT
Sonnige Standorte.

DROGEN
Leonotis-leonurus-Blätter, *Leonotis-leonurus*-Blüten, das blühende Kraut. Das dunkelgrüne, aus den Blättern extrahierte oder von diesen abgekratzte Harz. Das Kraut schmeckt bitter. Geruch kaum wahrnehmbar.

INHALTSSTOFFE
Bitterstoff, ätherisches Öl, Gerbstoff. ***Leonotis nepetaefolia*** **(L.) R. Br.** enthält in Blättern und Blüten gebundene Öle, Bitterstoffe, Diterpene, Cumarine und Harze.

GESCHICHTE
L. leonurus wird möglicherweise den als **Kanna** (*Mesembryanthemum*-Arten, *Sceletium tortuosum*, vgl. S. 154) bezeichneten Rauschmittelgewächsen zugerechnet (unzureichende Angaben).

TRADITIONELLE VERWENDUNG
Marihuana-Ersatz (in Mexiko wird die Pflanze **flor de mundo** Weltenblume oder **mota** – bezeichnet normalerweise **Marihuana** – genannt). Die harzigen Blätter oder das von den Blättern gekratzte oder extrahierte Harz wird pur, zusammen mit Tabak (*Nicotiana tabacum*) oder anderen rauchbaren Zubereitungen vermischt geraucht. Die südafrikanischen Hottentotten und Buschleute rauchen die Knospen und die klebrigen, aromatischen Blätter zur Berauschung. In Südafrika soll ***Leonotis ovata*** ebenfalls als Rauschmittel geraucht werden.

MEDIZINISCHE VERWENDUNG
Medizinisch bei Rheuma, Gicht und Wassersucht. *L. nepetaefolia* volksmedizinisch bei Menstruationsbeschwerden und als Abführmittel.

WIRKUNG
Wasser treibend, Krampf lösend, euphorisierend, berauschend, angeblich halluzinogen. Der bitter schmeckende Rauch der Blütenstände von *L. nepetaefolia* hat anscheinend leicht psychoaktive Wirkung. Extrakt mit antispasmodischer Wirkung, scheint Acetylcholin und Histamin zu hemmen.

ORGANISATIONSTYP ► **Pflanze**
euphorisierend; berauschend

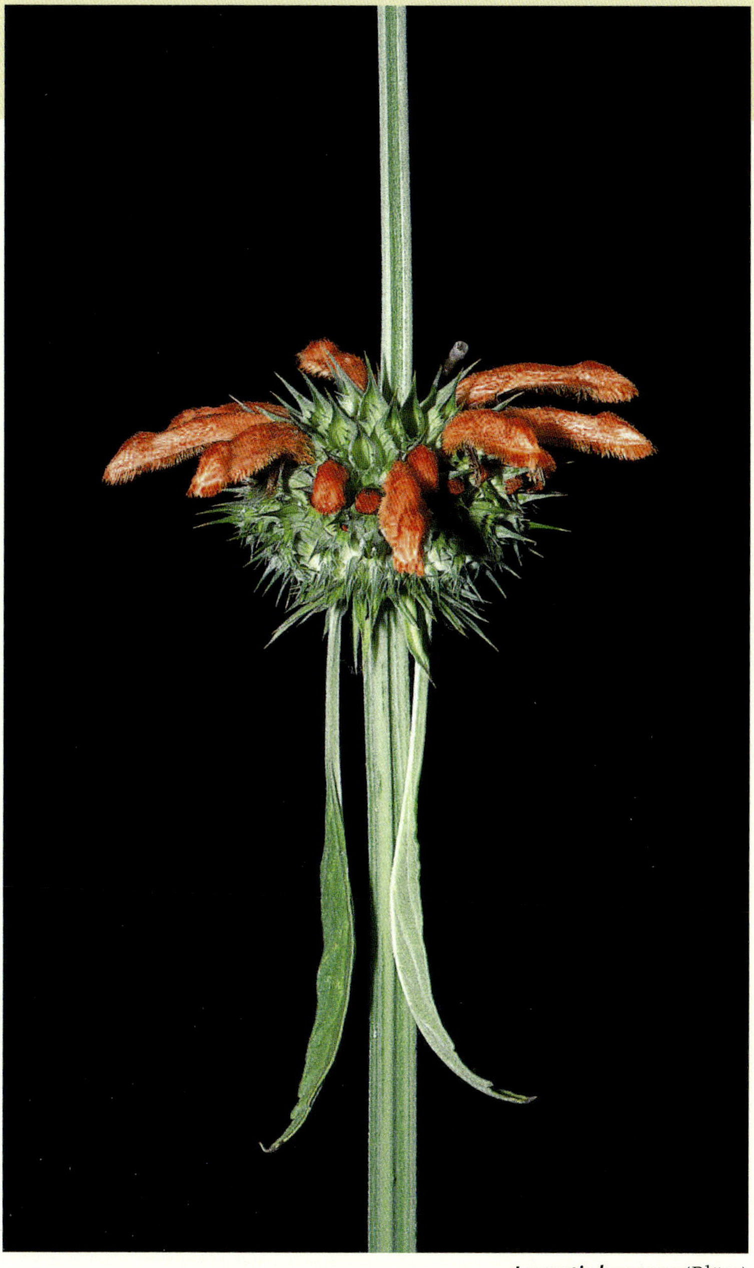

Leonotis leonurus (Blüte)

Leonurus sibiricus L.

SYNONYM *Leonurus artemisia*

Sibirisches Herzgespann

FAMILIE *Lamiaceae* Lippenblütler

VOLKSTÜMLICHE NAMEN
Löwenschwanz; engl.: **Siberian Motherwort**; sp.: **Marihuanilla**; chin.: **I-mu-tsao**.

VERBREITUNG
Sibirien, China, Korea, Japan, Vietnam, Südostasien, verwildert in Brasilien und Mexiko.

BESCHREIBUNG
Mehrjähriges Kraut, Stängel aufrecht, meist einstängelig, teilweise über 2 m hoch, verästelt. Blätter fein gefiedert, dunkelgrün. Blütenähren violett, an den Astspitzen.

BLÜTEZEIT
Juni – Oktober.

STANDORT
In frostfreien Regionen.

DROGEN
Leonuri herba: Herzgespannkraut, das blühende Kraut bzw. *Leonuri folium* (Herzgespannblätter), die getrockneten Blätter. *Leonuri radix* (Herzgespannwurzel).

INHALTSSTOFFE
Die Pflanze enthält das Flavonglykosid Rutin (0,1 %). Das Kraut enthält das Alkaloid Leonurin (0,02 bis 0,04 %). Die Samen enthalten das Alkaloid Leonuridin. L-Stachydrin, glykosidische Bitterstoffe, Syringasäure, Rosmarinsäure u. a. Im ätherischen Öl Diterpene (Leosibiricin, Leosiberin, Isoleosiberin) mit möglicherweise psychoaktiven Eigenschaften.

GESCHICHTE
Unter der Bezeichnung **t'uei** bereits im altchinesischen „Buch der Lieder" (ca. 1 000 – 500 v. Chr.) erwähnt.

TRADITIONELLE VERWENDUNG
Die getrockneten Blätter werden als **Marihuana**-Substitut geraucht (für einen Joint werden etwa 1 bis 2 g der getrockneten Blätter verwendet).

MEDIZINISCHE VERWENDUNG
Das getrocknete Kraut wird in der traditionellen chinesischen Medizin u. a. bei Potenzstörungen, Menstruationsbeschwerden, Nachgeburtsblutungen und als Diuretikum verwendet. In Südmexiko wird zur Behandlung von Frauenleiden ein Tee aus der Wurzel getrunken.

WIRKUNG
In der Literatur wird die Wirkung gelegentlich als (unspektakulär) schwach narkotisierend (*Cannabis*-ähnlich) beschrieben. Angeblich lässt sich die Wirkung durch *Cannabis*-Produkte synergistisch potenzieren (wobei die *Cannabis*-Wirkung dann wohl dominieren dürfte). Im Tierversuch zeigte ein Extrakt aus ***Leonurus cardiaca* L. ssp. *villosus* (Desf. ex Urv.) Hyl.** eindeutig sedative und narkotische Wirkungen. **Cave!**: Ungiftig(?) bis schwach giftig (im Tierversuch führten selbst sehr hohe Dosen nicht zum Tod der Versuchstiere).

ORGANISATIONSTYP ► **Pflanze**
narkotisierend; ungiftig bis schwach giftig

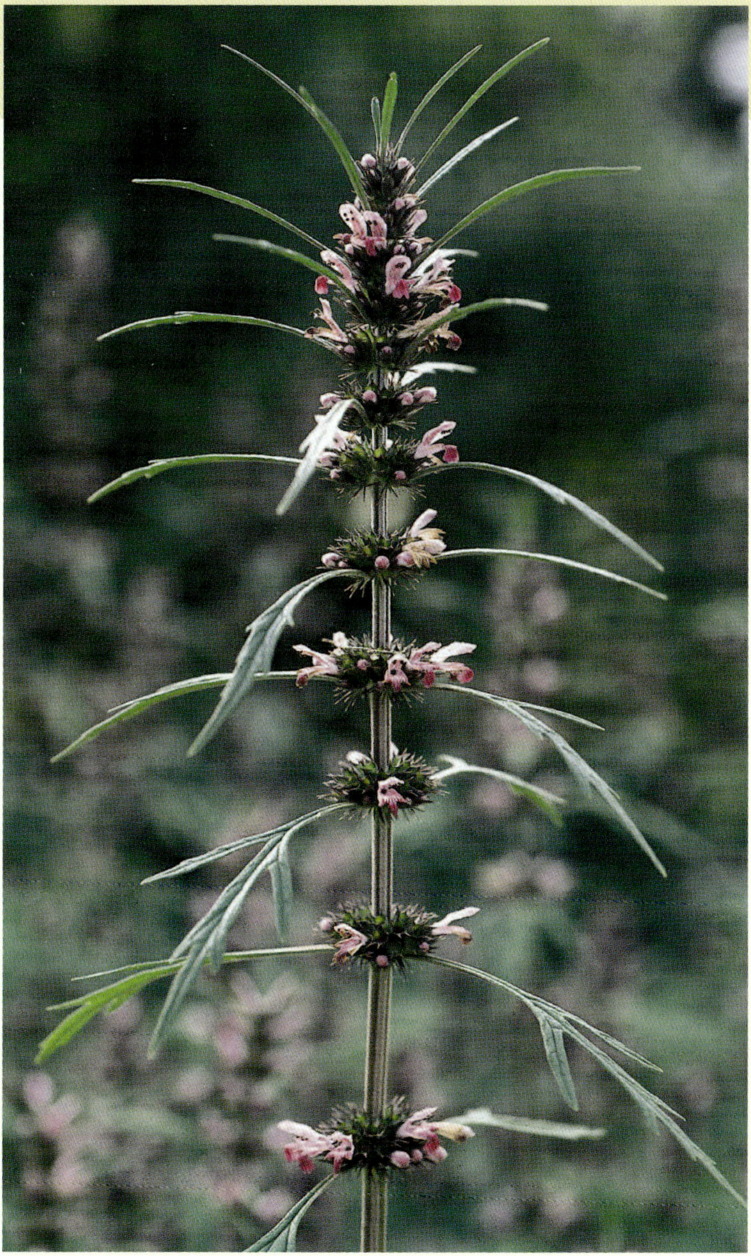

Leonurus sibiricus (Blüte, Habitus)

Lobelia inflata L.

SYNONYM *Dortmannia inflata, Rapuntium inflatum* u. a.

Indianer-Tabak

FAMILIE *Lobeliaceae* Lobeliengewächse

VOLKSTÜMLICHE NAMEN

Aufgeblasene Lobelie; engl.: **Pukeweed** Kotzkraut, **Indian Tobacco**.

VERBREITUNG

Nordamerika, in Europa angepflanzt.

BESCHREIBUNG

Einjähriges Kraut, bis 60 cm hoch. Blätter elliptisch bis oval. Blüten blassviolett. Fruchtkapsel aufgeblasen. Als weitere giftige Arten: ***Lobelia dortmanna* L. (Wasser-Lobelie)**, ***Lobelia tupa* L. (Teufels-Tabak**; sp.: **Tabaco del diablo**).

BLÜTEZEIT

Juli – August.

STANDORT

Halbschattige Standorte. Kalkhaltige Böden.

DROGEN

Lobelia herba (syn. *Herba Lobeliae*): Lobelienkraut) die gegen Ende der Blütezeit gesammelten oberirdischen Pflanzenteile. Das Kraut schmeckt unangenehm scharf, tabakähnlich. Stamm-Pflanzen: ***Lobelia excelsa***, *L. inflata*, ***Lobelia polyphylla***, *L. tupa* u. a.

INHALTSSTOFFE

Piperidin-Alkaloide (Gesamtgehalt 0,2 – 0,6 %), Hauptalkaloid L-Lobelin, 14 weitere Lobelia-Alkaloide sind bekannt, diese sind in folgende Gruppen geordnet: 1. Lobelingruppe (mit Lobelin, Lobelanin, Lobelanidin und Nor-Verbindungen), 2. Lelobingruppe und 3. Lobiningruppe (mit Isolobinin u. a.). Der Lobelin-Gehalt kultivierter Pflanzen ist höher als bei wildwachsenden Pflanzen.

GESCHICHTE

Indianische Zauberpflanze (nur wenige, unzureichende Angaben).

TRADITIONELLE VERWENDUNG

Tabakersatz, Rauschmittel, Heilpflanze. Blätter, Stängel und Samen werden geraucht oder als Tee (1 TL pro 0,5 l Wasser) eingenommen. Bestandteil des **Kinnickinnick** u. a. Rauchmischungen. Über eine mögliche rituelle Verwendung von *L. tupa* für psychoaktive Zwecke liegen keine Angaben vor.

MEDIZINISCHE VERWENDUNG

Die Mapuche verwenden ***Lobelia salicifolia* Sweet** als Heilmittel bei Grippe (der Milchsaft soll starke Entzündungen der Augen und des Verdauungstraktes herbeiführen).

WIRKUNG

Milde **Marihuana**-ähnliche Wirkung (eindeutig psychoaktiv). Niedrige Dosen des Tees wirken stimulierend, größere Dosen beruhigend, hohe Dosen betäubend. *Herba Lobeliae* und Lobelin erregen die Atmung, bei höheren Dosen Bradykardie, Blutdrucksenkung, Herzarythmien. Vergiftungen mit Übelkeit, Erbrechen, Kopfschmerzen, Kreislaufstörungen, Krampfanfällen, Tod durch Atemlähmung. **Cave!**: Stark giftig!

ORGANISATIONSTYP ► **Pflanze**
betäubend; stark giftig!

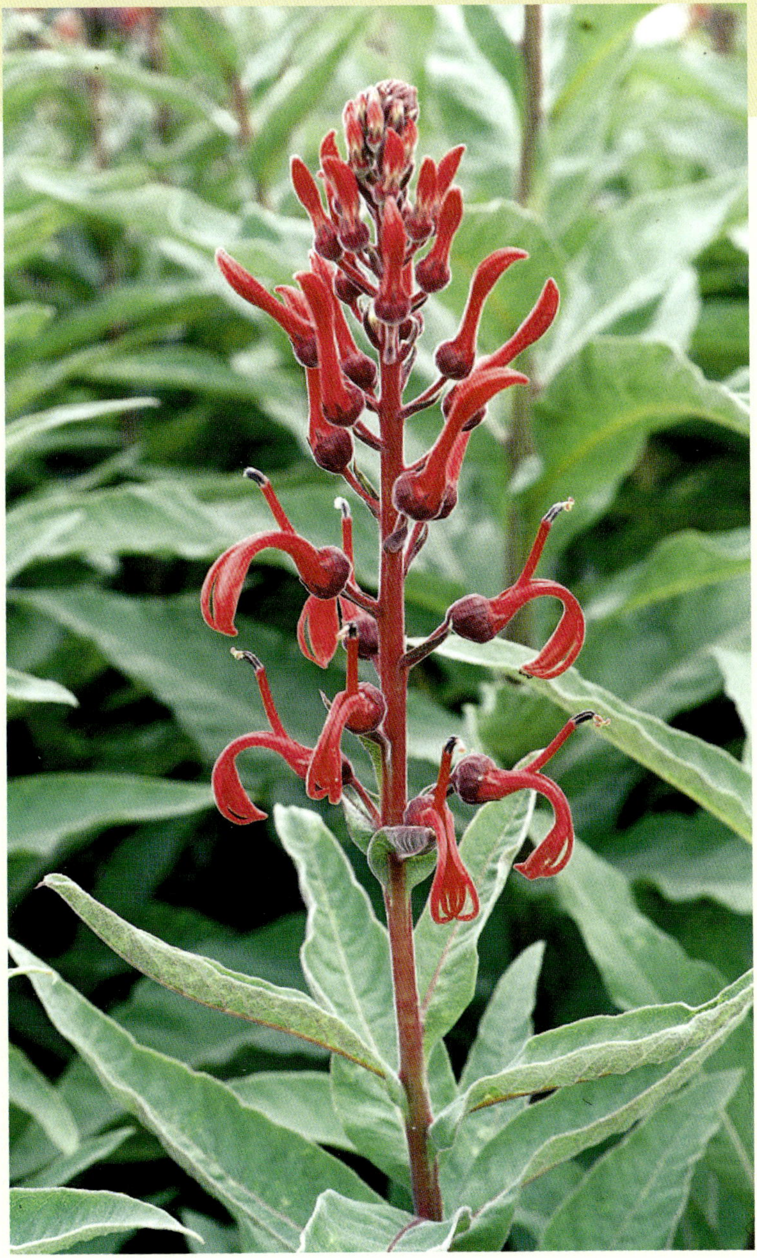

Lobelia tupa (Blüte, Habitus)

Lolium temulentum L.

SYNONYM *Lolium maximum*

Taumel-Lolch

FAMILIE *Poaceae* Süßgräser

VOLKSTÜMLICHE NAMEN
Schwindelhafer, Lokis Hafer, Tollkorn, Schlafkorn; engl.: **Bearded Ryegrass, Darnel**.

VERBREITUNG
Europa, Asien, Nordafrika, in Mitteleuropa zerstreut.

BESCHREIBUNG
Einjährige Pflanze, 30 – 100 cm hoch. Blätter schmal, oben rau, unten glatt. Hüllspelzen 15 bis 30 mm lang, rau, 7- oder 9nervig. Deckspelzen meist begrannt. Ährchen einzeln an der Hauptachse. Ähre 20 cm oder länger, locker. Blattschneiden rau. Frucht länglich, braun.

BLÜTEZEIT
Juni – August.

STANDORT
Getreidefelder, Wegränder, Ödland.

DROGEN
Lolii semen (syn. *Fructus Lolii*): Taumellolchsamen, -früchte.

INHALTSSTOFFE
Hauptsächlich die Pyridinbase Temulin (syn. Loliin; 0 – 0,06 %). Ungeklärt ist, ob die Alkaloide von der Pflanze selbst oder dem Pilz ***Endoconidium temulentum*** **Prill et Del.** gebildet werden.

GESCHICHTE
Anhand von Grabungen in Europa wurde bereits in steinzeitlichen Ablagerungen Taumel-Lolch nachgewiesen und im alten Ägypten (Kulturbegleiter) bekannt. Früher traten Massenvergiftungen durch Lolchfrüchte im Getreide auf (ähnlich den Mutterkornepedemien durch *Claviceps purpurea*). Häufig Vergiftungen durch mehrere Kilogramm der Pflanzen und Früchte bei Tieren (Pferde, Schweine, Geflügel, Wiederkäuer weniger) mit Taumeln, Ataxie, Lähmungen, unterbrochen von Krämpfen, selten Todesfälle.

TRADITIONELLE VERWENDUNG
Vermutlich wurde der Taumel-Lolch auf den Kanarischen Inseln als Rauschmittel genutzt. Die Gallier sollen die Pflanze zur Bierherstellung verwendet haben.

MEDIZINISCHE VERWENDUNG
Volksmedizinisch als Beruhigungsmittel und Abortivum. In der Homöopathie bei rheumatischen Beschwerden, Magenschmerzen, Schwindel und Zittern.

WIRKUNG
Rauschwirkung, Taumeln, Kopfschmerzen, Beeinträchtigung des Denkvermögens, Sehstörungen, heftiges Erbrechen, Koliken, Schläfrigkeit, motorische Lähmungen, Tod durch Atemlähmung. Tödliche Vergiftungen selten. Zentrale Störungen oft tagelang anhaltend. Wichtiger und potenter Erreger der Graspollenallergie. **Cave!**: (Tödlich) giftig!

ORGANISATIONSTYP ► **Pflanze**
evtl. berauschend; (tödlich) giftig!

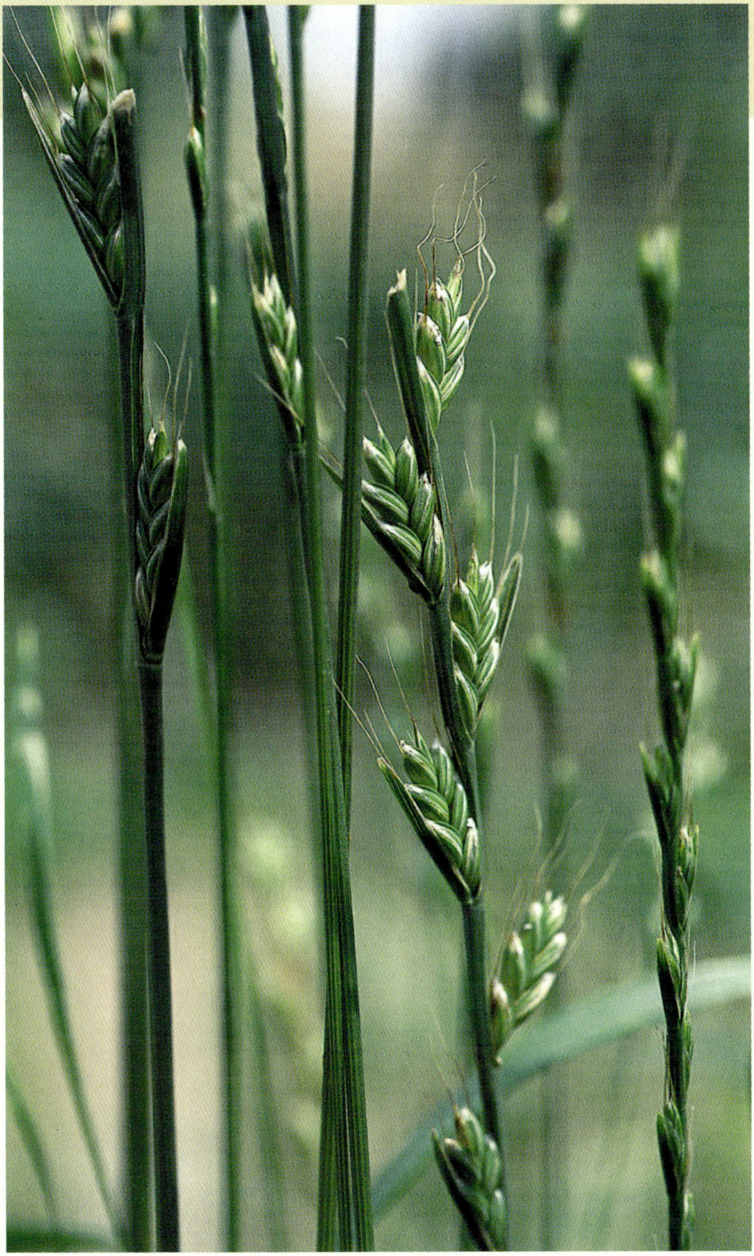

Lolium temulentum (Blüte, Habitus)

Lophophora williamsii J. M. COULT.

SYNONYM *Anhalonium lewinii, Lophophora lewinii* u. a.

Mescalkaktus, Pejote, Pellote, Peyotl

FAMILIE *Cactaceae* Kakteengewächse

▼

VOLKSTÜMLICHE NAMEN
Büschelträger, **Schnapskopf**; **Peyote**, **Hikuli**; engl.: **Mescal**, **Peyote**.

VERBREITUNG
Wüstenregionen. Südliche USA bis nördliches Zentralmexiko.

BESCHREIBUNG
Erst flachkugelig, später kugelig und einzeln sprossend, 8 cm Ø, graugrün. Rübenwurzel. 5 – 13 Rippen, gerade oder spiralig, durch Querfurchen in 5- bis 6-seitige Höcker aufgelöst. Areolen mit bis 10 mm langen, schmutziggrauen Wollbüscheln. Dornen fehlend (bzw. nur im Sämlingsstadium). Blüten schlanktrichterig bis radförmig, bis 3 cm lang, 2,5 cm Ø, hellrosa. Frucht kugelig bis länglich, ca. 1 cm lang, rosa bis rot. Samen schwarz, rau, 1 – 1,5 mm lang.

BLÜTEZEIT
März – September.

STANDORT
Sonnige, warme Standorte, Lehmböden.

DROGEN
Peyote-Buttons oder Mescal-Buttons, die chlorophyllhaltigen, oberirdischen Pflanzenteile.

INHALTSSTOFFE
Über 50 Alkaloide. Hauptalkaloid ist das Meskalin, Nebenalkaloide (β-Phenethylamine) Anhalonin, Anhalodin, Anhalonidin, Dopamin, Hordenin, Lophophorin, Pellotin, Tyramin u. a. Meskalin unterliegt in Deutschland dem BtmG (Betäubungsmittelgesetz).

GESCHICHTE
Bei archäologischen Grabungen wurden mindestens 2 500 – 3 000 Jahre (möglicherweise bis zu 6 000 Jahre) alte Peyote-Buttons gefunden.

TRADITIONELLE VERWENDUNG
Unter Einhaltung besonderer Vorschriften gesammelt und bei kultischen Handlungen zur Rauscherzeugung eingenommen. Von den Indios als Peyote-Gottheit verehrt. Normaldosis 5 – 20 Buttons. Zur Erzeugung eines Rauschzustandes sind ca. 0,2 – 0,5 g Meskalin erforderlich. In niedrigen Dosen als Aphrodisiakum. Peyotepulver als Zusatz alkoholischer Getränke.

MEDIZINISCHE VERWENDUNG
Indianisches Allheilmittel. Bei starkem Fieber wurden Peyoteabkochungen als Klistiere verabreicht. Homöopathisch u. a. bei Depressionen verwendet.

WIRKUNG
Halluzinogen, euphorisierend. Nach ca. 1 – 1,5 Stunden einsetzend, bis 12 Stunden anhaltend. Die Meskalin-Wirkung beruht vermutlich auf Beeinflussung des biogenen Amin-Stoffwechsels im Gehirn. Veränderung sämtlicher Sinneswahrnehmungen. Als mögliche Nebenwirkungen Übelkeit, Erbrechen, Psychosen.

ORGANISATIONSTYP ▶ **Pflanze**
euphorisierend; halluzinogen

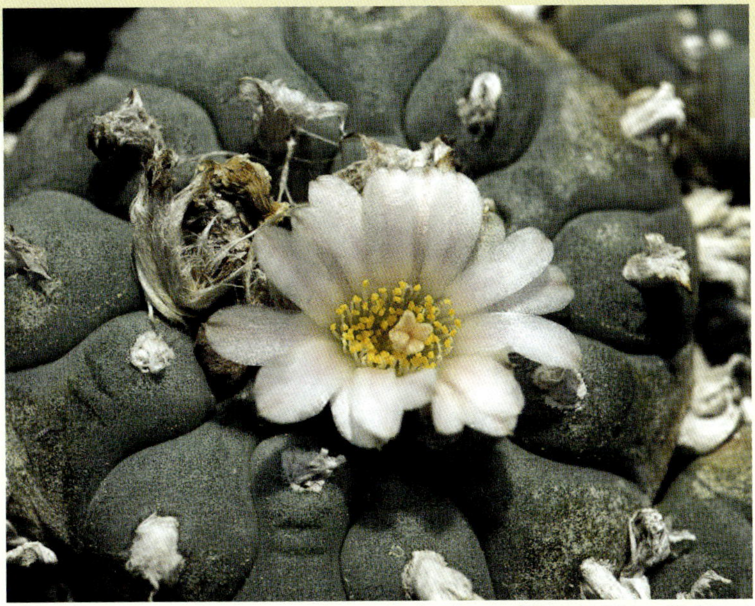

Lophophora williamsii (Blüte, Habitus)

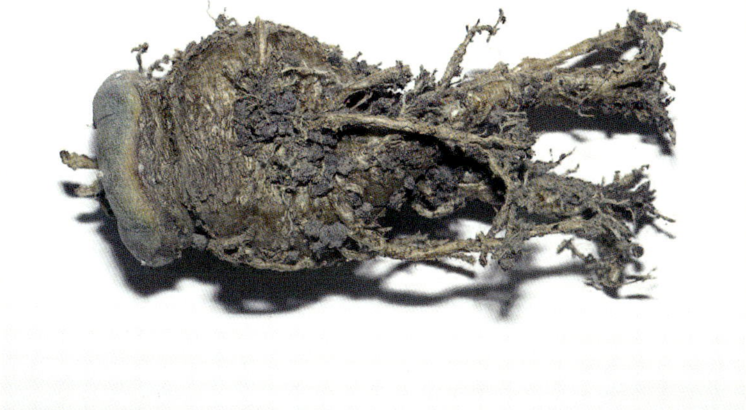

Lophophora williamsii (Habitus, Wurzel)

Lupinus spp. L.

SYNONYM —

Lupinen-, Wolsbohnen-Arten

FAMILIE *Fabaceae* Schmetterlingsblütler

VOLKSTÜMLICHE NAMEN
Lupinen-Arten, **Wolsbohne**; engl.: **Lupin**.

VERBREITUNG
Mitteleuropa.

BESCHREIBUNG
Lupinus-Arten: Ein- bis mehrjährige Kräuter. Blätter handförmig aus zahlreichen Einzelblättchen zusammengesetzt. Blüten aufrecht, endständig, blau, gelb oder weiß, in vielblütigem Blütenstand. ***L. albus*** **L.** (**Weiße Lupine**), ***L. angustifolius*** **L.** (**Schmalblättrige Lupine**), ***L. luteus*** **L.** (**Gelbe Lupine**), ***L. polyphyllus*** **LDL.** (**Vielblättrige Lupine**).

BLÜTEZEIT
Juni – September.

STANDORT
Wälder, Böschungen. Zierpflanzen, teilweise verwildert.

DROGEN
Lupinii semen (syn. *Semen Lupinii*): Lupinensamen, die reifen Samen.

INHALTSSTOFFE
Alkaloide (im Samen 1 – 1,5 %); Lupinidin (Spartein), Lupanin, Lupinin und weitere Chinolizidin-Alkaloide, Lupinid (Glykosid), Albin, Multiflorin, Anagyrin u. a.

GESCHICHTE
Im antiken Griechenland wurden verschiedene Lupinen-Arten als Nahrungs-, Heil- und Zauberpflanzen verwendet. Pilger zum Totenorakel von Acheron (dem Eingang zum Hades) mussten große Mengen Lupinensamen essen, um mit den Seelen Verstorbener in Kontakt treten zu können (nach anderen Angaben verspeisten die Pilger *Hyoscyamus*).

TRADITIONELLE VERWENDUNG
Mehrere im Mittelmeergebiet vorkommende Arten (*L. albus, L. angustifolius, L. luteus*) wurden in der Antike anscheinend medizinisch, rituell und psychoaktiv genutzt. Lupinensamen wurden auch als **Kaffee**-Ersatz (vgl. *Coffea arabica*, S. 72) aufgebrüht.

MEDIZINISCHE VERWENDUNG
Keine Angaben.

WIRKUNG
Lupinidin wirkt je nach Dosis erregend oder lähmend auf das Zentralnervensystem und nikotinartig auf das vegetative Nervensystem. Speichelfluss, Übelkeit, Erbrechen, Schluckbeschwerden, Herzrhythmusstörungen. In schweren Fällen aufsteigende Lähmung bis zur tödlichen Atemlähmung bei vollem Bewusstsein. Lupinin hat toxische Eigenschaften, diese äußern sich in Krämpfen. Süßmutanten mit geringerem Alkaloidgehalt sind für den menschlichen Verzehr geeignet. Bei Tieren führt der Verzehr von Lupinensamen in großen Mengen zur sog. Lupinose mit Leberschädigung (vermutlich wird die Erkrankung durch Schimmelpilzbefall verursacht). **Cave!**: Giftig!

ORGANISATIONSTYP ► **Pflanze**
evtl. psychoaktiv; giftig!

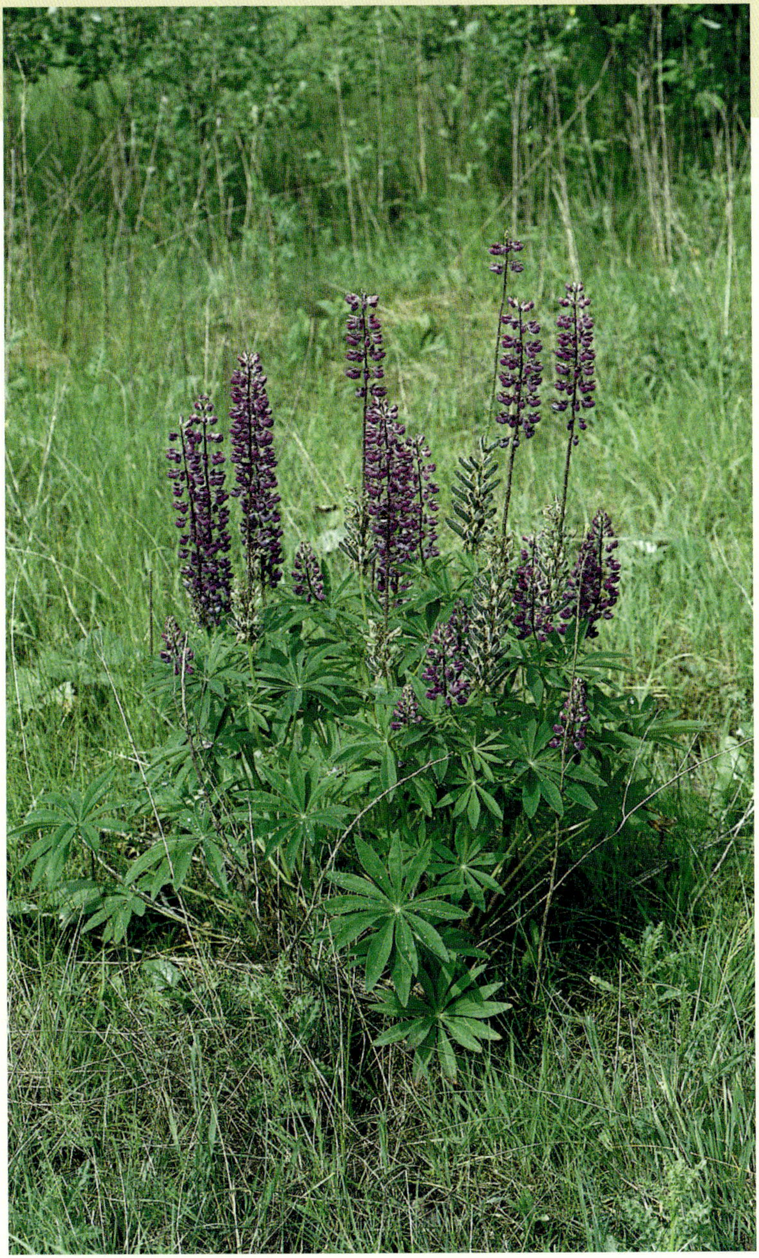

Lupinus polyphyllus (Habitus, Blüten)

Mandragora officinarum L.

SYNONYM *Atropa mandragora, Mandragora officinalis* u. a.

Alraune

FAMILIE *Solanaceae* Nachtschattengewächse

▼ **VOLKSTÜMLICHE NAMEN**
Drachenpuppe, **Erdweibchen**, **Erdmännchen**, **Galgenmännlein**, **Henkerswurzel**; engl.: **Devil's Apple**, **European Mandrake**.

VERBREITUNG
Mittelmeerregion (Arabien), Südeuropa.

BESCHREIBUNG
Mehrjährige Pflanze mit dicker, meist gegabelter Wurzel. Blätter groß gewellt, als unregelmäßige, sprosslose Rosette angeordnet, dunkelgrün, länglich-eiförmig, bis 35 cm lang. Blüten glockenförmig, büschelweise in der Rosettenmitte erscheinend, 5 Kronblätter, violett, Rand hellviolett. Beerenfrucht, kugel- bis eiförmig, etwa 2,5 cm Durchmesser, gelb, bei vollständiger Reife orange, stark riechend.

BLÜTEZEIT
Dezember – April.

STANDORT
Straßen- und Feldränder, unkultiviert, steinige Standorte, frostempfindlich; häufig.

DROGEN
Mandragorae radix, herba, fructus: Alraunwurzel, -kraut und -frucht.

INHALTSSTOFFE
Tropan-Alkaloide, (L)-Scopolamin, (D,L)-Scopolamin, Atropin, Apoatropin, L-Hyoscyamin, Hyoscin, Cuskhygrin, Nor-Hyoscyamin, Mandragorin, 3α-Tigloyloxytropan, 3,6-Ditigloyloxytropan und Belladonnin. Non-Alkaloide Bestandteile: Die Cumarine Scopolin und Scopoletin sowie Sitosterol, β-Methylesculetin, Rhamnose, Glucose, Fructose, Sucrose. Gesamt-Alkaloidgehalt in allen Pflanzenteilen 0,3 – 0,4 %.

GESCHICHTE
Hexen-, Zauber-, Ritual-, Rausch-, Heilpflanze. Die vermutlich ältesten schriftlichen Erwähnungen finden sich in assyrischen Keilschrifttafeln und im Alten Testament. In der Antike war die Alraune besonders in erotischen Kulten von ritueller Bedeutung.

TRADITIONELLE VERWENDUNG
Aphrodisiakum und Hypnotikum (nicht mehr gebräuchlich). Liebeszauber, Talisman und Glücksbringer. In der Magie der Renaissance und im neuzeitlichen Okkultismus als **Räucherwerk** verwendet.

MEDIZINISCHE VERWENDUNG
Wegen der narkotisierenden Eigenschaften als schmerzstillendes Mittel bei Operationen oder anderen Eingriffen verwendet (nicht mehr gebräuchlich). In der Antike wurde die Alraune u. a. als Schlafmittel, Schmerz- und Betäubungsmittel, Antidot und Abortativum verwendet.

WIRKUNG
Die Alkaloide wirken stark narkotisierend, halluzinogen und anticholinergen. **Cave!**: (Stark) giftig!

ORGANISATIONSTYP ► **Pflanze**
halluzinogen; (stark) giftig!

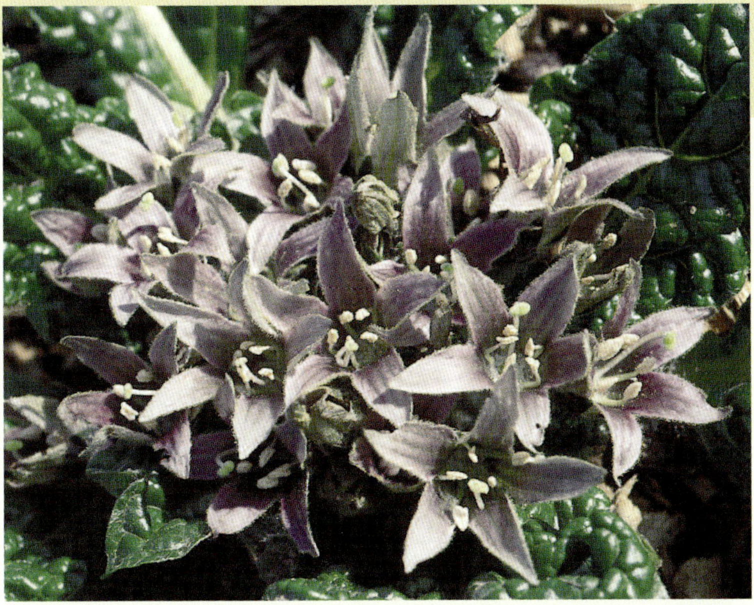

Mandragora officinarum (Blüten, Habitus)

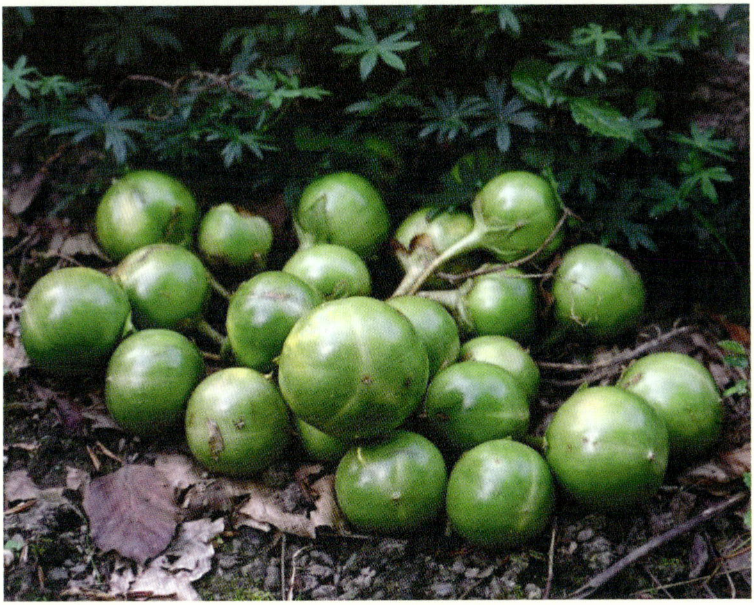

Mandragora officinarum (Früchte)

Mesembryanthemum spp. L.

SYNONYM —

Eiskraut-Arten

FAMILIE *Aizoaceae* Eiskrautgewächse

VOLKSTÜMLICHE NAMEN
Mittagsblumen; engl.: **Ice Plant**; sp.: **Hierba de la senorita**; Südafr.: **Channa**, **Kanna**, **Kougoed**.

VERBREITUNG
Südafrika, Amerika.

BESCHREIBUNG
25 – 50 Arten. ***Sceletium expansum*** (***Mesembryanthemum expansum* L.**): kleiner Strauch, bis zu 30 cm hoch. Stamm fleischig, glatt. Äste niederliegend, stark ausgebreitet. Blüten 4 – 5 cm Ø, in Gruppen.

BLÜTEZEIT
August – November.

STANDORT
Trockene, warme Standorte.

DROGEN
Khanna: Eiskraut-Blüten, die Blüten von ***Mesembryanthemum crystallinum* L.** (**Eiskraut**, **Hottentottenfeige**). Angeblich auch die Wurzeln (*M. crytallinum*?).

INHALTSSTOFFE
Mesembrin, Mesembrinin u. a. Einige Arten enthalten angeblich *N,N*-DMT. *M. crystallinum* enthält Mesembrin und Oxalsäure.

GESCHICHTE
Vermutlich wurde bereits eine **dilbat** genannte *Mesembryanthemum*-Art in Assyrien zusammen mit *Cannabis indica* medizinisch („zur Unterdrückung der Geister“) verwendet. Bei einem um 1750 in Südafrika (von den Hottentotten) gekauten Rauschmittel (Kanna), handelt es sich vielleicht um eine *Mesembryanthemum*-Art. *S. tortuosum* wurde ebenfalls als eine für Kanna verwendete Pflanze identifiziert.

TRADITIONELLE VERWENDUNG
Die Wurzeln von *S. expansum* oder ***Sceletium tortuosum* L.** (syn. ***Mesembryanthemum tortuosum* L.**) werden gekaut, um Visionen hervorzurufen. Angeblich wurden die Wurzeln (*M . crytallinum*?) von den Hottentotten in der Kalahariwüste gekaut oder geschnupft (**Schnupfpulver**). In Nordperu werden die Blätter einer *Mesembryanthemum*-Art im Zusammenhang mit dem San-Pedro-Kult (*Trichocereus pachanoi*) in Kräuteramuletten verwendet. Die Bantu verwenden die Wurzeln von ***Mesembryanthemum mahonii* N. E. Br.** als Bestandteil eines stark psychoaktiven **Bieres**.

MEDIZINISCHE VERWENDUNG
M. crystallinum wird als Gemüse- und Salatpflanze angebaut. In Deutschland wurde *M. crystallinum* 1785 von LIEBIG als Arzneimittel empfohlen.

WIRKUNG
In der Literatur wird von „(psychoaktiven) Intoxikationen“ durch die Eisblume (*M. crystallinum*) berichtet. Mesembrin wirkt sedierend, kreislaufanregend und möglicherweise psychoaktiv. **Cave!**: (Giftverdächtig bis) giftig!

ORGANISATIONSTYP ► **Pflanze**
evtl. psychoaktiv; (giftverdächtig bis) giftig!

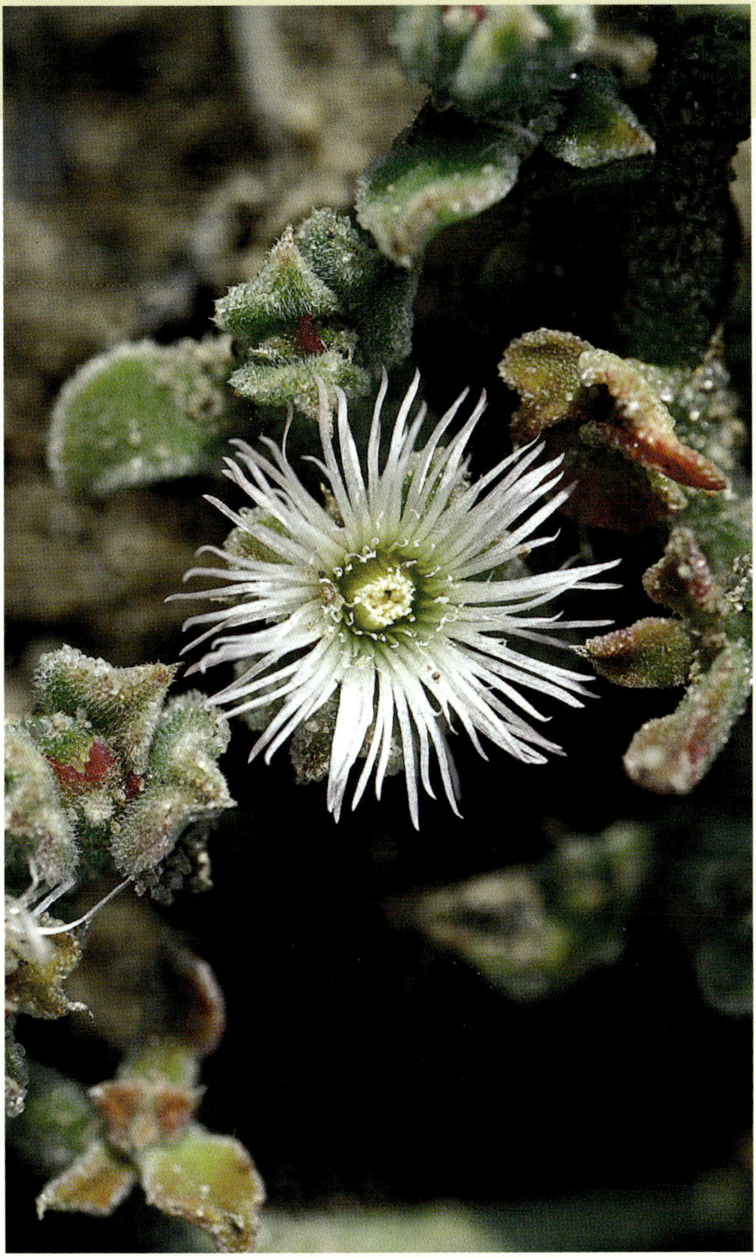

***Mesembryanthemum*-Art** (Blüte, Habitus)

Mimosa spp. L.

SYNONYM —

Mimosen-, Sinnpflanzen-Arten

FAMILIE *Mimosaceae* Mimosengewächse

VOLKSTÜMLICHE NAMEN

M. tenuiflora: **Jurema**, **Jurema Prêta** Schwarze Jurema, **Tepescohuite**; engl.: **Sensitive Plant**.

VERBREITUNG

Tropische und warme Zonen beider Hemisphären. *M. tenuiflora* wild wachsend in Mexiko.

BESCHREIBUNG

Gattung *Mimosa* mit etwa 500 Arten. ***Mimosa tenuiflora*** **(Willd.) Poir.** (syn. ***Mimosa hostilis*** **(Mart.) Benth.**): Strauchartiger, bis 8 m hoher Baum. Die Zweige sind mit kurzen, spitzen Stacheln besetzt. Blätter gefiedert. Blüten in Büscheln stehend. Hülsenfrüchte klein, lanzettförmig, 2 – 4,5 mm breit und 5 – 7 mm lang.

BLÜTEZEIT

Mai – September.

STANDORT

Tropische, warme Regionen.

DROGEN

Cortex (Mimosenrinde), die getrocknete Rinde. *Cortex e radice* (Wurzelrinde), die getrocknete Wurzelrinde.

INHALTSSTOFFE

Die Rinde enthält Triterpen-Saponine (Mimoside A, B, C) und Steroidsaponine, außerdem Lupeol, Campesterol, Stigmasterol, Stärke und Alkaloide (*N,N*-DMT, 5-Hydroxytryptamin, β-Carboline). Die getrocknete Wurzelrinde enthält ca. 1 % *N,N*-DMT.

GESCHICHTE

1788 wurde erstmals der Jurema-Kult (bei dem *Mimosa*-Trünke eingenommen werden) beschrieben.

TRADITIONELLE VERWENDUNG

In der Vergangenheit bereiteten Indianervölker im östlichen Amazonasgebiet aus der Wurzel **Jurema**-Trünke (auch **Ajuca** oder **Veueka**). Für die Zubereitung eines **Ayahuascaanalogs** werden 9 – 12 g der getrockneten Wurzelrinde in Kombination mit 3 g *Peganum harmala* (Samen; s. S. 184) angegeben.

MEDIZINISCHE VERWENDUNG

In Mexiko wird die pulverisierte Stammrinde volksmedizinisch zur Behandlung von Verbrennungen, Entzündungen und Wunden verwendet oder auch als Tonikum geschluckt. Die Stängel, Blätter und Wurzeln von ***Mimosa pudica*** **L.** (**Schamhafte Sinnpflanze**) werden als Schlaf- und Beruhigungsmittel gebraucht. ***Mimosa caesalpinifolia***, ***Mimosa invisa***, ***Mimosa melliflora***, ***Mimosa parviflora***, ***Mimosa verrucosa*** u. a. werden in Brasilien arzneilich genutzt. Das Kraut von ***Mimosa humilis*** wird in der Homöopathie eingesetzt.

WIRKUNG

Analgetische Wirkung bei Verbrennungen. Ein Dekokt der Wurzel von *M. tenuiflora* soll bei oraler Aufnahme psychedelisch wirksam sein. Keine genauen Angaben zur Giftwirkung (giftverdächtig).

ORGANISATIONSTYP ► **Pflanze**
evtl. psychoaktiv; giftverdächtig

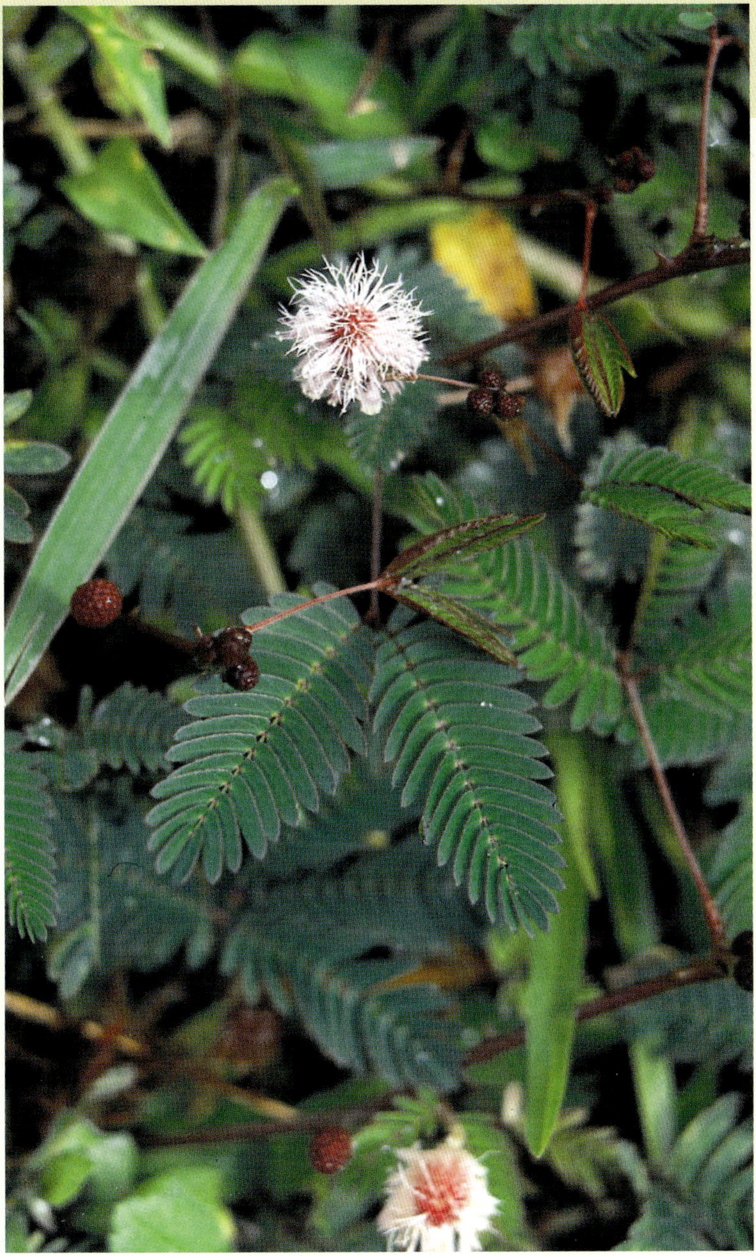

Mimosa pudica (Blüte)

Mitragyna speciosa Korth.

SYNONYM —

Kratom

FAMILIE *Rubiaceae* Rötegewächse

VOLKSTÜMLICHE NAMEN
Roter Sentolbaum; engl.: **Kratom**; **Biak**, **Biak-Biak**, **Gra-tom**, **Katawn**, **Krton**, **Ma(m)bog**, **Mitragyne**.

VERBREITUNG
Südostasien. Thailand sowie von Malaysia bis zur Insel Borneo und Neuguinea.

BESCHREIBUNG
Bis zu 5 – 15 m hoher Baum. Stamm gerade, rötlich, mit gegabelten, schräg nach oben stehenden Ästen. Blätter immergrün, oval, spitz zulaufend, ca. 10 cm lang. Der Blattwechsel läuft kontinuierlich, wobei aber in der Trockenzeit mehr Blätter abgeworfen werden. Blüten langgestielt, gelb bis orangerot, in kugelförmigen Gruppen.

BLÜTEZEIT
Dezember.

VORKOMMEN
Tropen.

DROGEN
Mitragynae folium (Kratom-Blätter): die frischen oder getrockneten Blätter.

INHALTSSTOFFE
Hauptalkaloid ist das psychoaktive Indol-Alkaloid Mitragynin. 7-Hydroxymitragynin hat analgetische Eigenschaften.

GESCHICHTE
Kratom wird seit dem 19. Jahrhundert in Malaysia als Opiumsubstitut verwendet und diente zur Heilung von Opiatsucht. Die Analyse der phytochemischen Eigenschaften begann 1920. Der Anbau von Kratom ist in Thailand seit 1943 verboten.

TRADITIONELLE VERWENDUNG
Rauschmittel. Insbesondere in Thailand als Opium-Ersatz und Anregungsmittel gebraucht. Die frischen Blätter werden gekaut, getrocknete Blätter werden geraucht oder pulverisiert als Tee getrunken. In Thailand illegal aber verbreitet, von Tuk-Tuk-Fahrern (Motorradtaxis) gelegentlich als Amphetamin-Ersatz konsumiert.

MEDIZINISCHE VERWENDUNG
Die Blätter werden in Malaysia als Wurmmittel gebraucht. In der thailändischen Volksmedizin gegen Durchfall verwendet. ***Mitragyna stipulosa*** **(DC.) KUNTZE** wird in Westafrika als Lokal-Anästhetikum genutzt.

WIRKUNG
Die Wirkung ist bei niedriger Dosierung stimulierend, bei hoher Dosierung dämpfend. Gekaute Blätter wirken anregend und aufputschend. Geraucht verursachen die Blätter Rauschzustände (in kleinen Dosen Marihuana-ähnlich, in größeren Dosen LSD-ähnlich). Als Nebenwirkungen werden stärkere Kreislaufstörungen genannt, keine weiteren Nebenwirkungen bekannt.

ORGANISATIONSTYP ► **Pflanze**
berauschend; schwach giftig

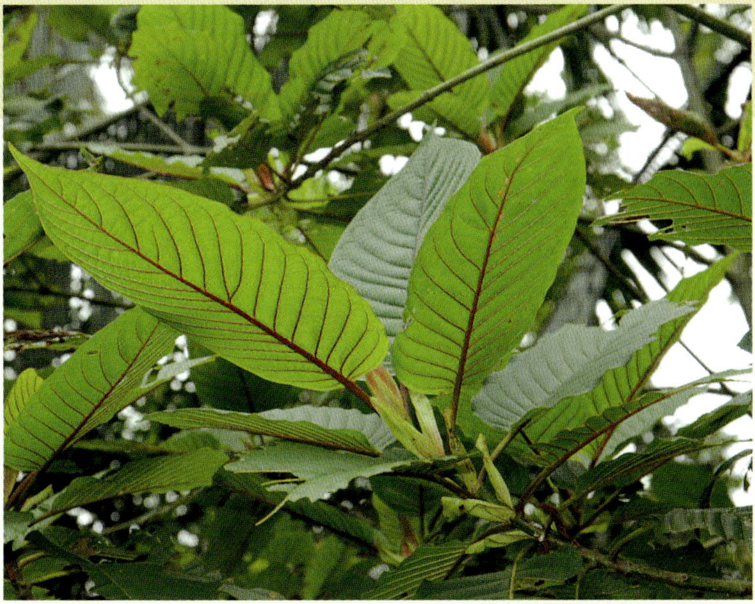

Mitragyna speciosa (Habitus)

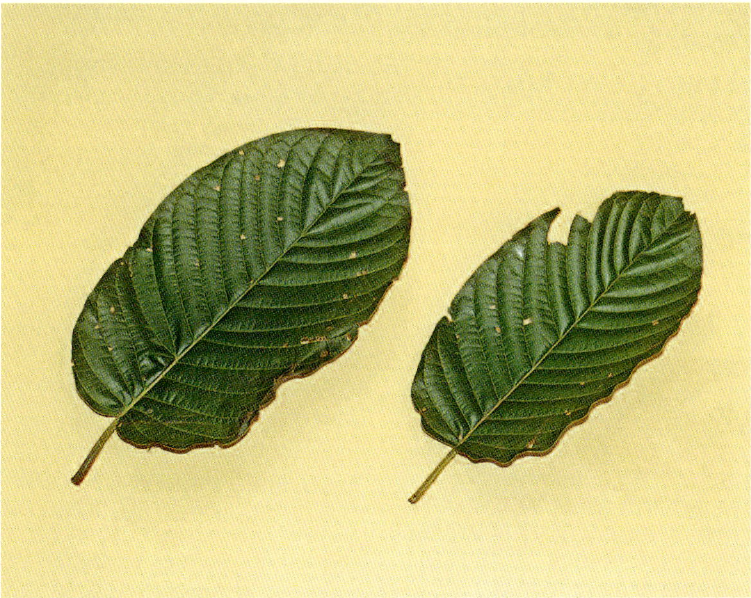

***Mitragyna-speciosa*-Blätter** (die frischen Blätter werden gekaut)

Myristica fragrans HOUTT.

SYNONYM *Myristica aromatica, Myristica moschata* u. a.

Duftende Muskatnuss

FAMILIE *Myristicaceae* Muskatnussbaumgewächse

VOLKSTÜMLICHE NAMEN
Muskatnussbaum; engl.: **Nutmeg**; nl.: **Nootmuskaat**; Bandasprache: **Balla**; Ind.: **mada shaunda** betäubende Frucht.

VERBREITUNG
Heimat Molukken, Kulturen in Asien, Afrika, Südamerika.

BESCHREIBUNG
Immergrüner Baum, 10 – 18 m hoch, zweihäusig. Blätter wechselständig, lederig, kurz gestielt, eiförmig-lanzettlich, ganzrandig, oberseits dunkelgrün, unterseits heller. Blüten kurzgestielt, Perigon gelblichweiß, fleischig, bis 8 mm lang. Steinfrucht beerenartig, kugelig-eiförmig, ocker-gelb, 8 bis 10 cm lang, bis ca. 5 cm Ø. Samen einzeln, nussartig, länglich-rundlich, ca. 2,5 – 3,5 ∞ 2 – 3 cm, von einem roten, zergliederten Mantel (Arillus) umgeben.

BLÜTEZEIT
März – Juli.

STANDORT
Tropische, feucht-warme Zonen.

DROGEN
Myristicae semen: Muskatnuss, die vom Arillus befreiten Samenkerne. *Myristicae arillus*: Macis (syn. Muskatblüte), der getrocknete Samenmantel. *Myristicae (Macidis) aetherolum*: Muskatöl, Macisöl. *Myristicae oleum expressum*: Muskatbutter. Stamm-Pflanzen: *M. fragrans*, ***Myristica argentea*** **WARB.**, ***Myristica malabarica*** **LAM.**, ***Myristica malaccensis*** **KH.** u. a.

INHALTSSTOFFE
Hauptinhaltsstoffe, α-Pinen (27 %), β-Pinen (21 %), Sabinen (15 %), Limonen (9 %), Borneol, Terpineol, Eugenol, Isoeugenol, fettes Öl. Halluzinogen wirken Myristicin (ca. 14 %), Elemicin, Safrol u. a. Phenylallyl-Derivate.

GESCHICHTE
Vermutlich gelangte die Muskatnuss erstmals mit den Kreuzfahrern nach Europa. Im 17. Jahrhundert wurde der Handel von der holländischen Vereenigde Oostindische Companie kontrolliert.

TRADITIONELLE VERWENDUNG
Gewürz (u. a. Currybestandteil), Rauschmittel. 5 – 10 g eingenommen oder geschnupft, gelegentlich als Haschisch-Ersatz mit Tabak geraucht. Zusatz zum **Betelbissen**.

MEDIZINISCHE VERWENDUNG
Volksmedizinisch (Muskatnüsse) als Hypnotikum und Aphrodisiakum. Homöopathisch (als Tinkturen) bei nervösen Beschwerden und Wahrnehmungsstörungen.

WIRKUNG
Muskatnuss und Muskatblüte führen in hohen Dosen evtl. zu Übelkeit, Kopfschmerzen, Gleichgewichtsstörungen und Rauschzuständen mit Halluzinationen. **Cave!**: Safrol wirkt karzinogen und leberschädigend!

ORGANISATIONSTYP ► **Pflanze**
halluzinogen; karzinogen

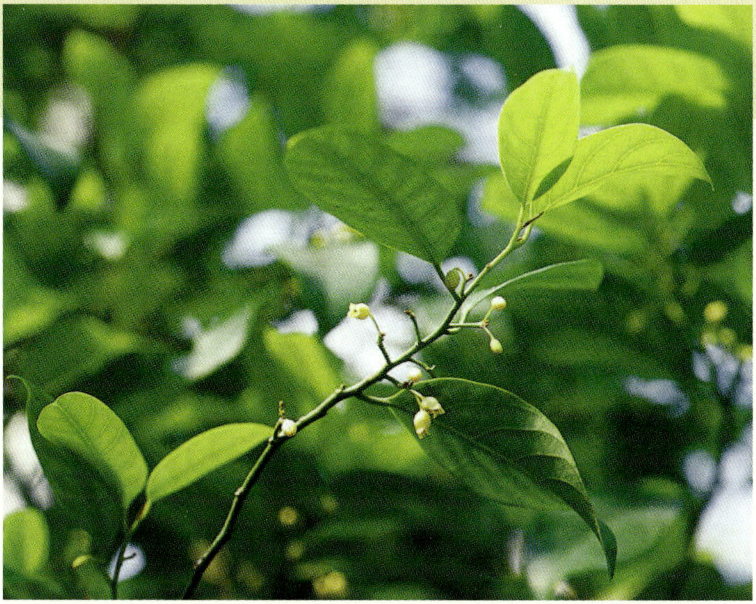

Myristica fragrans (Blüten)

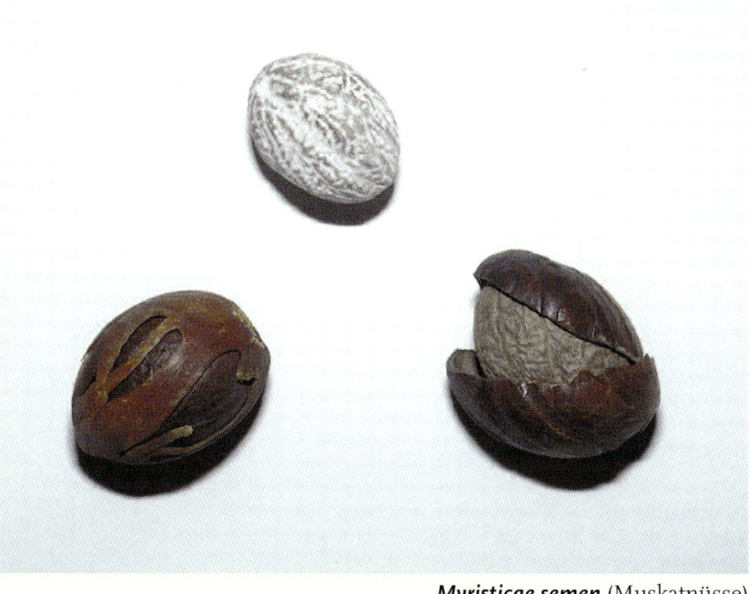

Myristicae semen (Muskatnüsse)

Nepeta cataria L.

SYNONYM —

Gewöhnliche Katzenminze

FAMILIE *Lamiaceae* Lippenblütler

VOLKSTÜMLICHE NAMEN
Echte Katzenminze; engl.: **Catmint**, **Catnip**.

VERBREITUNG
Süd-, Ost- und Mitteleuropa, östliches Mittelmeergebiet, Afrika, West- und Mittelasien bis zum Himalaya, in Nordamerika eingebürgert.

BESCHREIBUNG
Mehrjährige Pflanze. Stängel aufrecht, bis 1 m hoch. Stängel bis zum Grund, Stängelblätter filzig behaart. Stängelblätter eiförmig-zugespitzt, graugrün, lang gestielt. Blumenkrone weißlich, Unterlippe purpurn gefleckt. Teilfrüchte glatt. Geruch aromatisch, zitronenartig.

BLÜTEZEIT
Juli – September.

STANDORT
Schuttplätze, Wegränder, Felsen (bis 1 500 m). Trockene Standorte. Verwildert und eingebürgert.

DROGEN
Herba Nepetae catariae; Echtes Katzenkraut (syn. Katzenminzeblätter, Steinmelissenkraut), das getrocknete Kraut.

INHALTSSTOFFE
Iridoide, Gerbstoffe, ätherisches Öl (hauptsächlich α- und β-Nepetalacton, Dihydronepetalacton, Isodihydronepetalacton, Metabilactone, das psychoaktiv wirksame Alkaloid Actinidin, Citronellol, Geraniol). Nepetalactone wurden auch in kalifornischen Ameisen der Gattung *Myrmacomecystus* nachgewiesen. Die lebenden Ameisen wurden (anscheinend) von kalifornischen Indianern (in Adlerflaum gehüllt) geschluckt, um veränderte Bewusstseinszustände auszulösen.

GESCHICHTE
N. cataria soll auf Katzen eine unwiderstehliche Anziehungskraft (angeblich auch psychoaktive Wirkung) ausüben. Alte Heilpflanze.

TRADITIONELLE VERWENDUNG
Die Blätter werden allein oder zusammen mit Tabak zu gleichen Teilen vermischt geraucht, der Extrakt wird auch auf Tabak u. a. rauchbare Stoffe aufgesprüht. Als Tee zusammen mit *Turnera diffusa* (2 EL frische Katzenminze, 2 EL Damiana *Turnera diffusa*, mit 0,25 l kochendem Wasser überbrühen, 5 min ziehen lassen).

MEDIZINISCHE VERWENDUNG
Hausmittel bei Erkältungen, Grippe, Fieber, Verdauungsstörungen, Koliken, Hämorrhoiden (Salbe), Rheumatismus (Einreibungen) und (evtl.) Kopfschmerzen.

WIRKUNG
Magenberuhigend, allgemein beruhigend, fiebersenkend. Die gerauchten Blätter sollen psychoaktiv wirken. In Form des Tees milde euphorisierende Wirkung von etwa 1 h Dauer. Keine Angaben zu möglicher Giftwirkung.

 ORGANISATIONSTYP ► **Pflanze**
beruhigend; euphorisierend

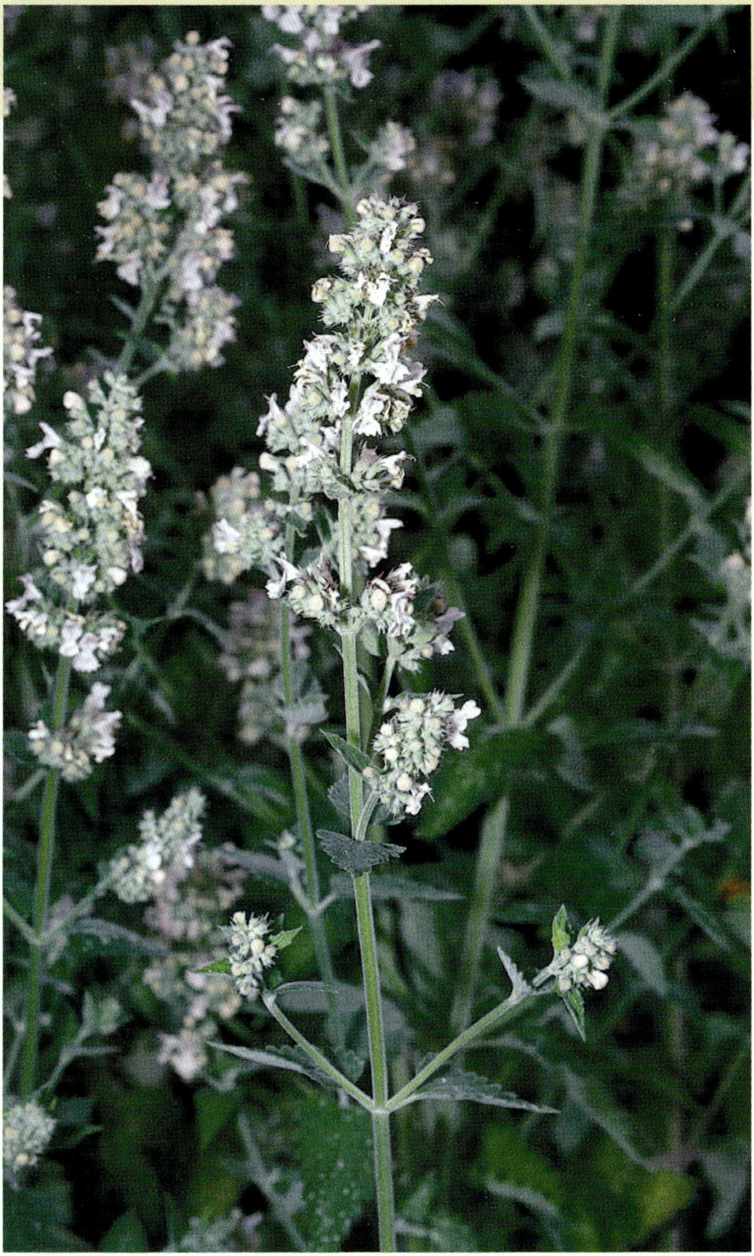

Nepeta cataria (Blüte, Habitus)

Nicotiana glauca GRAHAM

SYNONYM *Nicotidendron glauca, Siphaulax glabra*

Blaugrüner Tabak

FAMILIE *Solanaceae* Nachtschattengewächse

VOLKSTÜMLICHE NAMEN

Blauer Tabak, **Strauchtabak**; engl.: **Tree Tobacco**; gr.-zypr.: **Arkokapnos**, **Yiatros**; Quetschua: **Supay Kayku**.

VERBREITUNG

Ursprünglich auf dem amerikanischen Kontinent (Nordwestargentinien) beheimatet. In die mediterrane Region eingeführt. Als Zierstrauch weltweit verbreitet.

BESCHREIBUNG

Kleiner Baum oder Strauch, 2 bis 3 m hoch, oder auch höher. Stamm gewöhnlich einzeln, Rinde schimmernd, charakteristisch grau-grün (bläulich). Blätter langstielig, bis zu 15 cm lang und 0,5 cm breit, völlig entwickelt grau-grün (bläulich). Blüten gelb, röhrenförmig, 3 – 3,5 cm lang, 0,5 cm breit, 5 Kelchblätter, Krone trichterförmig.

BLÜTEZEIT

Juli – Oktober.

STANDORT

In mediterranen Regionen relativ häufig (außer in großen Höhen und dichten Wäldern).

DROGEN

Nicotiana-glauca-Blätter: Strauchtabakblätter.

INHALTSSTOFFE

Anabasin, Nornicotin, Strychnin(?) und Solanin. Die Anwesenheit von Nikotin wird zwar gelegentlich bestätigt, bleibt aber dennoch fraglich.

GESCHICHTE

Überreste von *N. glauca* wurden in archäologischen Schichten der Nazcakultur entdeckt.

TRADITIONELLE VERWENDUNG

Heil- und Zauberpflanze. Von den Navajo-Indianern während heiliger Zeremonien (als **Marihuana**-Ersatz) geraucht. Peruanische Heiler legen die zerriebenen Blätter in **Chicha** ein. Der Trank wird im geheimen zur Berauschung oder zur Diagnose und Heilung von Krankheiten eingenommen.

MEDIZINISCHE VERWENDUNG

Die zypriotische Bezeichnung meint so viel wie Doktor oder Physiker, was wahrscheinlich auf die hinlänglich bekannten medizinischen Verwendungszwecke hinweisen soll. Diuretikum, Stimulantium, gegen Dermatitis, Durchfall. In einigen Landstrichen werden blutende Verletzungen in den betroffenen Bereichen mit Blättern des Strauchtabaks zugedeckt. Die argentinischen Pilagá-Indianer verwenden die frischen Blätter als Pflanzenpflaster bei Kopfschmerzen.

WIRKUNG

Die in den Blättern enthaltenen Alkaloide wirken blutstillend und antibakteriell. Anabasin wirkt Nikotin-ähnlich. Nebenwirkungen ähnlich Nikotin. Dauergebrauch schädigt Blutgefäße, Herz und Lunge. **Cave!**: (Vermutlich) giftig!

ORGANISATIONSTYP ► **Pflanze**

anregend; (vermutlich) giftig!

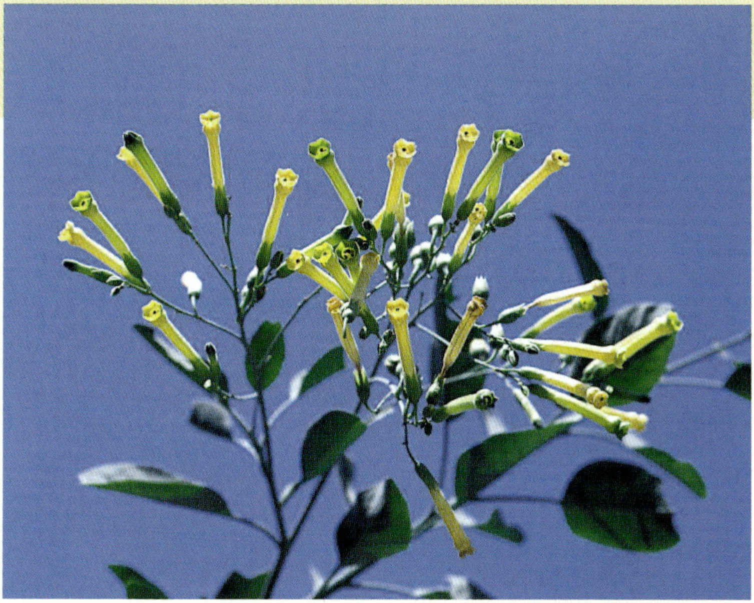

Nicotiana glauca (Blüten)

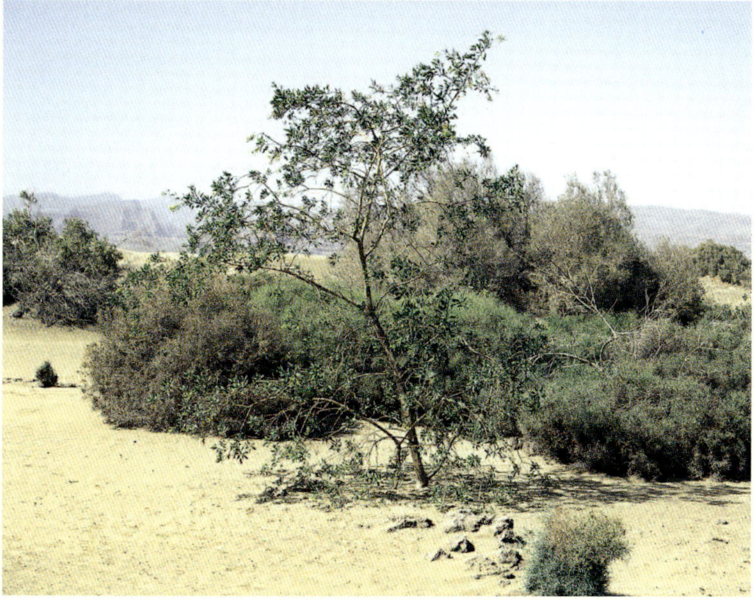

Nicotiana glauca (Habitus)

Nicotiana rustica L.

SYNONYM *Hyoscyamus lethalis*

Bauern-Tabak

FAMILIE *Solanaceae* Nachtschattengewächse

VOLKSTÜMLICHE NAMEN

Art-Epitheton von lat.: **rusticus** Bauer; **Gelbbilsenkraut**, **Indianisch Bilsenkraut**, **Türkentabak**; engl.: **Indian Tobacco**, **Wild Tobacco**.

VERBREITUNG

Heimat Mittelamerika. Früher auch in Mitteleuropa zur Tabakgewinnung angepflanzt. Hauptanbaugebiete: GUS-Staaten, Westindien, Mexiko.

BESCHREIBUNG

Einjährige Pflanze, 60 – 150 cm hoch. Blütenkrone pyramidenförmig grünlich gelb, 15 – 22 mm lang, mit unten bauchig erweiterter Röhre. Blätter kurz gestielt, ganzrandig, eiförmig-stumpflich, am Grund mehr oder weniger herzförmig, stark drüsig behaart, unangenehm riechend. Kapselfrucht eiförmig, mit 2 Klappen aufspringend. Samen klein, rötlich braun.

BLÜTEZEIT

Juni – September.

STANDORT

Kulturpflanze. Sehr sonnige Orte mit fruchtbaren Böden, Benötigt mehr als 14 Stunden Sonnlicht.

DROGEN

Nicotiana-rustica-Blätter: Bauern-Tabak, die an der Luft getrockneten unfermentierten Blätter.

INHALTSSTOFFE

Nikotin und Nornikotin (Hauptalkaloide), außerdem Anabasin, Nicotyrin, Piperidin, Rutin u. a. *Nicotiana glauca* enthält Anabasin (Hauptalkaloid) und Nornikotin.

GESCHICHTE

Bereits zur Zeit von KOLUMBUS war der Brauch des Tabak-Rauchens in Mittelamerika bekannt. Die zum Rauchen benutzten Pflanzenrohre hießen in der Eingeborenensprache **tabago**, wovon wahrscheinlich der Name Tabak abgeleitet wurde. Der Bauern-Tabak wurde schon von den Mayas bei schamanistischen Ritualen verwendet.

TRADITIONELLE VERWENDUNG

Eine (volks)heilkundliche Verwendung ist ausschließlich aus den Herkunftsländern bekannt. *Nicotiana-rustica*-Blätter werden besonders im Orient als Wasserpfeifentabak und in Russland als Machorka geschätzt. Aus den Samen wird ein Öl gewonnen.

MEDIZINISCHE VERWENDUNG

Die Blätter werden in Indien äußerlich bei rheumatischen Schwellungen, bei Hautkrankheiten und zur Behandlung von Skorpionsstichen eingesetzt.

WIRKUNG

Anregend, auf den Sympathicus wirkend. Bei hohen Dosen Übelkeit, Erbrechen, Herzrhythmusstörungen, Krämpfe, Schock, Halluzinationen, evtl. Tod durch Atemlähmung.

ORGANISATIONSTYP ► **Pflanze**

anregend; (tödlich) giftig!

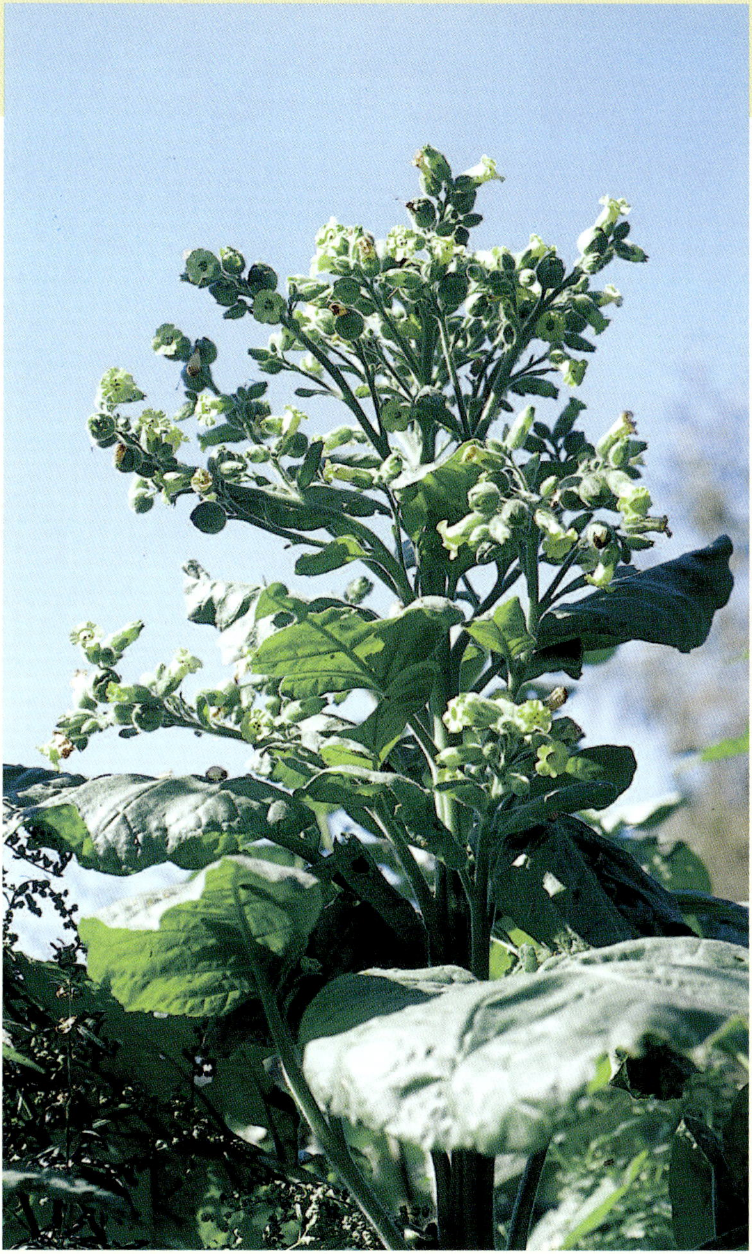

Nicotiana rustica (Habitus)

Nicotiana tabacum L.

SYNONYM *Nicotiana angustifolia, N. chinensis, N. latissima* u. a.

Virginischer Tabak

FAMILIE *Solanaceae* Nachtschattengewächse

VOLKSTÜMLICHE NAMEN
Echter Tabak; engl.: **Common Tobacco, Tobacco**; sp.: **Yerba santa** heiliges Kraut.

VERBREITUNG
Heimat tropisches Südamerika. Dominierende Tabak-Art.

BESCHREIBUNG
Ein- bis zweijährige Pflanze, bis 2 m hoch. Stängel aufrecht, einfach oder wenig verästelt. Blüten rispig angeordnet, trompetenförmig, mit dreieckigen, abstehenden Zipfeln, Blütenkrone weiß oder rosa bis rötlich. Blätter länglich-lanzettlich bis elliptisch, sitzend oder gestielt. Zahlreiche Sorten.

BLÜTEZEIT
Juni – September.

STANDORT
Kulturen weltweit.

DROGEN
Nicotianae folium (syn. *Folia Tabaci, Herba Nicotianae virginianae, Herba Petum, Herba Tabaci*): Tabakblätter (syn. Virginischer Tabak), die an der Luft getrockneten unfermentierten Blätter.

INHALTSSTOFFE
Alle Pflanzenteile enthalten die Pyridin-Alkaloide Nikotin, Nornikotin, Anabasin und Nicotyrin, weiter Piperidin, Pyrrolidin, Rutin, Kaempferol-Rhamnoglucasid, freie Amine, Flavone und Cumarine, β-Carbolin (Harman und Norharman), ätherisches Öl.

GESCHICHTE
Eine der ältesten und bedeutsamsten indianischen Kulturpflanzen. Nach der Einführung in Europa als Allheil- und Wundermittel volksmedizinisch verwendet. Gesetzliche Maßnahmen (Werbe- und Rauchverbote) der letzten Jahre haben zum Ziel, das Rauchen aus volksgesundheitlichen Gründen weiter einzuschränken.

TRADITIONELLE VERWENDUNG
Hauptsächlich zur Rauchtabakproduktion, auch zur Insektizidherstellung. Religiöser, medizinischer, hedonistischer und aphrodisischer Gebrauch. Schamanen südamerikanischer Indianerstämme rauchen, kauen oder schnupfen große Mengen Tabak, trinken Tabakabsude oder verabreichen sich Tabakklistiere, um in die Welt der Geister reisen zu können.

MEDIZINISCHE VERWENDUNG
Medizinische Verwendung obsolet. Homöopathisch u. a. bei Angina.

WIRKUNG
Nikotin wirkt in niedrigen Dosen anregend auf das Zentralnervensystem, in mäßigen Dosen lähmend, in höheren Dosen (50 – 100 mg), Halluzinationen, Tod durch Atemlähmung. Verursacht Abhängigkeit. Rauchen ist gesundheitsschädlich (krebsfördernd, Raucherbeine, Schädigung des Herz- und Kreislaufsystems). **Cave!**: Bei oraler Aufnahme (tödlich) giftig!

ORGANISATIONSTYP ► **Pflanze**
anregend; (tödlich) giftig!

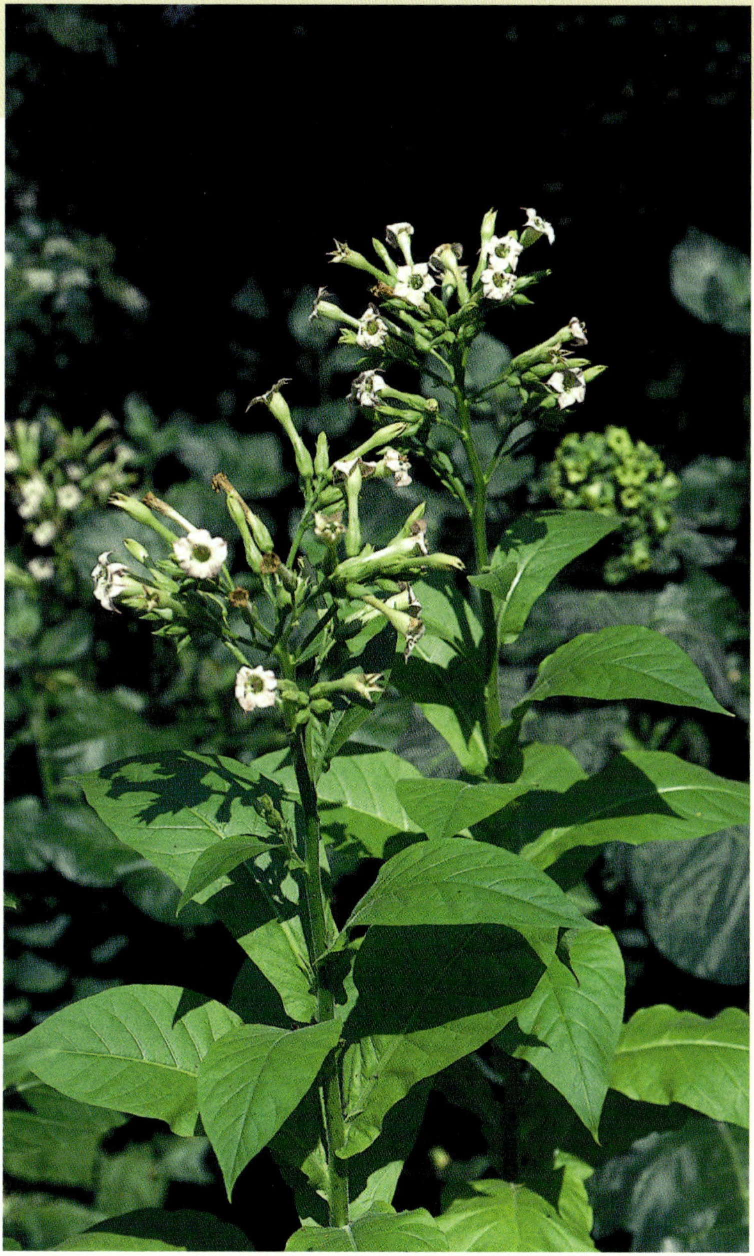

Nicotiana tabacum (Blüte, Habitus)

Nymphaea spp. L.

SYNONYM —

Seerosen-Arten

FAMILIE *Nymphaeaceae* Seerosengewächse

▼

VOLKSTÜMLICHE NAMEN

Lotus; engl.: **Water Lily**.

VERBREITUNG

Gemäßigte und warme Zonen beider Hemisphären.

BESCHREIBUNG

50 Arten. Ausdauernde Wasserpflanzen. ***Nymphaea ampla*** **(SALISB.) DC. (Mexikanische Seerose)**: Blätter dick, gezähnt. Blattunterseite purpurfarben, 14 – 28 cm Ø. Blüten weiß, 7 – 13 cm Ø. ***Nymphaea caerulea*** SAVIGNY (**Blaue Seerose**): Blätter oval, schildförmig, unregelmäßig gezähnt, 12 – 15 cm Ø. Blattunterseite grün-purpurfarben gesprenkelt. Blüten hellblau, in der Mitte mattweiß.

BLÜTEZEIT

Juni – Oktober.

STANDORT

Langsam fließende und stehende Gewässer.

DROGEN

Nymphaeae flos (syn. *Flores Nymphaeae*): Seerosenblüten, die getrockneten vollständigen Blüten. *Nymphaeae rhizoma* (syn. *Radix Nymphaeae*); Seerosenwurzel, das getrocknete Rhizom mit Wurzeln. Stamm-Pflanzen: ***Nymphaea alba*** **L. (Weiße Seerose)**, *N. ampla, N. caerulea* u. a.

INHALTSSTOFFE

N. caerulea enthält vermutlich Alkaloide, die Blüten liefern ein ätherisches Öl mit angeblich aphrodisierenden Eigenschaften. *N. alba* enthält Nupharin (Alkaloid) und Nymphalin (Glykosid). *N. ampla* enthält Apomorphin, Nuciferin und Nornuciferin. *Nuphar lutea* enthält als Hauptalkaloid Des-oxynupharidin (α-Nupharidin), Nuparin und β-Nupharidin.

GESCHICHTE

Verschiedene Anhaltspunkte lassen auf eine halluzinogene Verwendung der Gattung *Nymphaea* in der Vergangenheit schließen. *N. alba* und *N. caerulea* waren im antiken Ägypten die wichtigsten kultivierten (rituellen) Pflanzen.

TRADITIONELLE VERWENDUNG

N. ampla wird als Tee oder Dekokt zubereitet (keine genauen Dosierungshinweise). Die getrockneten Knospen und Blüten werden geraucht (1 – 2 Knospen). Das frische Rhizom wird roh oder gekocht verzehrt. 6 Knospen oder Blüten von *N. caerulea* werden in Wasser gekocht und anschließend in einem Leinentuch ausgedrückt.

MEDIZINISCHE VERWENDUNG

In Ägypten wurden die Blütenblätter bei Lebererkrankungen, Verstopfung, gegen Giftstoffe u. a. verwendet.

WIRKUNG

Die Blätter und Blüten (von *N. caerulea*) sollen narkotische Eigenschaften haben. **Cave!**: Giftverdächtig bis (schwach) giftig!

ORGANISATIONSTYP ► **Pflanze**
giftverdächtig bis (schwach) giftig!

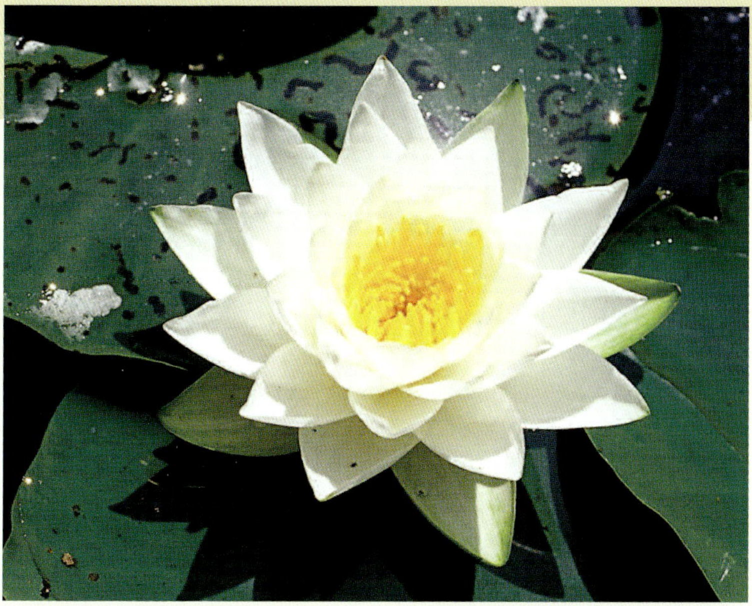

Nymphaea alba (Blüte, Habitus)

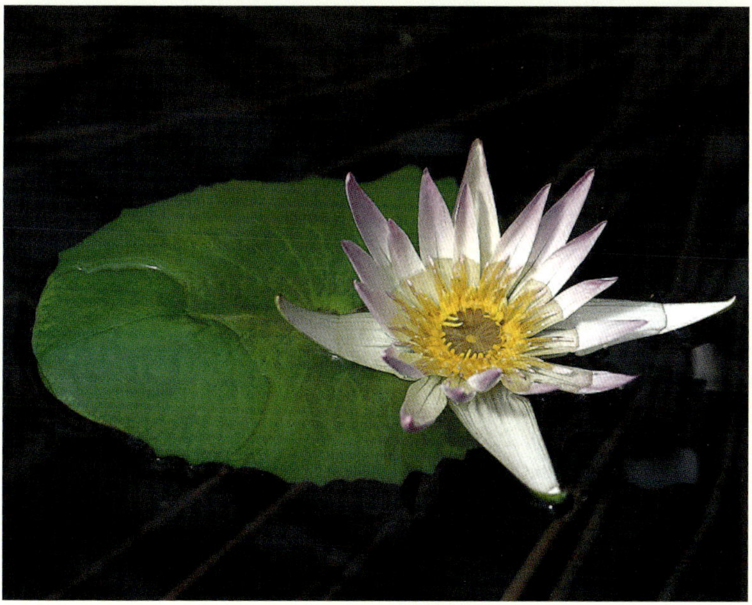

Nymphaea caerulea (Blüte, Habitus)

Panax ginseng C. A. Mey

SYNONYM *Aralia ginseng, Panax schinseng*

Koreanischer Ginseng

FAMILIE *Araliaceae* Efeugewächse

▼

VOLKSTÜMLICHE NAMEN
Allheilkraut, **Koreanischer Ginseng**, **Kraftwurz**; engl.: **Ginseng**; chin.: **Nin-Sin**.

VERBREITUNG
China, Amur, Korea. Plantagen auch in Japan, Kanada und USA.

BESCHREIBUNG
Ausdauernde Pflanze mit aromatischer, fleischiger, bis zu 50 cm langer Pfahlwurzel. Stängel aufrecht, 60 – 80 cm hoch. Blätter 5zählig, gefingert, Rand doppelt gezähnt. Blütenstände doldenförmig. 2 – 3 Beerenfrüchte, erbsengroß, rot.

BLÜTEZEIT
Juni – August.

STANDORT
Wildwachsend in Gebirgsgegenden Ostasiens. Humusböden.

DROGEN
Ginseng radix (syn. *Radix Ginseng*): Ginsengwurzel (syn. Kraftwurzel, Panaxwurzel, Samwurzel, Weißer Ginseng), die getrockneten Wurzeln. Diese kommen gebleicht und geschält als „**Weißer Ginseng**“ (**Paksam**) oder vor der Trocknung mit Wasserdampf behandelt als „**Roter Ginseng**“ (**Hongsam**) in den Handel. *Panax-quinquefolius*-Wurzel: Amerikanische Ginsengwurzel, die getrockneten Wurzeln von ***Panax quinquefolius* L.** (**Amerikanischer Ginseng**).

INHALTSSTOFFE
Panaxin, Panaxsäure, Triterpensaponine (sog. Ginsenoside), ätherisches Öl, Gerbstoffe, Bitterstoffe, Phosphate, Aminosäure, Peptide, Zucker, Vitamine u. a.

GESCHICHTE
Die Gattungsbezeichnung *Panax* ist nach der Tochter des ASKLEPIOS, der „Allesheilerin“ PANAKEIA, benannt. *P. quinquefolius* wurde von indianischen Medizinmännern als Heilmittel und Aphrodisiakum zubereitet. Die Wurzel wird als magisches Schutzamulett getragen.

TRADITIONELLE VERWENDUNG
Nutzpflanze, Heilpflanze. In Ostasien gilt die Droge als Panazee (Allheilmittel). Aphrodisiakum, Sedativum, Stimulans. Bei Nervenkrankheit, nervösen Erschöpfungszuständen und Depressionen. Zur Steigerung der Immunabwehr.

MEDIZINISCHE VERWENDUNG
Bestandteil vieler Fertigpräparate, die als Immunstimulantien, Geriatrika, Tonika und Anabolika genutzt werden. Die in der Wurzel enthaltenen Ginsenoside werden als Tonikum bei Müdigkeit, Leistungs- und Konzentrationsschwäche sowie in der Rekonvaleszens verwendet. Tagesdosis 1 – 2 g.

WIRKUNG
Hormon- und vitaminähnliche Wirkung. Nebenwirkungen: Diarrhoe, Schlaflosigkeit, Hypertonie, Euphorie. **Cave!**: Schwach giftig.

ORGANISATIONSTYP ► **Pflanze**
allgemein stärkend; schwach giftig

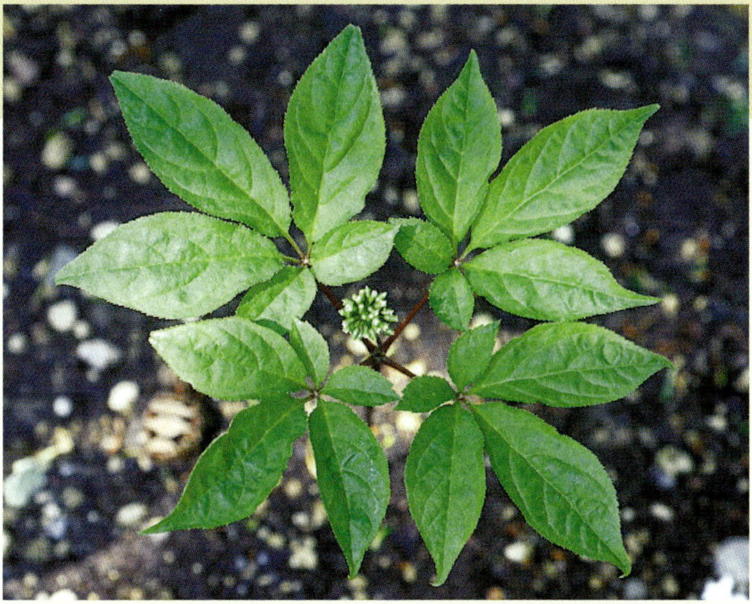

Panax ginseng (Blüte, Habitus)

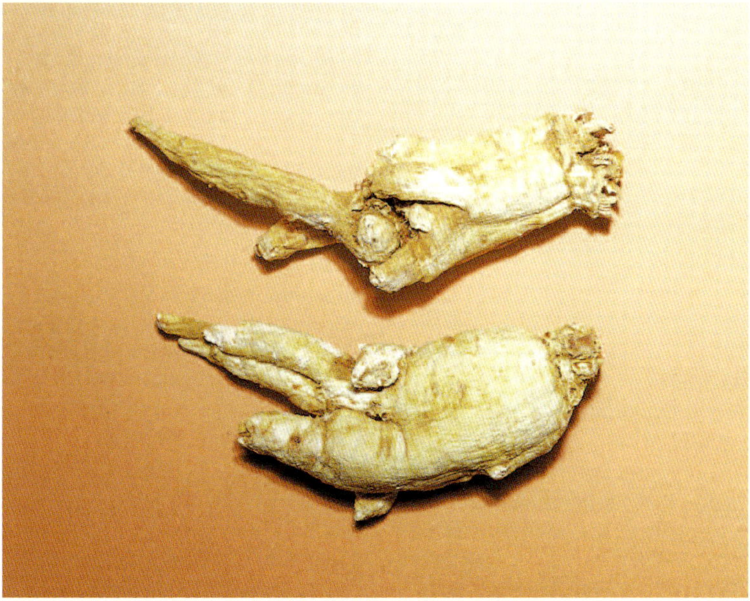

Ginseng radix (Ginsengwurzel)

Pandanus spp. PARKINSON

SYNONYM —

Schraubenbaum-Arten

FAMILIE *Pandanaceae* Schraubenbaumgewächse

VOLKSTÜMLICHE NAMEN
Schraubenpinie; engl.: **Screw Pine**; **Pandanus**, **Vacoa**.

VERBREITUNG
Europa, Asien, Afrika, in Amerika teilweise eingebürgert.

BESCHREIBUNG
Pflanzen von baumähnlichem Wuchs, zweihäusig. Stamm holzig, bis 20 m hoch, manchmal verzweigt. Gespreizte Stelz- oder Luftwurzeln, auch als Kletterpflanzen. Blätter kräftig, faserig, bis 4,5 m lang, in spiraliger Anordnung an den Zweigspitzen, gelegentlich vor- und zurückgekrümmte Stacheln tragend. Sammelfrüchte meist groß, oft bunt gefärbt, segmentiert, von den eckigen, leicht ablösbaren Fruchtblättern umschlossen. Gattung mit etwa 600 Arten.

BLÜTEZEIT
Frühjahr – Sommer.

STANDORT
Tropische und warme Zonen, bevorzugt Küstengebiete oder salzigen Morast, auch als Zierpflanze.

DROGEN
Schraubenbaumnuss, -blätter, -blüten und -wurzel.

INHALTSSTOFFE
In den Früchten einiger *Pandanus*-Arten wurde *N,N*-Dimethyltryptamin nachgewiesen. Die Blüten enthalten ätherisches Öl (bestehend aus Benzylacetat, Benzylalkohol, Geranol, Guiacol, Phenethylalkohol u. a.).

GESCHICHTE
Keine relevanten Angaben. ***Pandanus nepalensis*** ist in Nepal ein heiliger Baum des Gottes GANESHA.

TRADITIONELLE VERWENDUNG
Heil-, Rauschmittel, für magische und zeremonielle Zwecke. Die aromatischen Blätter werden frisch oder getrocknet in der asiatischen Küche verwendet. Auf den Seychellen gelten die phallusförmigen Luftwurzeln als wirksames Aphrodisiakum. Dekokte der Luftwurzeln werden getrunken. Die australischen Ureinwohner stellen aus den Früchten von ***Pandanus spiralis*** **R. BR.** einen **Wein** her. Das in den Deckblättern der männlichen Blüten enthaltene ätherische Öl wird in Indien Duftwässern und Par-fums beigegeben. Früchte in Süd-ostasien als Nahrungsmittel.

MEDIZINSCHE VERWENDUNG
Pandanus antarensis **ST. JOHN** wird in Papua-Neuguinea als Schmerzmittel verwendet. Das stimulierende ätherische Öl wird in Nepal bei Kopfschmerzen und Rheuma verschrieben.

WIRKUNG
Nach Genuss einer größeren Anzahl Nüsse angeblich irrationales Verhalten, von den Eingeborenen Neuguineas als Karuka-Verrücktheit bezeichnet.

ORGANISATIONSTYP ► **Pflanze**
evtl. halluzinogen

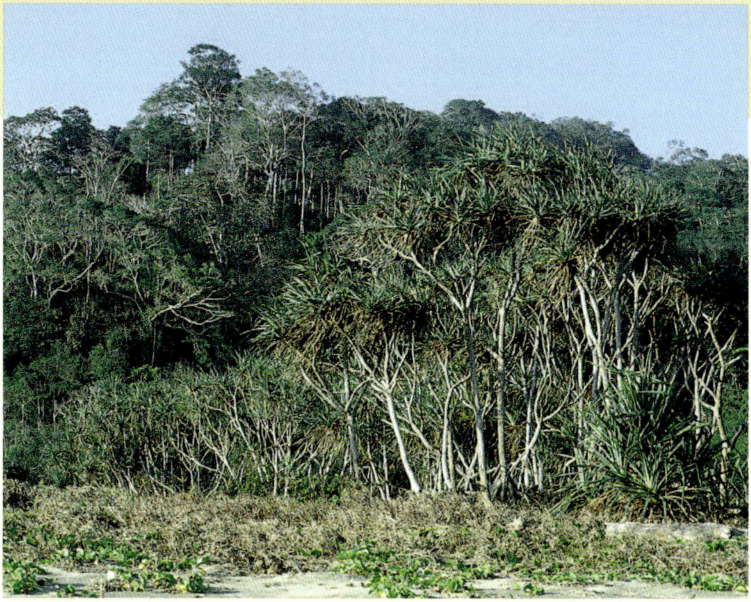
***Pandanus*-Art** (Habitus)

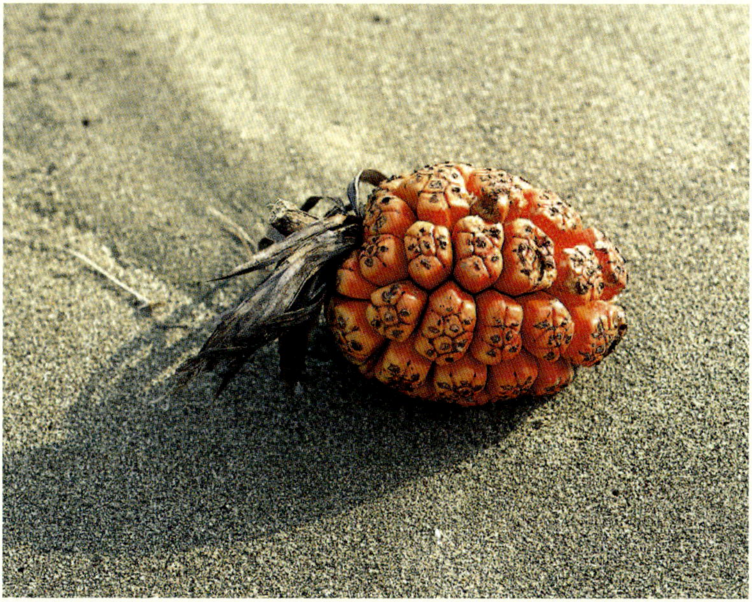
***Pandanus*-Art** (Frucht)

Papaver rhoeas L.

SYNONYM *Papaver strigosum*

Klatsch-Mohn

FAMILIE *Papaveraceae* Mohngewächse

VOLKSTÜMLICHE NAMEN

Feuer-Mohn; engl.: **Corn Poppy**, **Field Poppy**, **Flanders Poppy**; fr.: **Pavon coquelicot**.

VERBREITUNG

Europa, Nordasien, Nordafrika.

BESCHREIBUNG

Einjährige Pflanze, 30 – 90 cm hoch, weißen Milchsaft führend, formenreich. Blätter einfach oder doppelt fiederspaltig. Blüten scharlachrot, 4 Kronblätter. Samenkapsel verkehrt-eiförmig, unten abgerundet. 10 (8 – 14) Narbenstrahlen, sich gegenseitig mit den Rändern deckend. Blütenstiel, Stängel und Blätter abstehend oder anliegend, borstig behaart.

BLÜTEZEIT

Mai – Juli.

STANDORT

Lehmige Äcker, Weinberge, Olivenhaine, Ödland. Gemäßigte Regionen. Häufig.

DROGEN

Rhoeados flos (syn. *Flores Papaveris*): Klatschmohnblüten, die zur Blütezeit gesammelten, getrockneten Kronblätter.

INHALTSSTOFFE

Zahlreiche Alkaloide (Gesamtalkaloidgehalt 0,11 – 0,12 %) Hauptalkaloid Rhoeadin (0,06 %), daneben Allocryptopin, Berberin, Coptisin, Papaverin, Roemerin, Sinactin u. a., Schleim- und Gerbstoffe, Meconsäure, Mecocyanin.

GESCHICHTE

In Assyrien wurde der Klatschmohn anscheinend wie echtes **Opium** verwendet (siehe auch *Papaver somniferum*, S. 176).

TRADITIONELLE VERWENDUNG

Opium-Ersatz (siehe oben).

MEDIZINISCHE VERWENDUNG

Volksmedizinisch als mildes Schmerzmittel, bei Reizhusten, Überaktivität, Beruhigungs- und Schlafmittel für Kinder. „... Wenn man eine Abkochung von 5 oder 6 Kapseln in **Wein** trinkt, wird Schmerz gestillt und Schlaf gefördert...“ (K'EOGH 1735).

WIRKUNG

Leicht Schmerz stillend, beruhigend. Angeblich psychoaktive (**Opium**-ähnliche) Wirkung. Rhoeadin wirkt offensichtlich Krampf erregend. Vergiftungserschein-ungen mit Erbrechen, Müdigkeit, Leibschmerzen. Wiederkäuer, Pferde und Schweine zeigen bei Aufnahme großer Mengen während Blütezeit und Samenbildung Vergiftungssymptome (zentralnervöse Erregung, Gastroenteritis, Unruhe, Schreckhaftigkeit, Raserei, Krämpfe, Bewusstlosigkeit). **Cave**! Giftig! ► ***Papaver orientale* L.** (**Feuermohn**) wird gelegentlich als psychoaktiv bezeichnet, enthält aber keine bedeutenden Opium-Alkaloide. ► ***Glaucium flavum* CRANTZ** (**Hornmohn**) enthält Glaucin mit codeinähnlicher Wirkung.

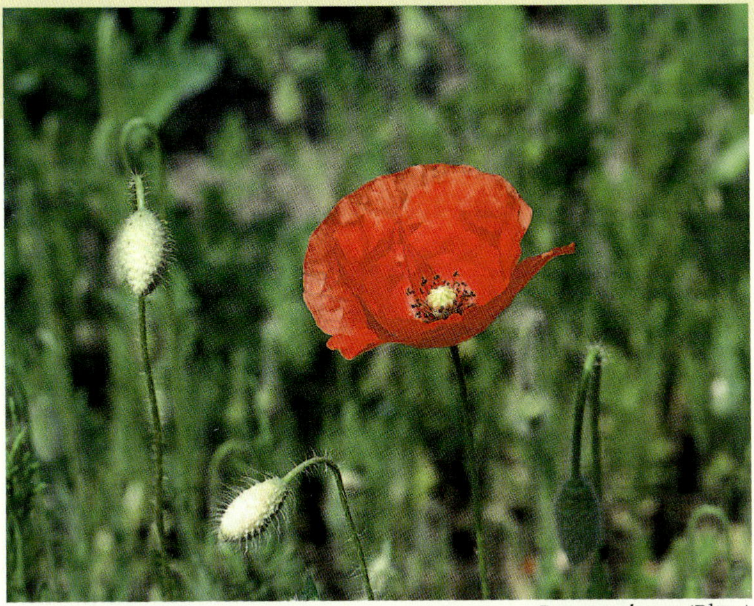

Papaver rhoeas (Blüte)

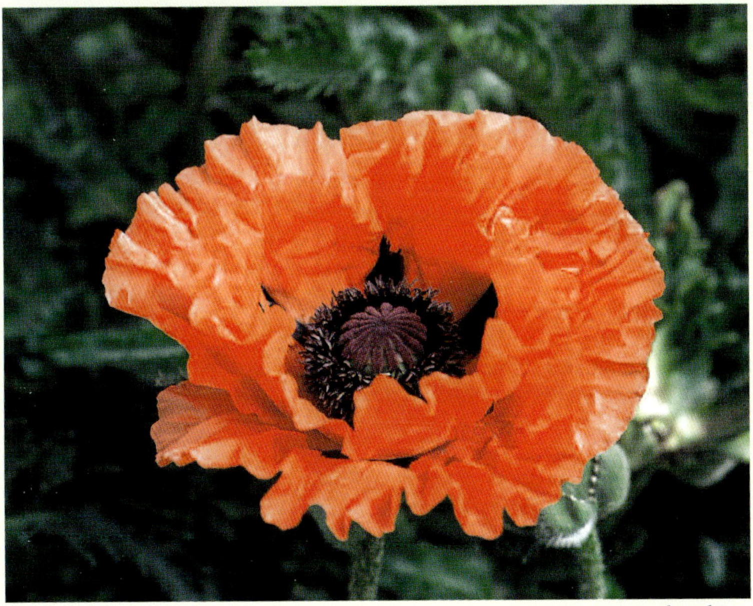

Papaver orientale (Blüte)

Papaver somniferum L.

SYNONYM *Papaver nigrum, P. officinale, P. opiiferum* u. a.

Schlaf-Mohn

FAMILIE *Papaveraceae* Mohngewächse

VOLKSTÜMLICHE NAMEN

lat.: **Papaver**; engl.: **Opium Poppy**; **Chandu**; **Meconium**; **Mekon**.

VERBREITUNG

Vermutlich in Mittel- oder Südeuropa beheimatet, weltweit verbreitet. Anbau hauptsächlich für die pharmazeutische Industrie und die illegale Heroinproduktion.

BESCHREIBUNG

Einjähriges Kraut mit einfacher, spindelförmiger Wurzel. Stängel aufrecht 30 – 150 cm hoch mit verschiedenartig gestalteten Blättern. Kronblätter weißviolett, rosarot oder rot. Kapselfrucht, kugelig. Samen blauschwarz. Stängel, Blätter und unreife Kapseln enthalten einen giftigen Milchsaft.

BLÜTEZEIT

Juni – August.

STANDORT

Sonnige Standorte, nährstoffreiche, kalkhaltige Böden.

DROGEN

Papaveris folium: Mohnblätter.
Papaveris fructus: Mohnfrüchte.
Papaveris radix: Mohnwurzel.
Papaveris semen: Mohnsamen.
Papaveris seminis oleum: Mohnöl.
Stramentum Papaveris: Mohnstroh.
Opium (syn. *Latex Papaveris*): der luftgetrocknete und bei 60 °C nachgetrocknete Milchsaft. **Opium**-Gewinnung und Handel unterliegen weltweit den (jeweiligen) Betäubungsmittelgesetzen.

INHALTSSTOFFE

Der Milchsaft enthält sog. Opium-Alkaloide, Meconsäure, Proteine, Schleimstoffe, Zucker, Harze, Kautschuk und Wachse. Die alkaloidfreien Samen bestehen zu etwa 50 % aus fettem Öl. **Opium** enthält etwa 40 Alkaloide vom Morphin- (Morphin, Codein, Thebain) und Benzylisochinolin-Typ (Papaverin, Noscapin, Narcein, Reticulin).

GESCHICHTE

Nahrungsmittel, Rauschmittel, Aphrodisiakum. Früheste Erwähnung auf einer sumerischen Schreibtafel (ca. 3 000 v. Chr.). Schlafmohn wurde bereits im Neolithikum angebaut (Oberitalien, Schweiz, Süddeutschland).

TRADITIONELLE VERWENDUNG

Aus dem Milchsaft der unreifen Mohnkapseln wird das **Opium** gewonnen. Darreichungsformen als Klistiere, gegessen oder geraucht.

MEDIZINISCHE VERWENDUNG

Die Samen liefern das in der Lebensmittelindustrie und zur Herstellung ölhaltiger pharmazeutischer Produkte verwendete Mohnöl. Homöopathisch u. a. bei Reizzuständen.

WIRKUNG

Opium wirkt wesentlich komplexer als die einzelnen Alkaloide. Stark berauschend, sedativ-hypnotisch, narkotisierend, krampflösend. **Cave**!: Giftig!

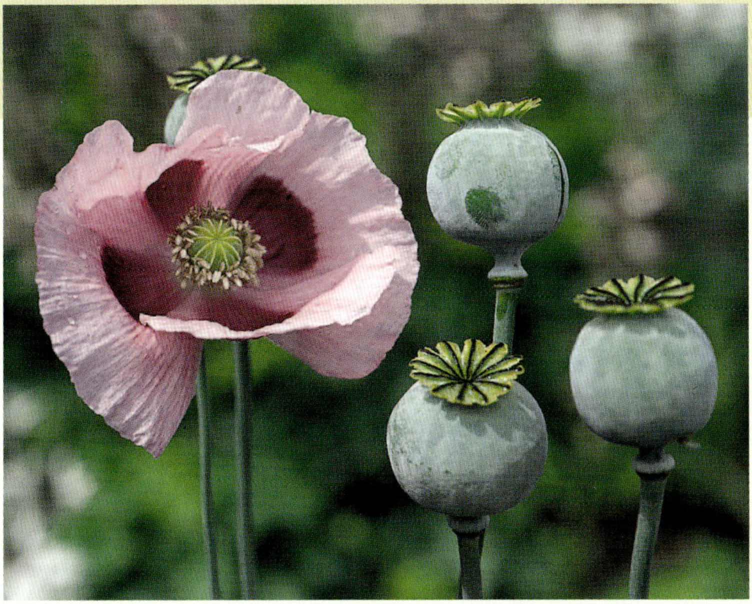

Papaver somniferum (Blüte, Samenkapsel)

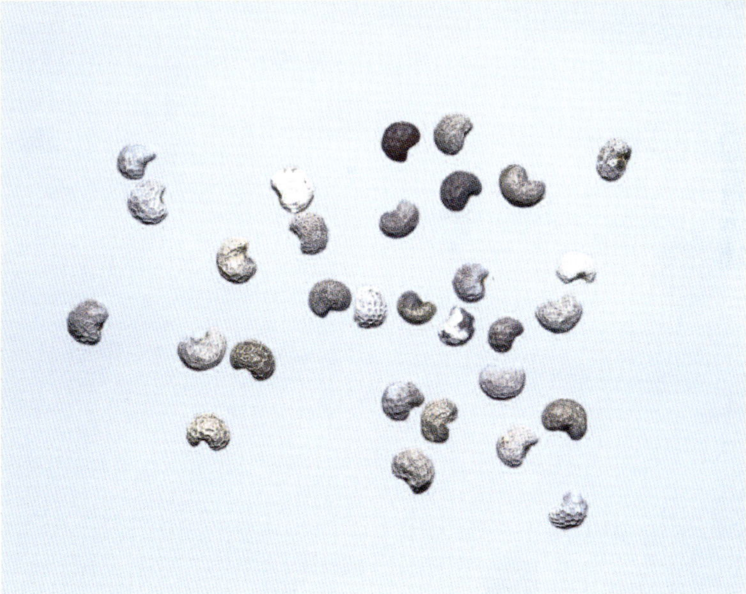

Papaveris semen (Schlafmohnsamen)

Passiflora caerulea L.

SYNONYM —

Blaue Passionsblume

FAMILIE *Passifloraceae* Passionsblumengewächse

VOLKSTÜMLICHE NAMEN
Passionsblume; engl.: **Blue Passion Flower**.

VERBREITUNG
Heimat südliches Nordamerika, Mittelamerika, in Südeuropa (Italien und Griechenland) verwildert.

BESCHREIBUNG
Mehrjähriger, reichblühender Kletterstrauch. Blätter herzförmig, 5- bis 7-lappig, gestielt, wechselständig. Blüten weiß, 7 – 9 cm groß, mit blauen Fäden, verlängerte Blütenachse, 3 Griffel, 5 Staubblätter. Frucht hühnereiergroß, gelb.

BLÜTEZEIT
Juni – September.

STANDORT
Kulturpflanze, Zimmerpflanze.

DROGEN
Passiflorae herba (syn. *Herba Passiflorae*): Passionsblumenkraut (syn. Passionskraut), das getrocknete Kraut. Stamm-Pflanzen: *P. caerulea*, ***Passiflora incarnata* L. (Winterharte Passionsblume)**, außerdem die Wurzel(n) von ***Passiflora involucrata***, Fruchtsaft von ***Passiflora edulis* Sims (Eierfrucht, Maracuja, Purpurgrenadille)** und Blütenkelche von ***Passiflora foetida* L. (Stinkende Grenadille)**.

INHALTSSTOFFE
Die Blätter enthalten cyanogene Verbindungen. Das Flavonoid Chrysin (5,7-Dihydroflavon), welches experimentell an Benzodiazepin-Rezeptoren bindet. Frische Blätter enthalten nach der ersten Fruchtreife bis zu 6 mg HCN pro 100 g. *P. incarnata* enthält Flavonoide (z. B. Vitexin), Cumarine und Maltol, entgegen früheren Angaben keine Harmanal-Alkaloide.

GESCHICHTE
Bereits in präkolumbiaischer Zeit wurden verschiedene *Passiflora*-Arten als Nahrungs- und Heilmittel genutzt.

TRADITIONELLE VERWENDUNG
Die Wurzeln von *Passiflora involucrata* werden als **Ayahuasca**-Additiv verwendet.

MEDIZINISCHE VERWENDUNG
Passiflora-Arten volksmedizinisch und homöopathisch als Schlaf- und Beruhigungsmittel (wenig gebräuchlich; empfohlene Tagesdosis 4 – 8 g). *P. incarnata* in Kombinationspräparaten. In rein pflanzlichen Beruhigungsmitteln zusammen mit *Valeriana, Humulus, Melissa, Crataegus, Avena* od. ä. *Passiflora*-Curarina-Tropfen (alkoholisch-wässriger Auszug aus dem Kraut; 36 % Ethanol), bei Unruhe, Nervosität, Einschlafstörungen.

WIRKUNG
Leicht sedative, antidepressive und spasmolytische Effekte in tierexperimentellen Untersuchungen.
Cave!: Schwach giftig.

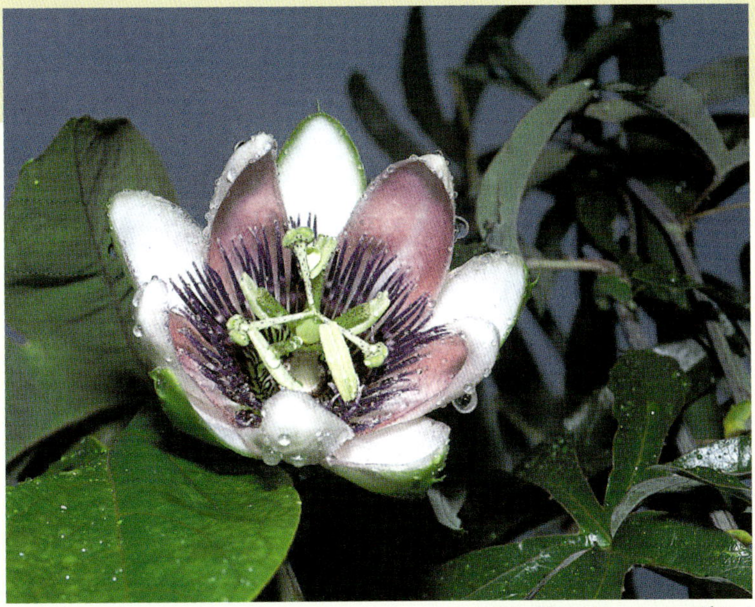

Passiflora incarnata (Blüte)

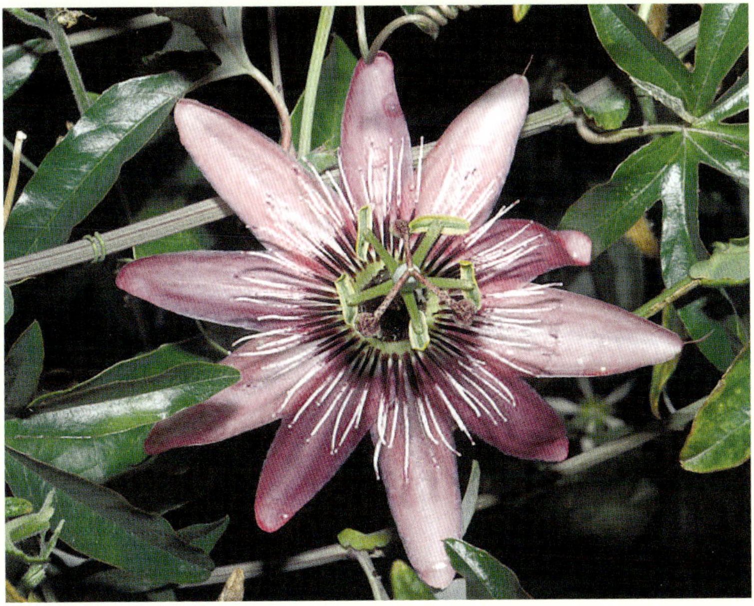

Passiflora caerulea (Blüte)

Paullinia cupana H. B. K.

SYNONYM *Paullinia sorbilis*

Guarana

FAMILIE *Sapindaceae* Seifenbaumgewächse

VOLKSTÜMLICHE NAMEN
Guaranaliane; engl.: **Guarana Shrub**.

VERBREITUNG
In den tropischen feucht-heißen Regenwäldern Amazoniens, Venezuela und Brasilien.

BESCHREIBUNG
Wie Hopfen kultivierte Kletterpflanze. Blätter wenig gefiedert. Blütentrauben gelb. Kapselfrüchte kastanienähnlich, rot. Samen 2 – 3, weiß-schwarz, diese werden auch **Früchte der Jugend** genannt.

BLÜTEZEIT
Am Ende der Regenzeit.

STANDORT
Anbau auf Plantagen hauptsächlich in Brasilien.

DROGEN
Paulliniae semen: Guaranasamen, die gerösteten und gemahlenen Samen. *Pasta Guarana* (syn. *Pasta Guaraná, Pasta seminum Paulliniae, Massa Guaranae)*: Guaranapaste, Guaranápaste, harte dunkelbraune Trockenpaste, in Form von Stangen, Kugeln oder brotförmigen Gebilden im Handel, Geschmack kakaoähnlich. Diese Guarana-Brote sind lange haltbar, sie werden etwas angeschabt und mit Wasser aufgegossen.

INHALTSSTOFFE
Koffein. Guarana ist die coffeinreichste Droge, sie enthält 2,5 bis 8 % Koffein und bis zu 25 % Gerbstoffe, an welche das Koffein gebunden ist, Tetramethylxanthin, Theophyllin, Theobromin, Harze und ätherisches Öl.

GESCHICHTE
Die Pflanze und deren anregende Produkte sind den Amazonas-Indianern seit Jahrhunderten bekannt.

TRADITIONELLE VERWENDUNG
Heilpflanze, Genussmittel, Aphrodisiakum. Von südamerikanischen Indianern zur sexuellen Stimulation verwendet. In Südamerika als Genussmittel. Die Samen dienen den Amazonas-Indianern zur Herstellung eines stark anregenden Erfrischungsgetränkes. Im Handel sind verschiedene Zubereitungsformen erhältlich: gemahlene Samen, Tinkturen, Kaugummis u. a.

MEDIZINISCHE VERWENDUNG
Volksmedizinisch bei Menstruationsbeschwerden, Migräne, Verdauungsbeschwerden und Fieber. Therapeutisch nur noch selten zur Behandlung von Kopfschmerzen.

WIRKUNG
Das Getränk wirkt erfrischend und anregend, aphrodisierend. Durch den hohen Gerbstoffgehalt gleichmäßig, langanhaltende Aufnahme der Wirkstoffe. Nebenwirkungen: Bei längerer, hochdosierter Einnahme coffeinhaltiger Drogen evtl. Schlaflosigkeit, Nervosität, Herzkreislaufstörungen und Gewöhnung.

ORGANISATIONSTYP ► **Pflanze**
anregend; schwach giftig

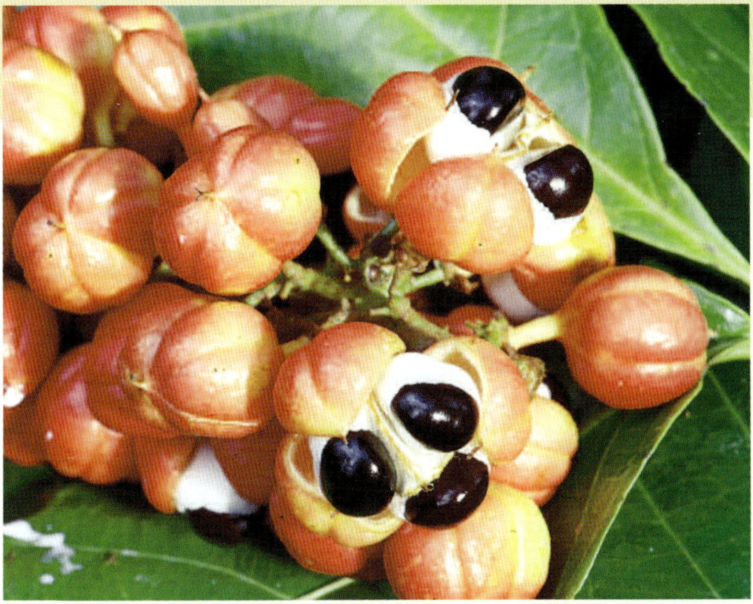

Paullinia cupana (Früchte)

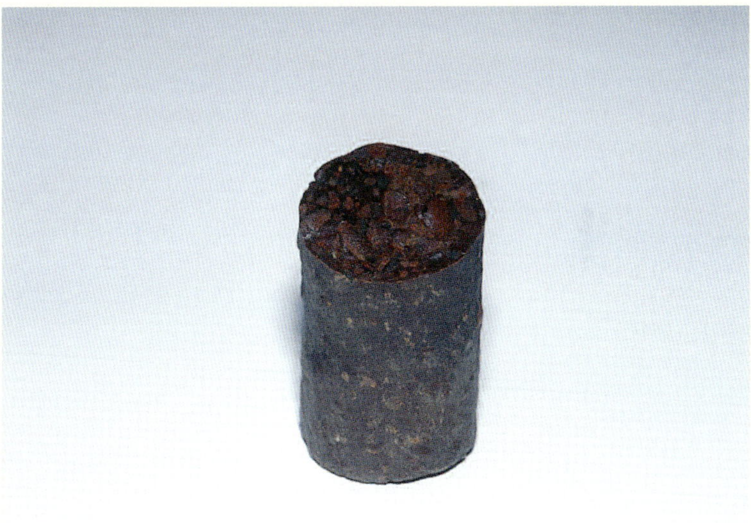

Pasta Guarana (Guaranapaste)

Pausinystalia johimbe PIERRE ex BEILLE

SYNONYM *Corynanthe yohimbe*

Yohimbe

FAMILIE *Rubiaceae* Rötegewächse

VOLKSTÜMLICHE NAMEN
Liebesbaum, **Lustbaum**, **Potenzbaum**; engl.: **Yohimbe.**

VERBREITUNG
Westafrika; insbesondere Kamerun, Gabun und südwestliches Nigeria.

BESCHREIBUNG
Immergrüner Baum, bis 30 m hoch. Rinde hell oder graubraun, 4 – 8 mm dick, mit Längs- und Querrissen, meist stark mit Flechten bewachsen. Blätter oval, spitz zulaufend, 7 – 13 cm lang. Blütenstände büschelig. Samen geflügelt.

BLÜTEZEIT
Keine Angaben.

STANDORT
Tropische Wälder.

DROGEN
Yohimbe cortex (syn. *Cortex Yohimbe, Cortex Yohimbehe*): Yohimberinde (syn. Potenzrinde, Yohimbeherinde), die getrocknete Stamm- und Zweigrinde.

INHALTSSTOFFE
Alkaloide, besonders Yohimbin (0,8 %), ferner u. a. β-Yohimbin, Pseudoyohimbin und Raubasin. Mitunter starke Schwankungen des Wirkstoffgehaltes.

GESCHICHTE
Die Rinde wird seit langer Zeit in Afrika als Aphrodisiakum verwendet. 1896 isolierte der deutsche Chemiker SPIEGEL aus der Rinde das Alkaloid Yohimbin, das daraufhin zur Behandlung von Impotenz und als Lokalanästhetikum verwendet wurde.

TRADITIONELLE VERWENDUNG
In Westafrika seit langer Zeit als Aphrodisiakum in Gebrauch. Dazu werden traditionell 3 – 8 TL der Rinde 10 min in 0,5 l Wasser gekocht, abgeseiht und langsam getrunken. Vorsicht! Selbst bei therapeutischen Dosen kann es zu Nebenwirkungen kommen.

MEDIZINISCHE VERWENDUNG
In Kamerun volksmedizinisch gegen durch Hexerei verursachte Impotenz verwendet. Als Sexualtonikum, Bestandteil entsprechender Kombinationspräparate, mitunter auch bei Harninkontinenz.

WIRKUNG
Yohimbin erweitert peripher die Gefäße und hat Blutdruck senkende (sympatholytische Effekte) und lokalanästhetische Wirkung. Stimulierend, sexuell erregend, leichte Wahrnehmungsveränderungen ohne Halluzinationen, evtl. spontane Erektionen. Wirkungseintritt nach einer halben Stunde. Dauer der Wirkung etwa 2 – 4 Std., anschließend angenehm entspanntes Gefühl. Der Tee schmeckt äußerst unangenehm, manchmal leichte Übelkeit während der ersten Minuten nach der Einnahme. **Cave!**: Nebenwirkungen sind z. T. sehr unangenehm.

ORGANISATIONSTYP ► **Pflanze**
evtl. psychoaktiv; giftig!

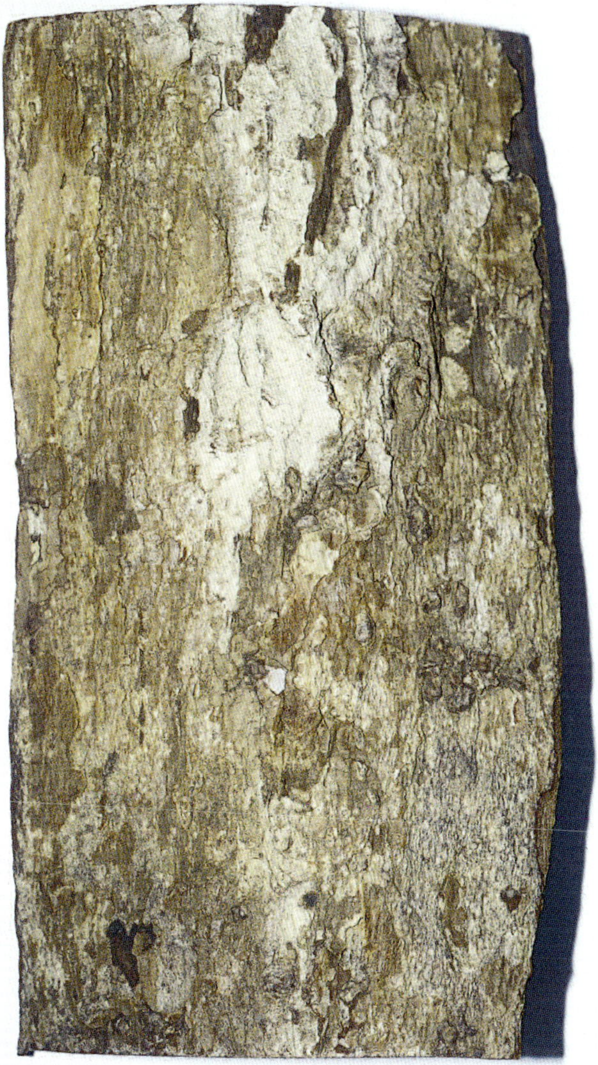

Yohimbe cortex (Yohimberinde)

Peganum harmala L.

SYNONYM —

Steppenraute

FAMILIE *Zygophyllaceae* Jochblattgewächse

VOLKSTÜMLICHE NAMEN

Harmalkraut, **Harmelraute**, **Wilde Raute**; engl.: **Harmel**, **Wild Rue**; persisch: **Hom**; syr.: **Besasa**; **Moly**; **Peganon** (bei DIOSKURIDES).

VERBREITUNG

Westasien bis Nordindien, Mongolei, Mandschurei, Nordafrika.

BESCHREIBUNG

Mehrjährige buschige Pflanze, 50 – 100 cm hoch, betäubender Geruch. Blätter schmallanzettlich, segmentiert. Blüten einzeln, weiß. Kapselfrucht, kegelförmig, rötlich. Samen zahlreich, dreikantig, schwarz, bis 3 mm lang.

BLÜTEZEIT

Juli – August.

STANDORT

Wüstenregionen und wüstenähnliche Gebiete.

DROGEN

Harmalae semen (syn. *Semen Harmalae*): Steppenrautensamen und aus den Samen gewonnenes Öl. Die indische Droge **Harmal** besteht aus den getrockneten Samen. Samen auch zum Färben von Stoffen (Türkischrot).

INHALTSSTOFFE

Die Samen enthalten halluzinogene Substanzen. β-Carbolin-Alkaloide (Harmin, Harmalin, Tetra-Hydroharman, Harmalol u. a. Basen), Chinazolin-Alkaloide mit ähnlicher Struktur und ätherisches Öl. Gesamtalkaloidgehalt 2 – 6 %.

GESCHICHTE

Vermutlich eine alte Ritualpflanze. Nach Auffassung einiger Autoren mit dem altpersischen **Haoma** identisch. Auch als Rauschmittel im antiken Mitraskult gedeutet.

TRADITIONELLE VERWENDUNG

Heil-, Räuchermittel, Aphrodisiakum, bei religiösen und magischen Ritualen. In den Heimatländern werden die Samen gut gekaut und geschluckt, auch geraucht, bei vielen Anlässen als Räuchermittel eingesetzt (Krankenheilungen, Exorzismen). Anscheinend besonders effektiv in Kombination mit anderen psychoaktiven Verbindungen, insbesondere Tropan-Al-kaloiden, Psilocybin und DMT-haltigem Material.

MEDIZINISCHE VERWENDUNG

Steppenrautensamen werden volksmedizinisch hauptsächlich in der Frauenheilkunde verwendet. Aufgüsse der Samen u. a. bei Magenbeschwerden und Herzerkrankungen, Asthmamittel, Antiseptikum (der Rauch verglühender Samen).

WIRKUNG

In niedriger Dosierung beruhigend, antidepressiv, höhere Dosen halluzinogen. Übelkeit, Erbrechen, vermehrter Speichelfluss, Zittern, MAO-Hemmung. Bei Überdosierung evtl. Lähmungen des Zentralnervensystems. **Cave!**: Schwach giftig.

ORGANISATIONSTYP ► **Pflanze**

beruhigend; halluzinogen; schwach giftig

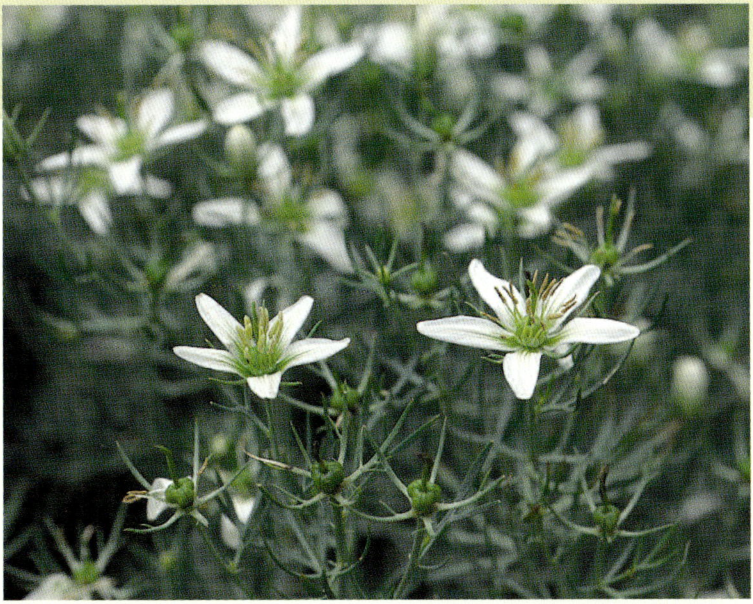

Peganum harmala (Blüte, Habitus)

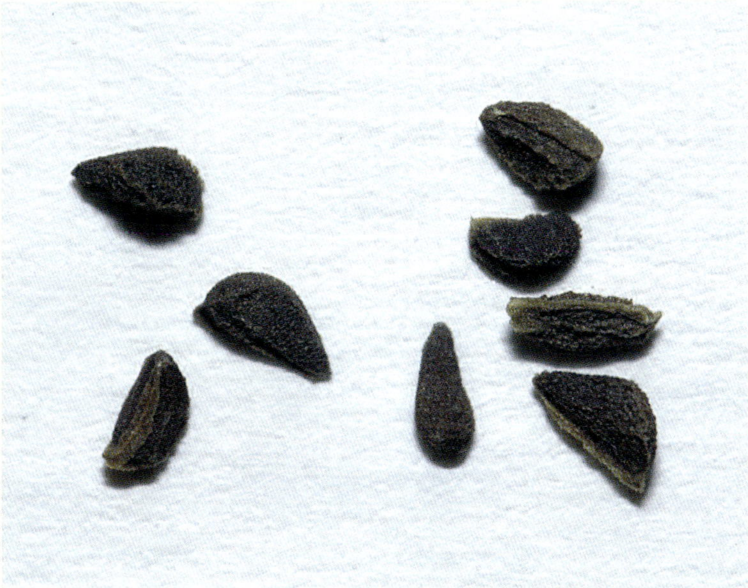

Harmalae semen (Steppenrautensamen)

Petroselinum crispum A. W. HILL

SYNONYM *Apium petroselinum, Petroselinum sativum* u. a.

Petersilie

FAMILIE *Apiaceae* Doldengewächse

VOLKSTÜMLICHE NAMEN
Blatt-Petersilie, Krause Petersilie (ssp. *crispum*); engl.: **Parsley**.

VERBREITUNG
Heimat wahrscheinlich Südosteuropa, östliches Mittelmeergebiet, Nordafrika.

BESCHREIBUNG
Zweijährige krautige Pflanze. Stängel bis zu 80 cm lang. Blätter dunkelgrün, gekräuselt, doppelt bis dreizählig gefiedert. Blüten zu Doppeldolden zusammengefasst. Dolden lang gestielt. Kronblätter grünlich-gelb. Wurzel kräftig, rübenförmig, gelblich-weiß bis rötlich-gelb. 2 Unterarten: ***P. crispum* ssp. *crispum*, *P. crispum* ssp. *tuberosum* (Knollenpetersilie, Wurzelpetersilie**). 3 chemische Rassen (Myristicin-, Apiol-, Allyltetramethoxybenzol-Rasse).

BLÜTEZEIT
Juni – Juli.

STANDORT
In zahlreichen Formen als Gemüsepflanze kultiviert, zuweilen verwildert.

DROGEN
Petroselini fructus (syn. *Fructus Pe-troselini*), *Petroselini radix* (syn. *Ra-dix Petroselini*), *Petroselini herba* (syn. *Herba Petroselini*): Petersilienfrüchte, -wurzel, -kraut. *Petroselini aethereolum e fructibus* (syn. *Oleum Petroselini*): Petersilienfruchtöl, das ätherische Öl der Früchte.

INHALTSSTOFFE
Die Früchte enthalten ätherisches Öl (3 – 6 %), Hauptverbindungen sind Apiol, Myristicin und 1-Allyl-2,3,4,5-tetra-methoxybenzol. Wurzelöle enthalten Apiol, Myristicin, Bergapten und Isoimperatorin.

GESCHICHTE
Antikes Symbol der Wiedergeburt. Seit dem Mittelalter in praktisch allen Arzneibüchern aufgeführt.

TRADITIONELLE VERWENDUNG
Küchengewürz (Blätter). Wurzeln und Früchte zur Herstellung von Teemischungen, zur Gewinnung des Öles sowie zur Isolierung von Apiol. In der frühen Neuzeit Bestandteil sog. **Flugsalben**.

MEDIZINISCHE VERWENDUNG
Volksmedizinisch u. a. zur Blutreinigung und Behandlung von Erkrankungen der Harnwege. Öle und Apiolpräparate bei Menstruationsbeschwerden, Dysmenorrhoe (schmerzhafte Menstruation) und als Diuretikum. Homöopathisch eine Essenz aus dem frischen Kraut sowie eine Tinktur aus den reifen Früchten.

WIRKUNG
Leicht erregend, berauschend, evtl. leicht halluzinogen (psychoaktiv). (**Cave!**:) Die wirksame Dosis ist Leber und Nieren schädigend. Reizt sehr stark den Magen-Darm-Trakt. Apiol wirkt leicht psychoaktiv, in höheren Dosen abortiv.

ORGANISATIONSTYP ► **Pflanze**
halluzinogen; organschädigend

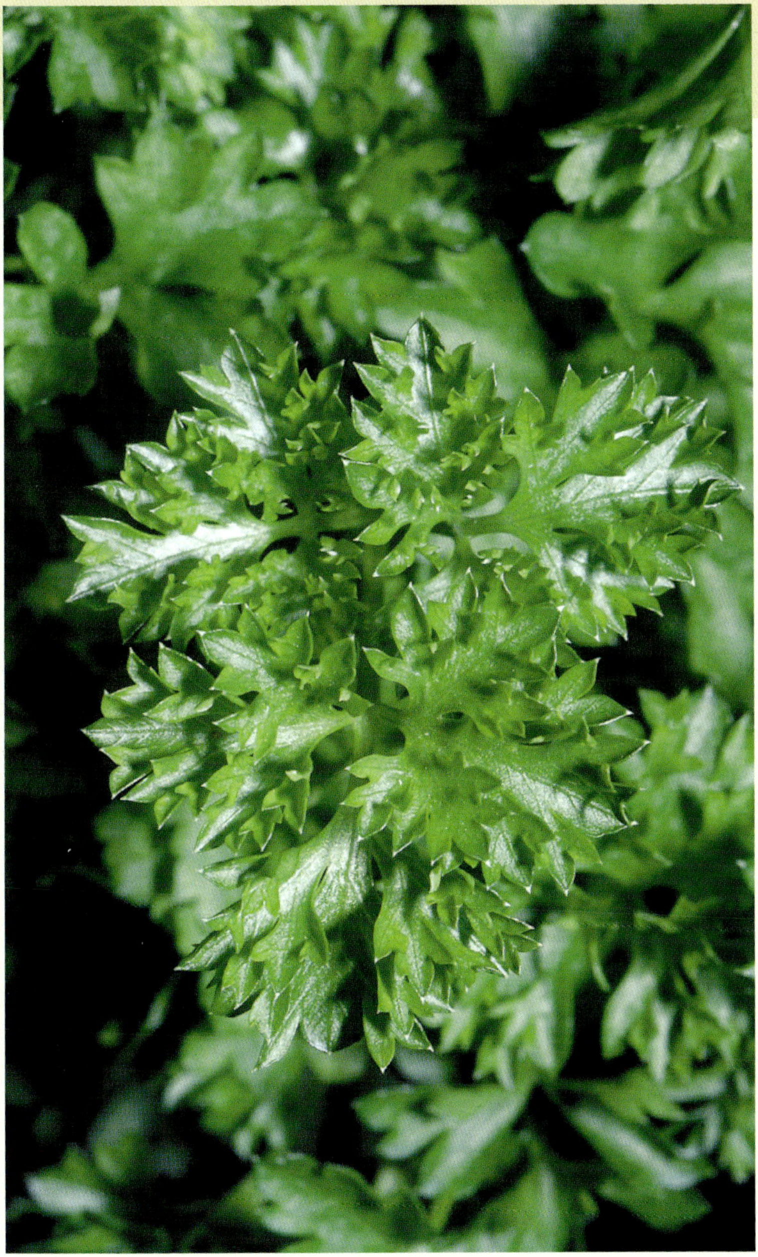

Petroselinum crispum (Habitus)

Phalaris arundinacea L.

SYNONYM *Baldigera arundinacea, Phalaroides arundinacea* u. a.

Rohr-Glanzgras

FAMILIE *Poaceae* Süßgräser

VOLKSTÜMLICHE NAMEN
Bendgras, **Glanzgras**; engl.: **Gardener's Garters**, **Reed Canary Grass**, **Ribbon Grass**.

VERBREITUNG
Europa, Nordafrika, Nordamerika, West-, Nord- und Ostasien.

BESCHREIBUNG
Mehrjährige, robuste Pflanze, schilfähnlich, bis 2 m hoch, mit langlebigen Wurzelstöcken. Halme graugrün, teils verzweigt. Blätter lang und breit, mit rauen Kanten. Rispe blassgrün oder rotviolett gefärbt, Ährchen einblütig. Mehrere Varietäten und Kulturformen.

BLÜTEZEIT
Juni – Juli.

STANDORT
In dichten Beständen in Uferregionen und feuchten Wiesen. Bei guten Bedingungen durchsetzungsfähiges Wachstum. Kälteresistent.

DROGEN
Phalaris-arundinacea-Blätter. *Phalaris*-Extrakt.

INHALTSSTOFFE
Indol-Alkaloide (in allen Pflanzenteilen), Zusammensetzung je nach Rasse, Sippe, Standort, Erntezeit usw. sehr variabel. Hauptsächl. 5-MeO-DMT, möglicherweise 6-MeO-Methyl-1,2,3,4-Tetrahydro-β-Carbolin und etwa 5 % 2-Methyl-1,2,3,4-Tetrahydro-β-Carbolin, evtl. hohe Konzentrationen des toxischen Alkaloids Gramin.

GESCHICHTE
Die Pflanze war bereits in der Antike bekannt. Die psychoaktiven Inhaltsstoffe wurden durch Untersuchungen für landwirtschaftliche Zwecke entdeckt.

TRADITIONELLE VERWENDUNG
Ertragreiche Futterpflanze mit in der Wachstumsphase mittelmäßigem, sonst eher niedrigem Futterwert. Zur Deckung des Nahrungsbedarfes einiger Wildtiere. Zur Herstellung sog. **Ayahuascaanaloge** (***Phalaris aquatica* L.** eignet sich möglicherweise auch). Extrakte oder Presssaft werden mit den Samen von *Peganum harmala* (s. S. 184) oder einem Extrakt daraus eingenommen. Konzentrierte Extrakte werden auch geraucht (mit gut rauchbarem Pflanzenmaterial).

MEDIZINISCHE VERWENDUNG
Volksmedizinisch wurde das zerstoßene, mit Wasser oder **Wein** zu Saft verarbeitete Kraut bei Blasenleiden verwendet.

WIRKUNG
Häufig als unangenehm empfundene psychoaktive Wirkung. In Kombination mit einem Extrakt aus den Samen von *Peganum harmala* wirkt *Phalaris*-Extrakt psychoaktiv (psychedelisch), allerdings mit als Nebenwirkungen auftretender Übelkeit und Erbrechen. **Cave!**: Giftig! *Phalaris* (60 g Frischgewicht) und 3 g *Peganum harmala* zeigen stark toxische Wirkung.

ORGANISATIONSTYP ► **Pflanze**
psychoaktiv; giftig!

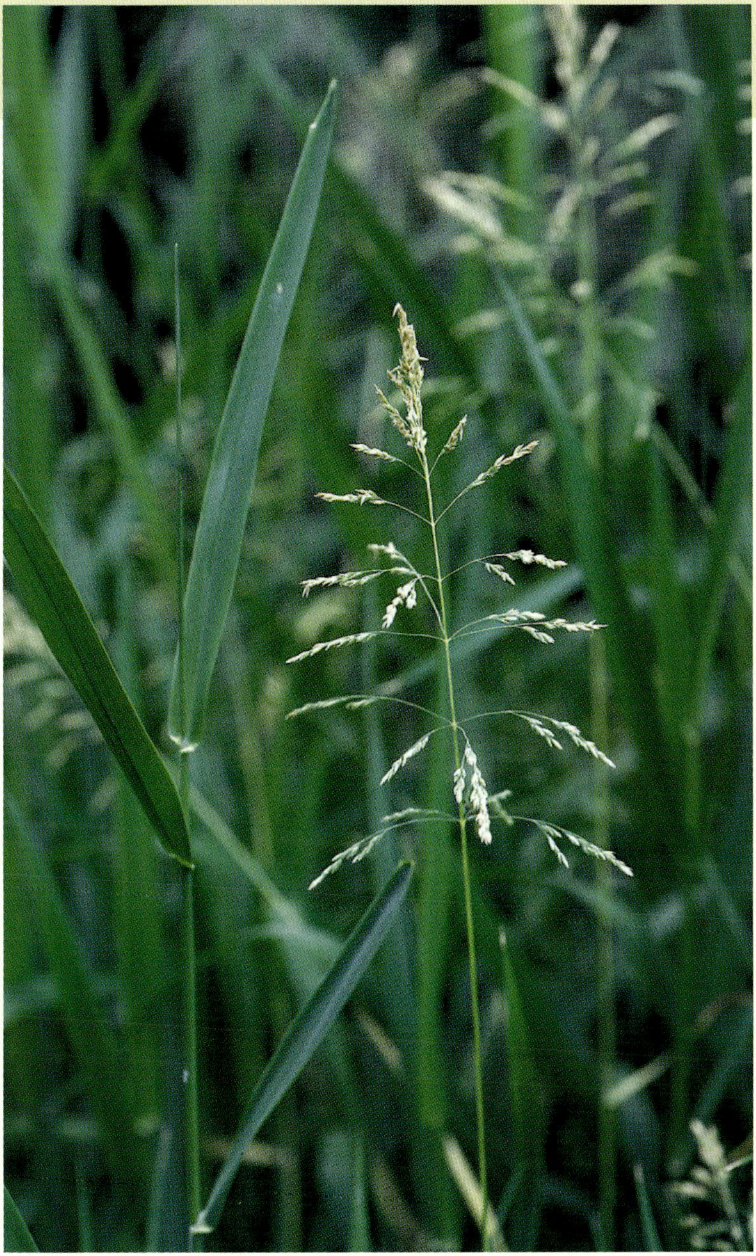

Phalaris arundinacea (Blüte, Habitus)

Phragmites australis TRIN. ex STEUD.

SYNONYM *Arundo phragmites, Phragmites communis* u. a.

Gewöhnliches Schilf, Schilfrohr

FAMILIE *Poaceae* Süßgräser

VOLKSTÜMLICHE NAMEN
Gemeines Rohr, **Ried**; engl.: **Common Reed**, **Reed**, **Reed Grass**; gr.: **Phragmites**.

VERBREITUNG
Mitteleuropa. Weltweit verbreitet.

BESCHREIBUNG
Ausdauerndes Sumpfgras. Stängel aufrecht, meist 1 – 4 m hoch, am Grund dicke, vielverzweigte, bis 10 m lange Ausläufer treibend. Blätter 40 – 50 cm lang und 1 bis 2 cm breit. Am Grunde der Blattspreite befindet sich die zu einem weißlichen Haarkranz ausgebildete Ligula (Blatthäutchen). Rispe vielblütig, bildet dunkelviolette, 4- bis 6-blütige Ährchen aus. Samenreife im Winter.

BLÜTEZEIT
Juli – September.

STANDORT
Uferregionen von Flüssen und Seen, Riedgraswiesen und im Flachmoorgebiet.

DROGEN
Radix (*Rhizoma*) *Phragmites communis*: Schilfrohrwurzel.

INHALTSSTOFFE
Der Wurzelstock des Schilfrohrs enthält *N*,*N*-DMT, 5-MeO-DMT, Bufotenin und Gramin.

GESCHICHTE
In Ägypten war das Schilfrohr ein vielseitig genutzter Werkstoff. Antike Autoren (DIOSKURIDES, THEOPHRAST, PLINIUS) beschreiben die Pflanze. Die Pflanze wurde als Dachabdeckung, zur Zellulosegewinnung, zur Herstellung von Pfeilen und Rohrmatten usw. verwendet. Nahrungslieferant. Das süße Mark kann zu fermentierten Getränken verarbeitet werden.

TRADITIONELLE VERWENDUNG
Nordamerikanische Indianer verwenden Rohrfragmente (offenbar als Rauchgeräte) zum Rauchen wilder Tabak-Arten (*Nicotiana*-Arten). Über einen traditionellen Gebrauch für psychoaktive Zwecke ist anscheinend nichts bekannt. Nach Literaturangaben werden 20 – 50 g der frischen oder getrockneten Wurzel mindestens 15 min ausgekocht und mit 3 g Samen von *Peganum harmala* (s. S. 184) vermischt als **Ayahuascaanalog** getrunken.

MEDIZINISCHE VERWENDUNG
Volksmedizinisch wird ein Aufguss aus der Wurzel als Diuretikum sowie bei Verschleimung, Husten und Lungenschmerzen getrunken.

WIRKUNG
Unzureichende (bzw. ungenaue) Angaben. Berichte über psychoaktive Wirkungen beruhen meist auf der Erfahrung mit einem **Ayahuascaanalog**. Häufig wird die Einnahme von unangenehmen Nebenwirkungen (Übelkeit, Erbrechen, Durchfall) begleitet. **Cave!**: Giftverdächtig bis giftig!

ORGANISATIONSTYP ► **Pflanze**
evtl. psychoaktiv; giftverdächtig bis giftig!

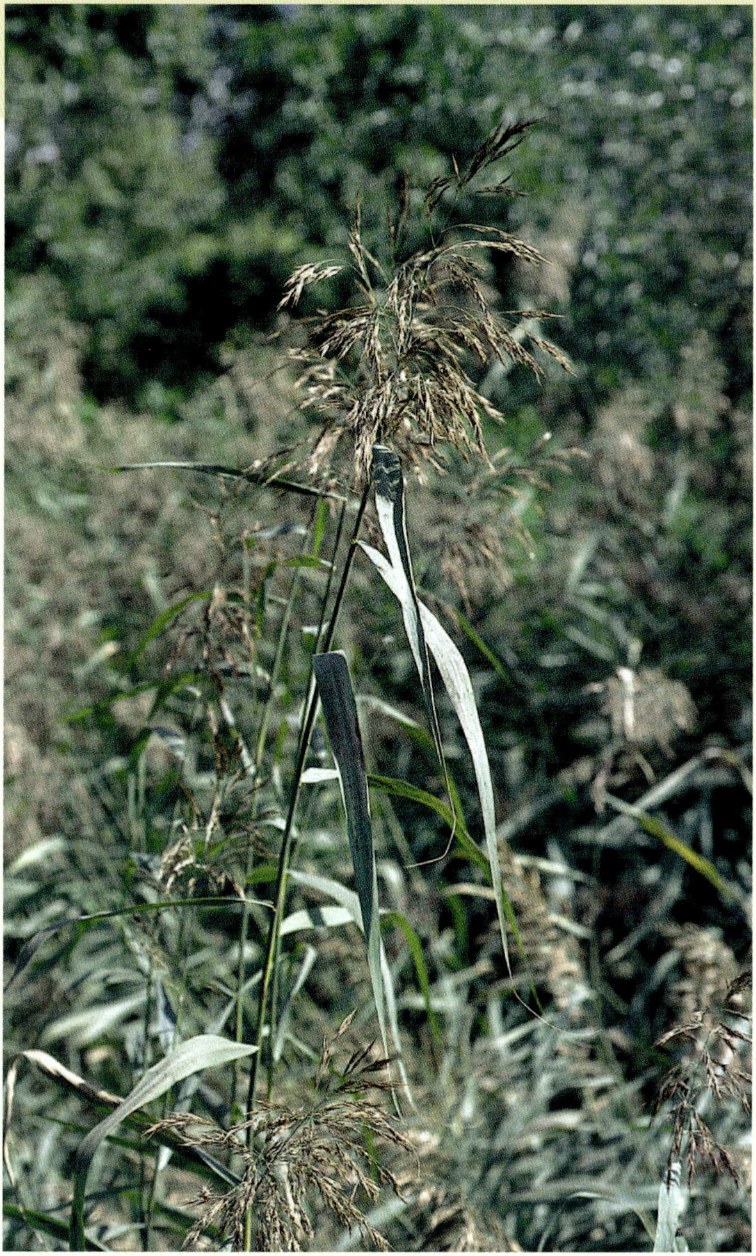

Phragmites australis (Blüte, Habitus)

Physalis spp. L.

SYNONYM —

Physalis-Arten

FAMILIE *Solanaceae* Nachtschattengewächse

VOLKSTÜMLICHE NAMEN
Blasenkirsche, **Erdkirsche**, **Judenkirsche** (bezieht sich darauf, dass der Kelch der Kopfbedeckung mittelalterlicher jüdischer Frauen äh-nelt), **Lampionblume**; engl.: **Japanese Lanterns**.

VERBREITUNG
Ph. alkekengi: Europa. *Ph. peruviana*: Peru.

BESCHREIBUNG
80 Arten. ***Physalis alkekengi*** **L.**: Ausdauernde, krautige Pflanze. Stängel 25 – 60 cm hoch, behaart. Blätter gestielt, eiförmig-zugespitzt, paarweise. Blüten einzeln mit grünlich-weißer Krone. Kelch zur Fruchtreife blasig-glockig, orangerot, bis 8 cm lang. Beerenfrucht, ca. 1,5 cm Ø; ***Physalis peruviana*** **L.** (**Kapstachelbeere**): Kelch zur Fruchtreife ca. 2 cm groß, weißlich-hellbräunlich, trockenhäutig. Beeren fast gleich groß, gelb, fest vom Kelch umschlossen.

BLÜTEZEIT
Mai – August.

STANDORT
Wälder, Hügel, Weinberge, Geröllhalden (bis 800 m). Trockene, steinige Standorte. Selten verwildert.

DROGEN
Fructus Alkekengi: Physalis-Früchte, die reifen Früchte.

INHALTSSTOFFE
Die Wurzeln einiger Arten enthalten Tropan-Alkaloide und Alkaloide vom Hygrintyp. *Ph. alkekengi* enthält die schwach giftigen Bitterstoffe Physalin A, B und C.

GESCHICHTE
Nahrungsmittel (hauptsächlich kultivierte Fruchtlieferanten sind ***Physalis pubescens*** **L.** und *Ph. peruviana*). Von einigen Autoren als das nicht identifizierte, psychoaktive **Halicacabon** gedeutet.

TRADITIONELLE VERWENDUNG
Zierpflanze. Einige Arten sind von ethnomedizinischer Bedeutung (*Ph. peruviana, Ph. pubescens*). Die Hüllblätter der *Physalis*-Früchte werden geraucht.

MEDIZINISCHE VERWENDUNG
Der Saft der im nordwestlichen Amazonasgebiet verbreiteten Art ***Physalis angulata*** **L.** wird in der brasilianischen Volksmedizin zur Behandlung von Ohrenschmerzen eingesetzt.

WIRKUNG
Beim Rauchen psychoaktiv bzw. narkotisch. ***Physalis angulata*** soll schwach narkotisch wirken. Große Mengen der Früchte von ***Physalis minima*** sollen berauschende Effekte haben. **Cave!**: Alle Pflanzenteile mit Ausnahme der Beeren sind giftig (die Ungiftigkeit der Beeren wird von einigen Autoren in Frage gestellt)! Einige Arten gelten als giftverdächtig. Blätter und unreife Früchte sollen beim Menschen lokale Reizwirkung haben.

ORGANISATIONSTYP ► **Pflanze**
psychoaktiv; narkotisch; giftig

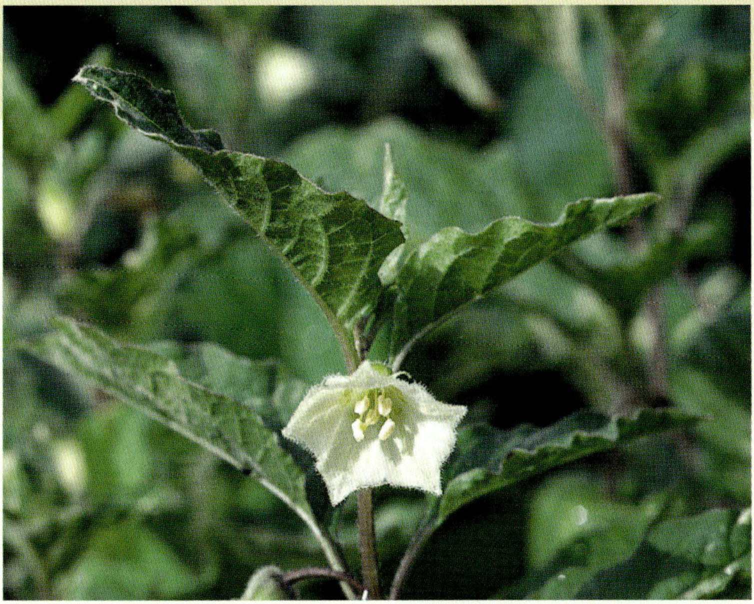

Physalis alkekengi (Blüte, Habitus)

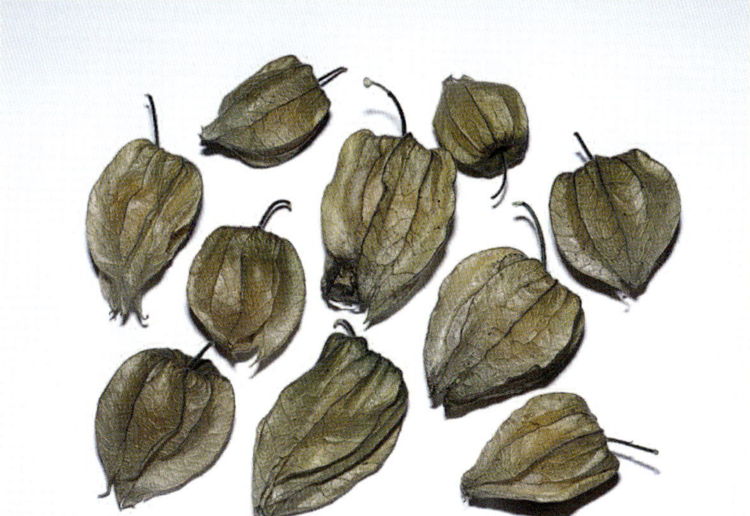

***Physalis*-Früchte** (Trockenpräparat)

Phytolacca acinosa ROXB.

SYNONYM *Phytolacca decandra* var. *acinosa*, *Phytolacca esculenta*

Indische Kermesbeere

FAMILIE *Phytolaccaceae* Kermesbeerengewächse

VOLKSTÜMLICHE NAMEN

Kermesbeere, **Kermesbeerspinat**; engl.: **Cancer-Root**, **Indian Poke**, **Pokeberry**, **Pokeweed**; China: **Shang-Iu**.

VERBREITUNG

China, Japan, Korea, Indien. Tropische und warme Zonen beider Hemisphären.

BESCHREIBUNG

Pflanze buschig, stark verzweigt, bis 1 m hoch, mit rübenförmiger Wurzelknolle. Stängel hellgrün bis violett. Blätter länglich-eiförmig, spitz, bis zu 26 cm lang. Blüten in endständigen Trauben, weißlich. Beerenfrüchte purpur- bis schwarzviolett.

BLÜTEZEIT

Juni – August.

STANDORT

Kulturpflanze, Zierstrauch. Selten (in Weinbergen) verwildert.

DROGEN

Phytolacca-acinosa-Wurzel: die getrockneten Wurzeln. Stamm-Pflanzen: *Ph. acinosa*, *Ph. americana* u. a. Arten.

INHALTSSTOFFE

Triterpensaponine. Die rote Farbe der Früchte geht auf das Vorhandensein von Betanin und Iso-Betanin zurück. Die Wurzeln von *Ph. acinosa* enthalten Saponine, Blätter und Früchte enthalten Triterpene. Wurzeln, Blätter und Samen enthalten Proteine.

GESCHICHTE

Alte chinesische Nahrungs- und Arzneipflanze. Unter der Bezeichnung **fu** im altchinesischen „Buch der Lieder" (ca. 1 000 – 500 v. Chr.) erwähnt.

TRADITIONELLE VERWENDUNG

Die Wurzel wurde mit **Ginseng** (***Panax ginseng*** **C. A. MEY**) und Alraune (*Mandragora officinarum*) assoziiert bzw. als Ersatz für die Wurzel der Tollkirsche (*Atropa belladonna*) gebraucht. Es ist nicht bekannt, wie und in welcher Dosis die Wurzel von *Ph. acinosa* für psychoaktive Zwecke zubereitet und eingenommen wurde. Möglicherweise als Zusatz bei der Herstellung von **Sake** (**Reiswein**). ***Phytolacca americana*** **L.** (**Amerikanische Kermesbeere**) soll von nordamerikanischen Indianern als Narkotikum verwendet worden sein.

MEDIZINISCHE VERWENDUNG

Die Wurzeln werden in der traditionellen chinesischen Medizin zur Behandlung von Tumoren, Ödemen und Bronchitis eingesetzt. In Tibet zur Schmerzbehandlung nach Verletzungen verwendet.

WIRKUNG

Chinesische Quellen berichten von psychoaktiven (halluzinogenen) Wirkungen. Möglicherweise wirkt *Rh. acinosa* wie andere Arten der Gattung betäubend. **Cave**!: Gattung *Phytolacca* mit sowohl essbaren als auch giftigen Arten!

ORGANISATIONSTYP ► **Pflanze**
essbar bis giftig!

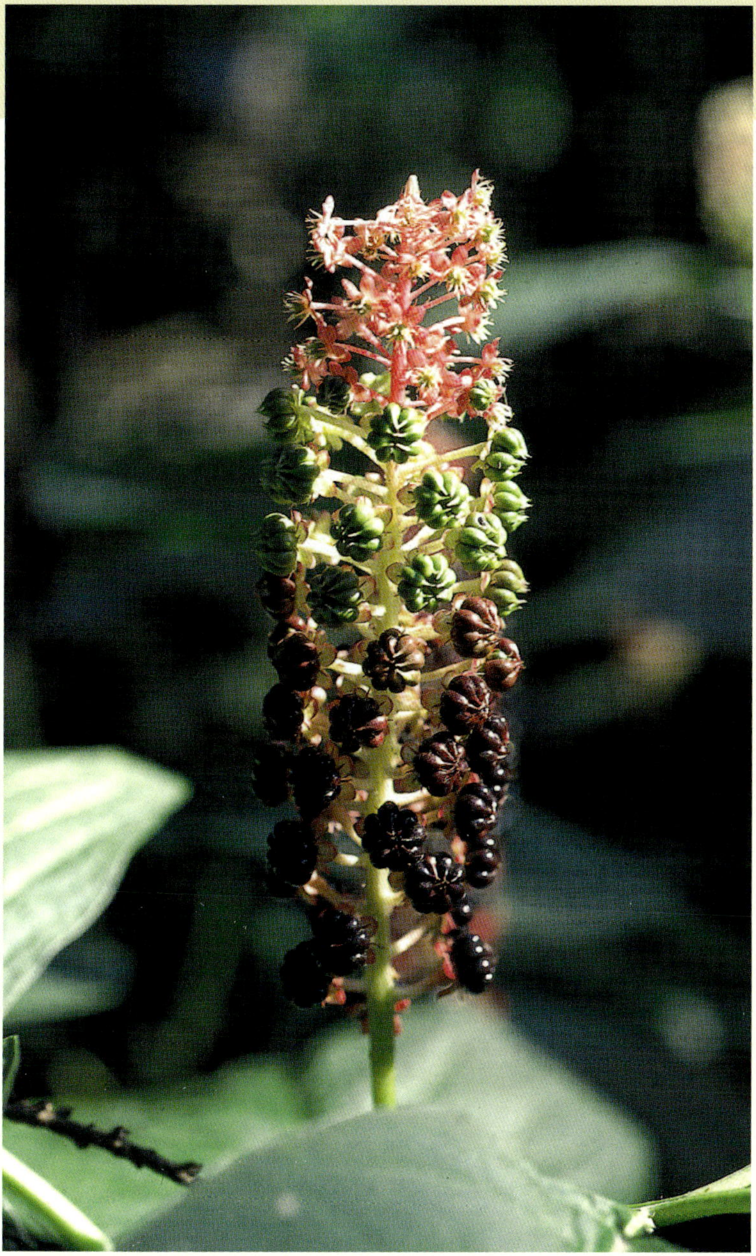

Phytolacca polyandra (Früchte)

Piper betle L.

SYNONYM *Chavica betle*

Betel-Pfeffer, Kau-Pfeffer

FAMILIE *Piperaceae* Pfeffergewächse

VOLKSTÜMLICHE NAMEN

Betelpfeffer; engl.: **Betel-Leaf**, **Betel Pepper**; Altchinesisch: **Fu-liu-t'eng**; Sanskrit: **Nagavalli**.

VERBREITUNG

Südostasien, Ostafrika, Madagaskar, Karibik.

BESCHREIBUNG

Mehrjährige Kletterpflanze, lang, verzweigt, bis 5 m hoch. Blätter immergrün, schlank, herzförmig, glänzend, dunkelgrün, fleischig, lederig, kahl oder spärlich behaart, 10 – 14 cm lang. Männliche Blütenähren zylindrisch, weibliche Blüten bis 4 cm lang. Steinfrucht, rund.

BLÜTEZEIT

Ganzjährig blühend.

STANDORT

Ausschließlich in tropischen Zonen. Als Genussmittel kultiviert.

DROGEN

Piperis betle folium (syn. *Folia Piperis betle*): *Piper-betle*-Blätter (syn. Be-telblätter), die frischen oder getrockneten Blätter. *Piperis betle radix, fructus* (Betelpfefferwurzel, -frucht). Gelegentlich auch *Gemma(e)* (Knospen).

INHALTSSTOFFE

Betelpfefferblätter enthalten ätherisches Öl (0,2 – 2,6 %) mit den phenolischen Bestandteilen Eugenol, Isoeugenol, Allylpyrocatechol, Chavicol, Carvacrol und den nichtphenolischen Anteilen Cineol, Cadinen, α-Caryophyllen, außerdem Safrol, Anethol, β- und γ-Sitosterol, Harz, Gerb- und Scharfstoffe, andere Substanzen. Malaiische Ware mit bis zu 69 % Chavicol.

GESCHICHTE

Der Betelpfeffer wird bereits in frühen Sanskrittexten erwähnt. Eines der wichtigsten Handelsgüter in Südostasien.

TRADITIONELLE VERWENDUNG

Genuss-, Heilmittel, Aphrodisiakum. Hauptsächlich zur Herstellung des anregenden **Betelbissens** (zermahlene Betelnüsse, verschiedene Gewürze, gelöschter Kalk, eingerollt in ein frisches Betelblatt), dieser wird über Stunden im Mund ausgekaut und ausgesaugt.

MEDIZINISCHE VERWENDUNG

Volksmedizinisch in Süd- und Südostasien bei Husten, Schleimhautentzündungen, Mittelohrentzündung, Diphtherie und Magenbeschwerden. In Indien zur Behandlung von Schlangenbissen.

WIRKUNG

Stark anregend, Stimmungs Aufhellend, wachmachend, allgemeine Irritation, antibiotische und carminative Eigenschaften, langfristig Zahnverfärbungen durch Betelkauen. Chronischer Betelnuskonsum erhöht die Häufigkeit von Mundhöhlen- und Zungenkrebs. **Cave!**: Schwach giftig.

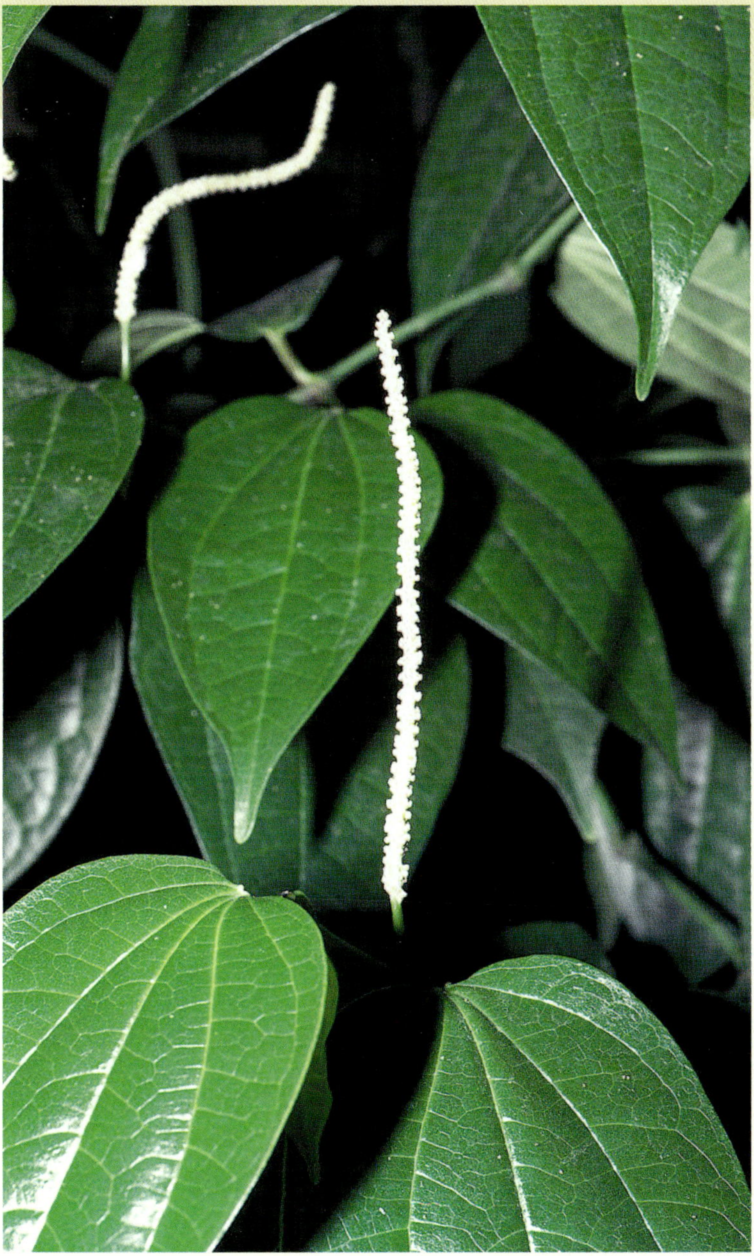

Piper betle (Blüte, Habitus)

Piper methysticum G. Forst.

SYNONYM *Macropiper methysticum, Piper inebrians* u. a.

Kava Kava

FAMILIE *Piperaceae* Pfeffergewächse

VOLKSTÜMLICHE NAMEN
Kawapfeffer, **Rauschpfeffer**; engl.: **Kava Kava**, **Kava Pepper**.

VERBREITUNG
Polynesien, Neu-Guinea.

BESCHREIBUNG
1,5 – 5 m hoher Strauch mit großem, stark verzweigtem Wurzelstock. Blätter wechselständig, herzförmig-oval, 13 – 22 cm lang, hellgrün. Blüten zweihäusig, in dichten Ähren. Vermehrung durch Stecklinge.

BLÜTEZEIT
Keine Angaben.

STANDORT
Kulturen bevorzugt an erhöhten, an Abhängen gelegenen, trockenen Standorten.

DROGEN
Kava-Kava rhizoma (syn. *Rhizoma Kava-Kava*): Kava-Kava-Wurzelstock, Rauschpfeffer, der geschälte, geschnittene, von den Wurzeln befreite, getrocknete Wurzelstock.

INHALTSSTOFFE
5 – 10 % Harz (*Resina Kawa*) mit Kawalactonen wie Kawain, Methysticin, Dihydro-Kawain, Dihydro-Methysticin, Yangonin, Tetrahydro-Yangonin sowie Flavkawine, Pyrrolidide, Stärke.

GESCHICHTE
1777 berichteten JAMES COOK und JOHANN GEORG FORSTER als erste Europäer von der Droge und ihren Eigenschaften. Seit 1820 wird der Rauschpfeffer therapeutisch genutzt.

TRADITIONELLE VERWENDUNG
Die Droge dient den Ureinwohnern der Südseeinseln zur Herstellung des berauschenden Kavagetränks und spielt im religiösen, politischen und gesellschaftlichen Leben eine große Rolle. Die frischen, geschälten Wurzeln werden im Mund durchgekaut und eingespeichelt, in Wasser gegeben, fermentiert und getrunken.

MEDIZINISCHE VERWENDUNG
Bei nervösen Angst-, Spannungs- und Unruhezuständen. In der Volksheilkunde zur Beruhigung, als Stimulans und bei Schlafstörungen, bei Asthma, Rheuma sowie zur Gewichtsreduktion und bei Geschlechtskrankheiten.

WIRKUNG
Selten wurde nach der Einnahme von Kava-Kava-Zubereitungen das Auftreten von Leberschäden beschrieben. Das Bundesinstitut für Arzneimittel und Medizinprodukte hat im Juni 2002 die Zulassungen Kava-Kava-haltiger Arzneimittel weitgehend aufgehoben. Nicht betroffen sind homöopathische Präparate. Kava-Kava sollte nicht bei Depressionen, vorbestehender Leberschädigung sowie während der Schwangerschaft und Stillzeit eingenommen werden. **Cave!**: (Vermutlich) leberschädigend.

berauschend; leberschädigend

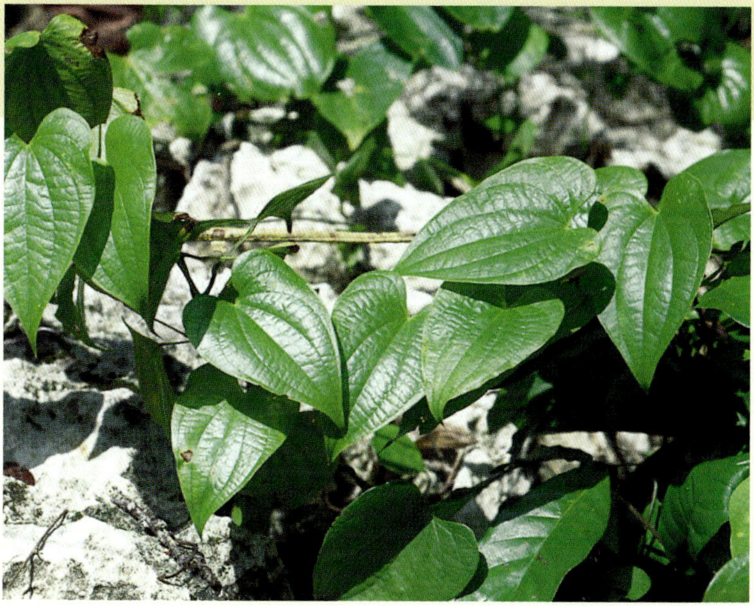

Piper methysticum (Habitus)

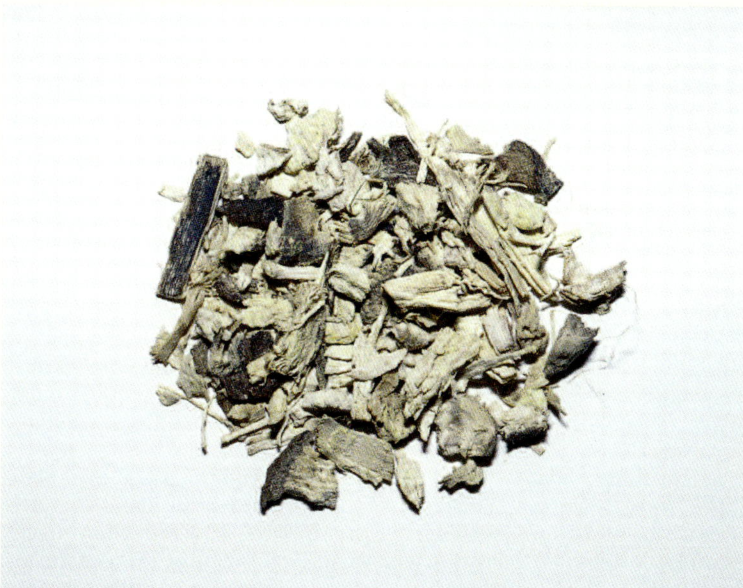

Kava-Kava rhizoma (Kava-Kava-Wurzelstock)

Piper nigrum L.

SYNONYM —

Echter Peffer

FAMILIE *Piperaceae* Pfeffergewächse

VOLKSTÜMLICHE NAMEN

Schwarzer Pfeffer, **Weißer Pfeffer**; engl.: **Brown's Pepper**, **Common Pepper**, **Pepper Plant**.

VERBREITUNG

Südostasien. Angepflanzt besonders in Ostindien, auf den Sundainseln und im tropischen Amerika.

BESCHREIBUNG

Mehrjährige Kletterpflanze, mit Hilfe rankender Wurzeln an Stämmen emporkletternd, bis zu 15 m lang, stark verzweigt, sehr elastisch. Blätter schlank, eiförmig. Blüten in 8 – 10 cm langen Blütenständen, den Blättern gegenüber. Steinfrüchte erbsengroß, rot, in einem langen, hängenden Fruchtstand sitzend.

BLÜTEZEIT

Ganzjährig blühend, ständig reifende Früchte.

STANDORT

Ausschließlich in tropischen Gebieten.

DROGEN

Piperis nigri fructus (syn. *Fructus Piperis nigri*): Schwarzer Pfeffer, die vor der Reife gesammelten und getrockneten, beerenartigen Früchte. *Piperis albi fructus* (syn. *Fructus Piperis albi, Piper album*): Weißer Pfeffer (syn. Leucopiper, Leukopiper), die völlig reifen, die von der Fruchthülle befreiten, getrockneten Früchte. Nach Reifegrad (hart, halbhart, leicht) und Herkunft gehandelt. *Fructus Cubebae* (Kubebenpfeffer von ***Piper cubeba* L.**).

INHALTSSTOFFE

Der scharfe Geschmack ist auf Trans-Piperin zurückzuführen (2 bis 5 %), ein aus Piperidin und Piperinsäure zusammengesetztes Säureamid, Begleitstoffe Piperettin, Piperanin und Piperylin, den aromatischen Geschmack bewirken ätherische Öle (1 – 2,5 %). Der Würzwert beruht auf den Scharfstoffen und dem ätherischen Öl.

GESCHICHTE

Pfeffer ist das wahrscheinlich bekannteste Gewürz, und hat einen großen Einfluss auf die Kulturgeschichte.

TRADITIONELLE VERWENDUNG

Gewürz.

MEDIZINISCHE VERWENDUNG

Heilpflanze (Stomachikum, Karminativum). In der europäischen und asiatischen Volksmedizin als Aphrodisiakum.

WIRKUNG

Anregend, Piperidin wirkt antiphlogistisch, schleimhautreizend. In der Droge wurden Säureamide mit lokalanästhetischer Wirkung nachgewiesen. Psychoaktive *Piper*-Arten: ► ***Piper angustifolium* (Maticopfeffer)**, ***Piper auritum* (Goldpfeffer)**, *P. betle, P. cubeba*, ***Piper elongatum***, ***Piper interitum* (Tetsipfeffer)**, ***Piper longum* (Langer Pfeffer)**, *P. methysticum* u. a.

 ORGANISATIONSTYP ► **Pflanze**

anregend; einige psychoaktive *Piper*-Arten

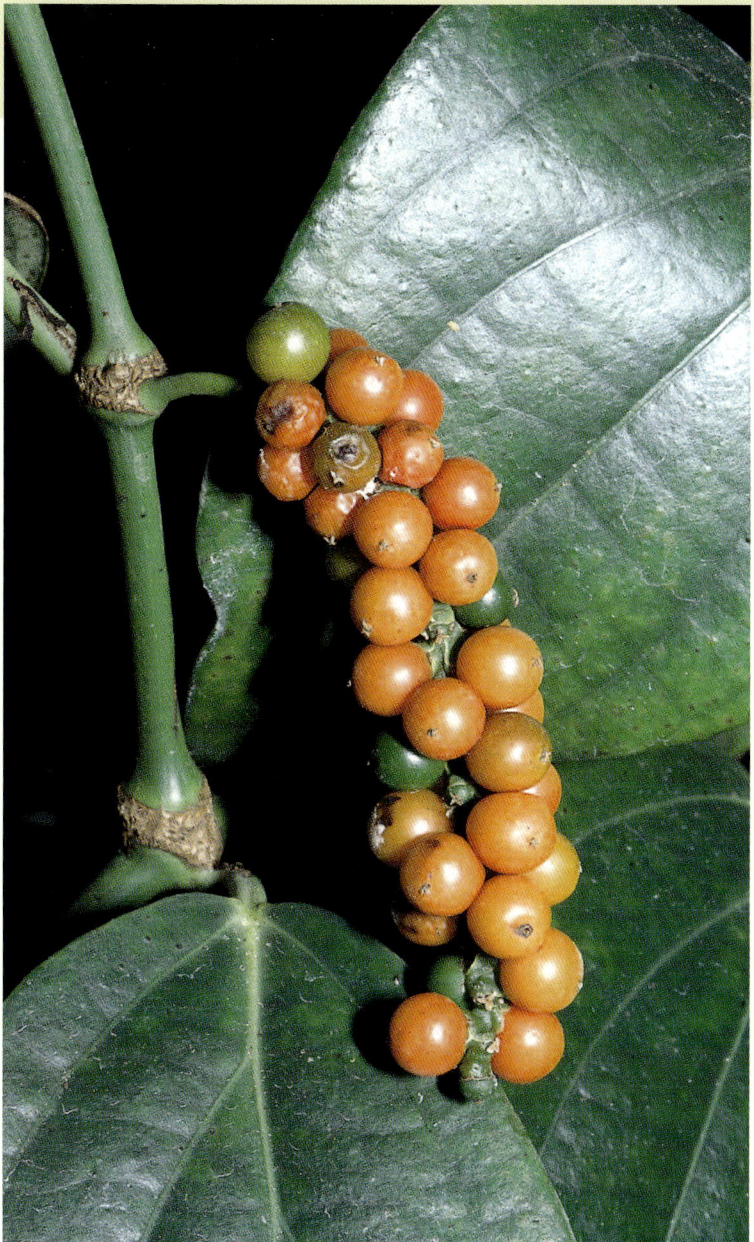

Piper nigrum (Fruchtstand)

Ranunculus acris L.

SYNONYM *Ranunculus acer*

Scharfer Hahnenfuß

FAMILIE *Ranunculaceae* Hahnenfußgewächse

VOLKSTÜMLICHE NAMEN

Butterblume; engl.: **Buttercup**, **Meadow Buttercup** ;chin.: **Mao-Ken** (*Ranunculus*-Art), **Shui-Lang**.

VERBREITUNG

Gemäßigte Zonen beider Hemisphären, auch in Mitteleuropa.

BESCHREIBUNG

Ausdauernde Pflanze, 30 – 70 cm hoch. Rhizom unverzweigt, nicht kriechend. Stängel rund. Grundblätter handförmig 3- bis 5-teilig, Umriss eckig mit schmalen, 3-spaltigen, eingeschnitten-gesägten Abschnitten. Blüten ziemlich groß, gelb 2 – 2,5 cm Ø. Blütenkronblätter sind blumenblattartige Nektarblätter und tragen an ihrer Basis eine Nektardrüse. Staubblätter und Stempel zahlreich. Fruchtschnabel kurz, fast gerade, nur wenig gekrümmt. Schließfrüchte, einsamig, flach, rundlich, zu kugelförmigen Köpfchen vereint.

BLÜTEZEIT

Mai – Oktober.

STANDORT

Wiesen, Gebüsch, bis in alpine Regionen.

DROGEN

Keine genauen Angaben (siehe unten), vermutlich das Kraut.

INHALTSSTOFFE

Alle Pflanzenteile (auch die Wurzel) enthalten Saponine Protoanemonin, Anemonin. ***Ranunculus flammula*** (**Brennender Hahnenfuß**) enthält Anemonin und Anemonsäure. In der Gattung wurden Glykoside nachgewiesen.

GESCHICHTE

Nur wenige Angaben (siehe unten).

TRADITIONELLE VERWENDUNG

In der frühen chinesischen Literatur ist eine der Gattung *Ranunculus* zugeordnete Art, vermutlich *R. acris*, mit Vorkommen an Bach- und Flussufern, als gefährliche Giftpflanze erwähnt, die Identität dieses Krautes ist jedoch nicht eindeutig bestimmt. Dosis und Art der Einnahme (für psychoaktive Zwecke) sind nicht bekannt.

MEDIZINISCHE VERWENDUNG

Heilpflanze (keine weiteren Angaben).

WIRKUNG

Nach einigen Angaben angeblich (möglicherweise) psychoaktiv (tatsächliche psychoaktive Wirksamkeit allerdings fraglich). Die oben genannte Pflanze soll Wahnvorstellungen hervorrufen. LI SHIH-CHEN zitierte KOHUNG (ca. 320 n. Chr.): „... unter den Kräutern gibt es Shui-Lang, eine Pflanze mit rundlichen Blättern, die an Bachläufen wächst und von Krabben gefressen wird. Diese ist giftig und stürzt den, der sie versehentlich isst, ins Delirium ... Das Heilmittel ist in Lakritzen zu verwenden." **Cave!**: Giftig!

ORGANISATIONSTYP ► **Pflanze**
angeblich psychoaktiv; giftig!

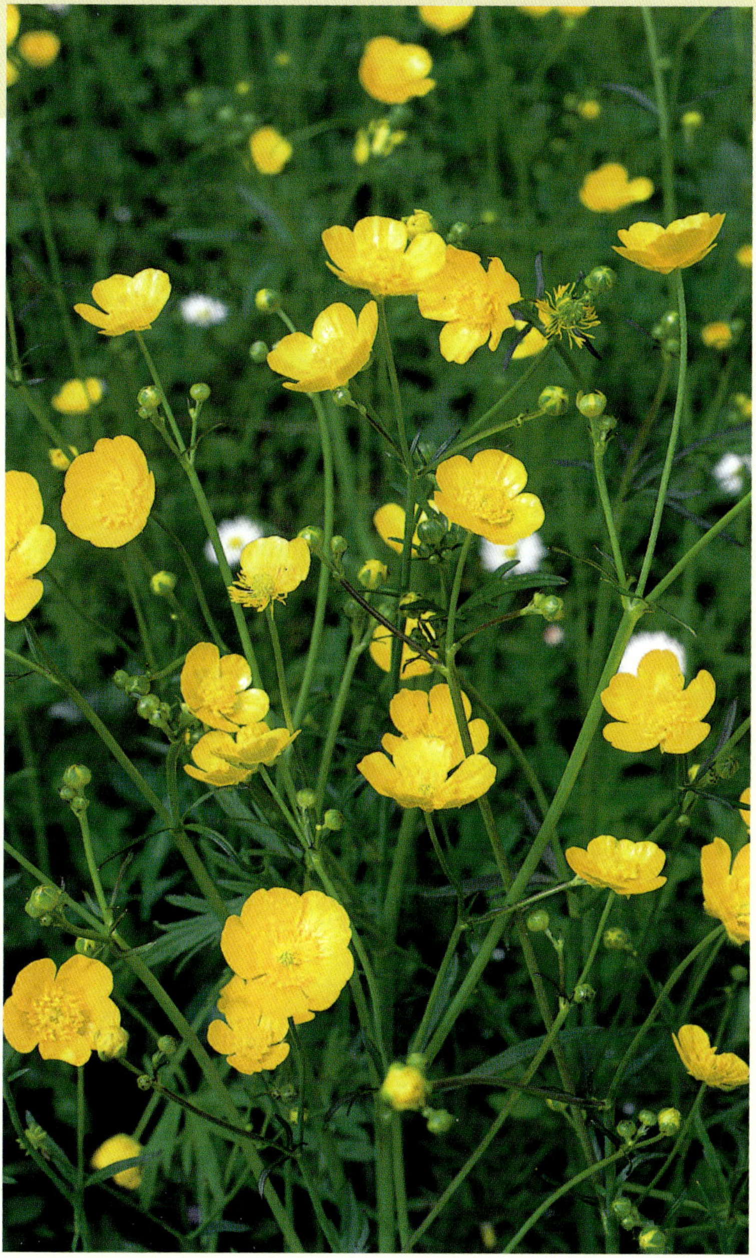

Ranunculus acris (Blüte, Habitus)

Rauvolfia serpentina (L.) Benth.

SYNONYM *Rauwolfia* (veraltete Schreibweise)

Java-Teufelspfeffer

FAMILIE *Apocynaceae* Hundsgiftgewächse

VOLKSTÜMLICHE NAMEN
Schlangenwurz, **Schlangenwurzel**; engl.: **Java Devil Pepper**, **Snakeweed**, **Snakewood**.

VERBREITUNG
Indien.

BESCHREIBUNG
Mehrjähriger, bis 1 m hoher Strauch, mit charakteristischer Wurzel. Blätter elliptisch, 7 bis 25 cm lang. Blütenröhre rötlich. Steinfrucht kugelig, schwarz. Gattung mit ca. 60 Arten.

BLÜTEZEIT
Sommer.

STANDORT
Die meisten *Rauvolfia*-Arten sind tropisch (weltweit).

DROGEN
Rauvolfiae radix (syn. *Radix Rauvolfiae*): Indische Schlangenwurzel (syn. Rauvolfiawurzel), die getrockneten Wurzeln. Stamm-Pflanzen: *R. serpentina*, ***Rauvolfia tetraphylla*** **L. (Vierblättriger Teufelspfeffer)**, ***Rauvolfia vomitoria*** Afzel (**Brech-Teufelspfeffer**) u. a.

INHALTSSTOFFE
R. serpentina enthält über 30 Alkaloide (Gesamtalkaloidgehalt 0,8 bis 1,5 %). Die Wurzeln der *Rauvolfia*-Arten enthalten Reserpin (Hauptalkaloid) u. a. Alkaloide (Indol-Alkaloide; auch in den Gattungen ***Aspidiosperma*** (z. B. ***Aspidiosperma quebracho-blanco***; **Quebracho**), *Catharanthus* (vgl. *Catharanthus roseus*, S. 64), *Tabernanthe* (vgl. *Tabernanthe iboga*, S. 224) und ***Vinca***, Corynanthin, Isorauhimbin und Yohimbin. *Rauvolfia* ist in Deutschland rezeptpflichtig.

GESCHICHTE
Mahatma Gandhi trank täglich eine Tasse *Rauvolfia*-Tee.

TRADITIONELLE VERWENDUNG
50 – 150 mg der Wurzel werden gekaut und geschluckt, aus der Wurzel kann auch ein Tee zubereitet werden. Die Stängel werden als Gärstoff zur Bierherstellung genutzt.

MEDIZINISCHE VERWENDUNG
Heilpflanze. Die Pflanze wird in Indien schon seit langer Zeit medizinisch genutzt. Indische Heilige setzen *Rauvolfia* zur Förderung der Meditation ein. Homöopathisch (D1 – D2) gegen Bluthochdruck und gegen Angst- und Spannungszustände. Von Ärzten nur selten verordnet. *Rauvolfia*-Alkaloide werden als Arzneimittel verwendet.

WIRKUNG
Blutdruck senkend, beruhigend, Stimmungs aufhellend (verzögert eintretende und mehrere Tage andauernde Wirkung), Schlaf fördernd, psychoaktiv. Nebenwirkungen allgemein selten und bei zu hoher Dosierung (Durchfall, Kreislaufstörungen u. a.). Dauergebrauch kann Depressionen auslösen. **Cave!**: Stark giftig!

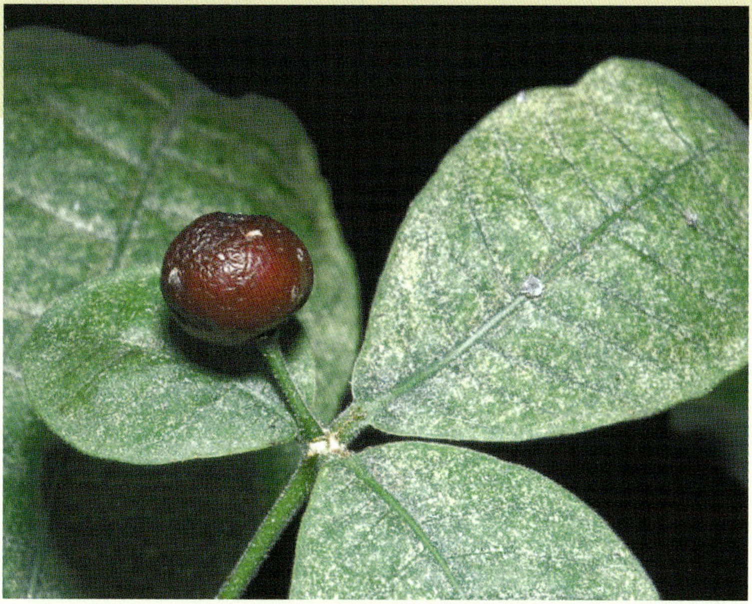

Rauvolfia tetraphylla (Frucht)

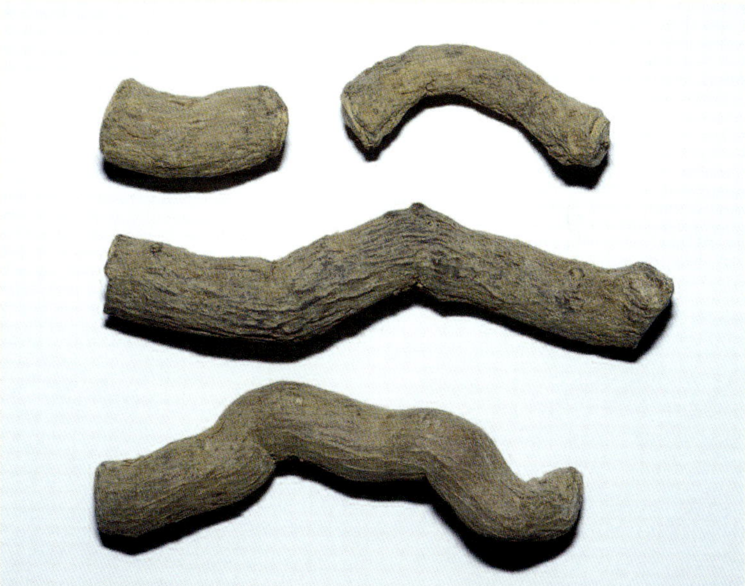

Rauvolfiae radix (Schlangenwurzel)

Rhododendron spp. L.

SYNONYM *Chamaerhododendron*

Rhododendron-Arten

FAMILIE *Ericaceae* Heidekrautgewächse

VOLKSTÜMLICHE NAMEN

Alpenrose, Almrausch, Azalee, Donnerrose, Rhododendron; engl.: **Azalea, Rhododendron.**

VERBREITUNG

Mitteleuropa (Alpen), Asien.

BESCHREIBUNG

Ausdauernde Pflanzen. ***Rhododendron caucasicum* PALLAS (Kaukasischer Rhododendron)**: Strauch, bis 1 m hoch. Blätter immergrün. Blüten cremefarben oder blassgelb, manchmal rosa gepunktet. ***Rhododendron ferrugineum* L. (Rostblättrige Alpenrose)**: Buschiger Strauch. Blätter unterseits rostbraun, oberseits dunkelgrün, lederig, kahl, glänzend. Blumenkrone trichterförmig-glockig, dunkelrot., in üppiger Traubendolde.

BLÜTEZEIT

Rh. caucasicum: April – Mai. *Rh. ferrugineum*: Mai – Juli.

STANDORT

Rh. caucasicum: Nordöstliche Türkei, Kaukasus. Selten kultiviert. *Rh. ferrugineum*: Abhänge, Weiden, Schluchten. Zwergstrauchregionen der Ur-Alpen.

DROGEN

Rhododendri folium, flos, cortex: Rhododendron-Blätter, -Blüten bzw. Rinde.

INHALTSSTOFFE

Ätherisches Öl. In mongolischen Arten hauptsächlich Limonen, Aromadendren, Caryophyllen, δ-Cadinen, β-Selinen und Gurjunen. *Rh. ferrugineum* enthält Ursolsäure.

GESCHICHTE

Garten- bzw. Zierpflanze.

TRADITIONELLE VERWENDUNG

Hexenpflanze (Schadenzauber). *Rh. caucasicum* wurde möglicherweise als psychoaktiver Räucherstoff verwendet. ***Rhododendron lepidotum* WALL. ex DONN** wird in Nepal bis in die Gegenwart als rituelles und schamanisches **Räucherwerk** verbrannt. Der Rauch von ***Rhododendron cinnabarinum* HOOK. f.** soll auf Yaks stark berauschend und verhaltensändernd wirken (beim Menschen könnte der Rauch ähnlich wirken). Die Blätter einer *Rhododendron*-Art werden mit Tabak (*Nicotiana tabacum*) vermischt geraucht. Aus der Rinde wird ein **Schnupfpulver** hergestellt. *Rh ferrugineum* und ***Rhododendron ponticum* L. (Pontische Alpenrose)** produzieren psychoaktiven **Honig**. Ein Tee aus den Blüten von ***Rhododendron chrysanthemum* PALL.** soll Rauschzustände auslösen.

MEDIZINISCHE VERWENDUNG

Keine (genauen) Angaben.

WIRKUNG

Möglicherweise psychoaktiv, berauschend (nur unzureichende Angaben). **Cave!**: Giftverdächtig (keine Angaben zur möglichen Giftwirkung).

ORGANISATIONSTYP ► **Pflanze**
möglicherweise psychoaktiv; berauschend

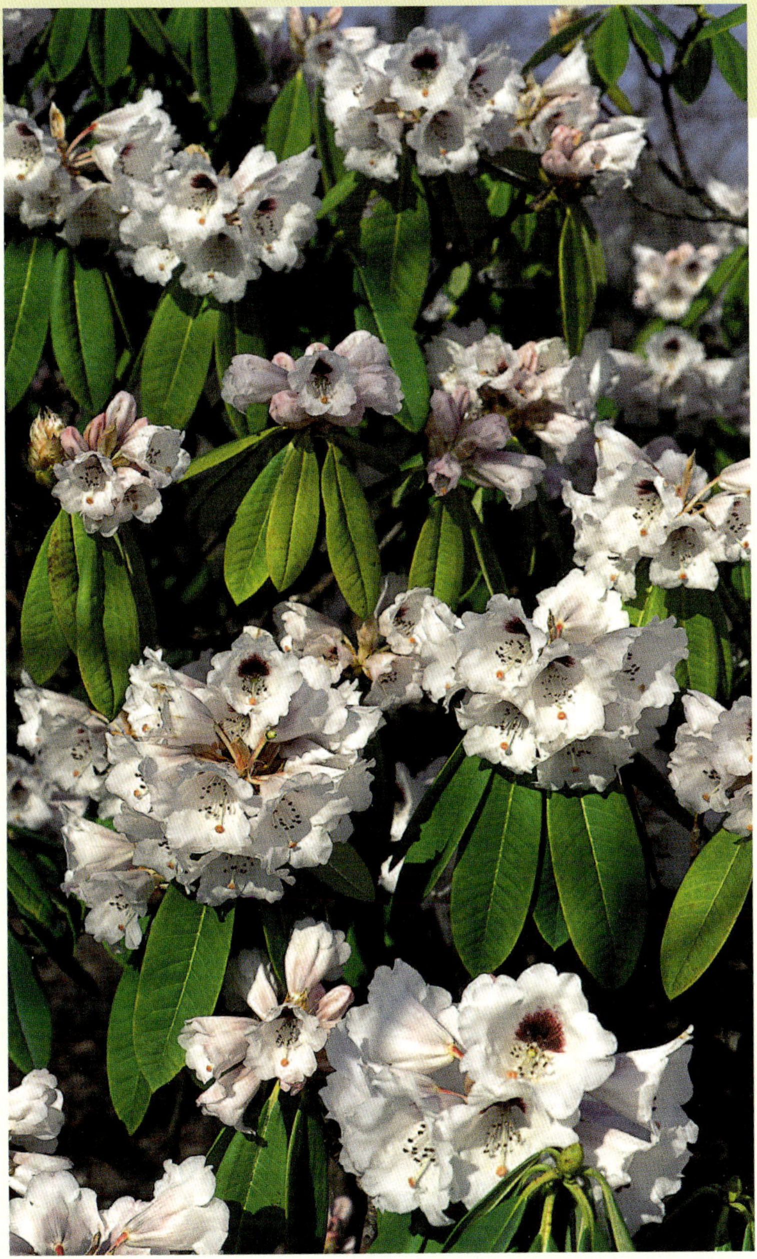

Rhododendron calophytum (Blüte, Habitus)

Salvia divinorum EPLING et JÁTIVA

SYNONYM —

Azteken-Salbei

FAMILIE *Lamiaceae* Lippenblütler

VOLKSTÜMLICHE NAMEN
Mexikanischer Wahrsagesalbei; engl.: **Diviner's Sage, Herb of the Virgin**; mex.: **Hierba de la Pastora, Ska Maria Pastora.**

VERBREITUNG
Mexiko: Oaxaca.

BESCHREIBUNG
Mehrjähriges Kraut, 1 m hoch, manchmal höher. Stängel dick, charakteristisch vierkantig, Kanten oft mit dünnem Saum. Blätter eiförmig, am Rand fein gezähnt. Blüten in endständigen Blütenrispen. Kelch glockig, bläulich oder purpurfarben. Kronblätter stets weiß. Im natürlichen Lebensraum neigt sich die Pflanze zur Erde und bildet dort neue Wurzeln.

BLÜTEZEIT
Oktober – März, meist im Januar (Mexiko). *S. divinorum* blüht in Kultur selten bis nie.

STANDORT
Auf kleinen Äckern und im Wald versteckt angepflanzt. Temperatur gemäßigt, frostempfindlich, halbschattige Standorte, bei relativ hoher Luftfeuchtigkeit.

DROGEN
Salvia-divinorum-Blätter (syn. *Folia Salviae divinorum*): die frischen oder getrockneten Blätter.

INHALTSSTOFFE
Salvinorin-A (durchschnittlich 1,5 g/kg getrocknete Blätter). Über das ebenfalls isolierte Salvinorin-B gibt es hinlänglich evtl. psychoaktiver Wirkung keine genauen Literaturangaben, bzw. sind diese nicht nachgewiesen.

GESCHICHTE
Die Azteken verwendeten eine **Pipiltzintzintl(i)** genannte Zauberpflanze (häufig als *S. divinorum* gedeutet) ähnlich wie Pilze der Gattung *Psilocybe.* Der Gebrauch wurde Mitte der 60er Jahre des 20. Jh. von G. WASSON entdeckt.

TRADITIONELLE VERWENDUNG
Mazateken-Indianer im mexikanischen Teilstaat Oaxaca verwenden die Blätter wegen der halluzinogenen Wirkung z. B. bei Wahrsage-Ritualen. Die Blätter (6 – 26) werden gekaut oder zerquetscht, mit wenig Wasser angerührt und zu einem Getränk filtriert.

MEDIZINISCHE VERWENDUNG
Volksmedizinisch bei Kopfschmerzen, Rheumatismus und zur Revitalisierung von Alten, Kranken und Sterbenden.

WIRKUNG
Psychoaktive (halluzinogene) Wahrnehmungsveränderungen, visuelle Wahrnehmungsveränderungen. Geraucht (1 – 2 Blätter) hält die Wirkung ca. 10 – 30 min an, gekaut ca. 1 h. Nebenwirkungen evtl. Übelkeit, Engegefühl im Brustraum, seltener Schweißausbrüche. **Cave!**: Schwach giftig (genaue Angaben fehlen).

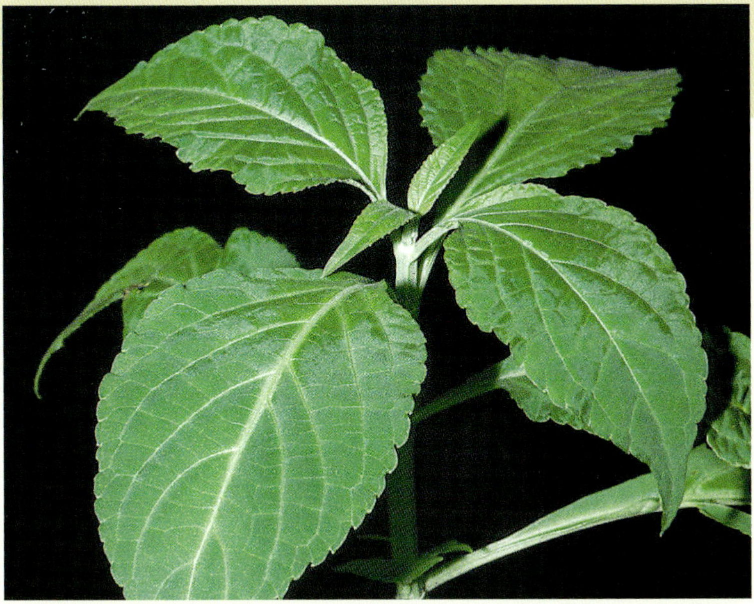

Salvia divinorum (Habitus)

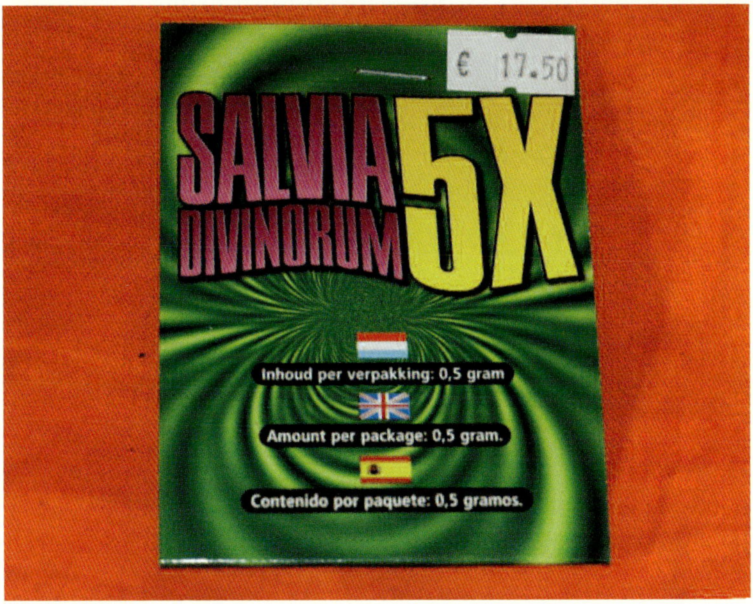

***Salvia-divinorum*-Extrakt** (aus niederländischem Smart-Shop)

Sassafras albidum (NUTT.) NEES

SYNONYM *Laurus sassafras, Persea sassafras* u. a.

Sassafras, Seidiger Fenchelholzbaum

FAMILIE *Lauraceae* Lorbeergewächse

VOLKSTÜMLICHE NAMEN

Nelkenzimtbaum; engl.: **Cinnamon Wood, Sassafras, Sassafras Tree, Silky Sassafras.**

VERBREITUNG

Nordamerika (Atlantikküste von Kanada bis Nordflorida).

BESCHREIBUNG

Sommergrüner Laubbaum, bis 30 m hoch. Rinde tief gefurcht. Blätter eiförmig, hell, gelegentlich rötlich anlaufend. Blüten klein, gelb, in Dolden stehend. Früchte (Steinfrüchte) erbsengroß, blau, glänzend.

BLÜTEZEIT

April – Mai.

STANDORT

Gemäßigtes Klima.

DROGEN

Sassafras lignum: Sassafrasholz. *Sassafras aetheroleum, Sassafras oleum*: Sassafrasöl. *Sassafras cortex* (*e radice*): Wurzelrinde, Fenchelholzrinde.

INHALTSSTOFFE

Alle Pflanzenteile enthalten ätherisches Öl, dieses besteht hauptsächlich (bis zu 80 %) aus Safrol, daneben Kampfer (1,1 %), Gerbstoffe, Harz, Wachs, Zucker, Eugenol, Elemicin, Myristicin, Apiol u. a.

GESCHICHTE

Die Wurzelrinde wurde bereits in präkolumbianischer Zeit von nordamerikanischen Indianern verwendet (als stimulierender, tonisierender Tee). In Amerika wurde die Wurzelrinde als Tee-Ersatz (*Camellia sinensis*) getrunken.

TRADITIONELLE VERWENDUNG

Sassafras wurde als Bierzusatz und zum Aromatisieren von Tabak (*Nicotiana tabacum*) verwendet. Die Wurzelrinde wurde mit Wasser zu einem Tee aufgebrüht. Bei der Einnahme von Sassafrasöl sollten Dosierungen über 100 mg vermieden werden (nach anderen Angaben als Anfangsdosis 200 mg des getrockneten Öls bzw. 100 bis 200 mg des Öls für psychoaktive und aphrodisische Zwecke). Aber alle Teile des Baumes dürfen heute nicht mehr in den Verkehr gebarcht werden.

MEDIZINISCHE VERWENDUNG

Sassafrasöl wurde volkmedizinisch bei körperlicher und geistiger Schwäche, Rheumatismus, Menstruationsbeschwerden (auch als Abortivum) und Erkrankungen der Harnwege eingenommen.

WIRKUNG

Der Tee wirkt anregend und Schweiß treibend. Safrol hat antiseptische, diuretische und zentral erregende Wirkungen (anregend, stimmungsaufhellend, antidepressiv). Safrol wirkt Leber schädigend und karzinogen. Bei Überdosierung Unruhe, Erbrechen, Schock, Sprachstörungen, evtl. Tod durch zentrale Atemlähmung. **Cave!:** (Schwach) Giftig!

ORGANISATIONSTYP ► **Pflanze**
psychoaktiv (anregend); (schwach) giftig!

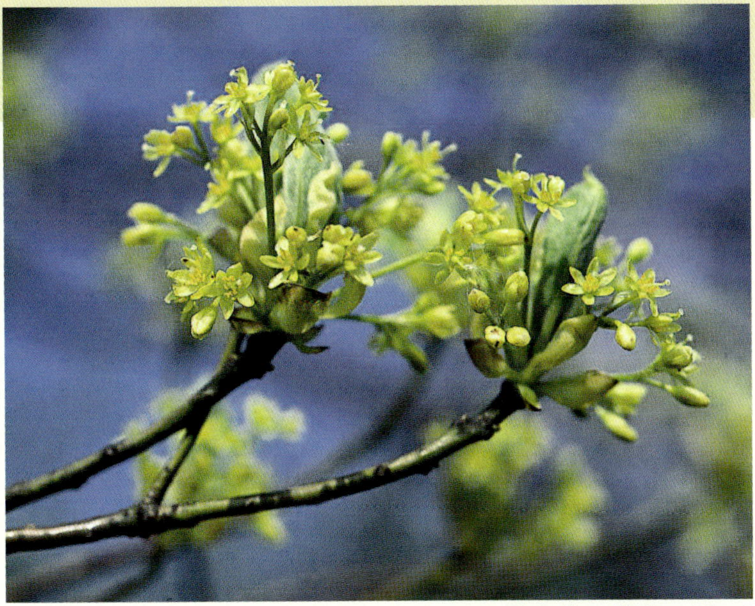

Sassafras albidum (Blüte)

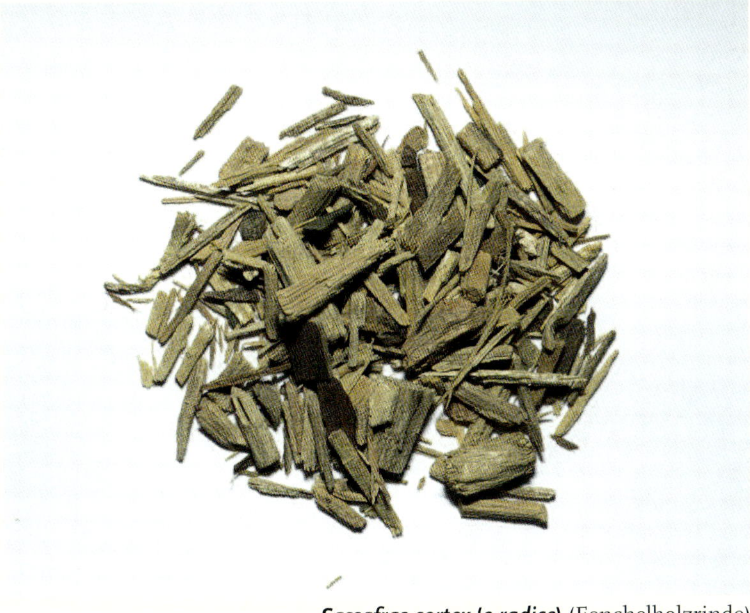

Sassafras cortex (e radice) (Fenchelholzrinde)

Scopolia carniolica JACQ.

SYNONYM *Hyoscyamus scopolia*

Krainer Tollkraut

FAMILIE *Solanaceae* Nachtschattengewächse

VOLKSTÜMLICHE NAMEN

Allsitzerkraut, **Glockenbilsenkraut**, **Tollrübe**, **Walkenkraut**; engl.: **Russian Belladonna**, **Scopolia**.

VERBREITUNG

Südosteuropa, Karpaten, Ukraine, Kaukasus.

BESCHREIBUNG

Ausdauernde Pflanze mit kräftigem Wurzelstock. Stängel aufrecht, 30 – 60 cm hoch. Blätter gestielt, ganzrandig, verkehrt-eiförmig. Blüten langgestielt, nickend, Blumenkrone verwachsen, glockenförmig, 5-zipflig, etwa 3 cm lang, außen braunrot, innen olivfarben. Frucht mit 2-fächriger Deckelkapsel.

BLÜTEZEIT

März – April.

STANDORT

Laubwälder, Gebüsche, Gebirgslagen. Zuweilen verwildert.

DROGEN

Scopoliae radix (syn. *Radix Scopoliae*): Glockenbilsenkrautwurzel. *Scopoliae carniolicae folium* (syn. *Folia Scopoliae carniolicae*): Scopoliablätter.

INHALTSSTOFFE

Gesamtalkaloidgehalt der Blätter 0,2 – 0,4 %, der Wurzeln bis 0,5 %, als Hauptalkaloide Hyoscyamin (bis zu 1 %), L-Scopolamin, Cuskhygrin, Tropin u. a., außerdem die Cumarine Scopolin und Scopoletin sowie Chlorogensäure.

GESCHICHTE

Nicht sicher ist, ob die Pflanze bereits in der Antike bekannt war. Möglicherweise wurde das Kraut in Slowenien zur Zubereitung von **Hexensalben** verwendet.

TRADITIONELLE VERWENDUNG

Die frische Wurzel wurde, weichgekocht und zerrieben, als Brei oder Getränkezusatz eingenommen, auch in **Bier** eingelegt oder mitgebraut. Das getrocknete Kraut wurde auch geraucht.

MEDIZINISCHE VERWENDUNG

Volksmedizinisch zur Behandlung von rheumatischen Erkrankungen, Zahnschmerzen, Koliken, als Schlafmitel (für Kinder), Aphrodisiakum u. a. Zur industriellen Darstellung von L-Hyoscyamin bzw. Atropin.

WIRKUNG

Vergiftungserscheinungen mit Erbrechen, Gesichtsrötung, Trockenheit der Schleimhäute, Pulsbeschleunigung, Pupillenerweiterung, in höheren Dosen (ab etwa 3 mg) zentralerregende Symptome mit Halluzinationen, Tobsuchtsanfällen, Krämpfen, Seh- und Sprachstörungen, Schluckbeschwerden, Lähmungserscheinungen, evtl. Tod durch Atemlähmung. Empfindlichkeit bei Erwachsenen unterschiedlich, tödliche Vergiftungen von Kleinkindern bei Alkaloiddosen ab 2 mg. **Cave!**: (Tödlich) giftig!

ORGANISATIONSTYP ► **Pflanze**

halluzinogen; (tödlich) giftig!

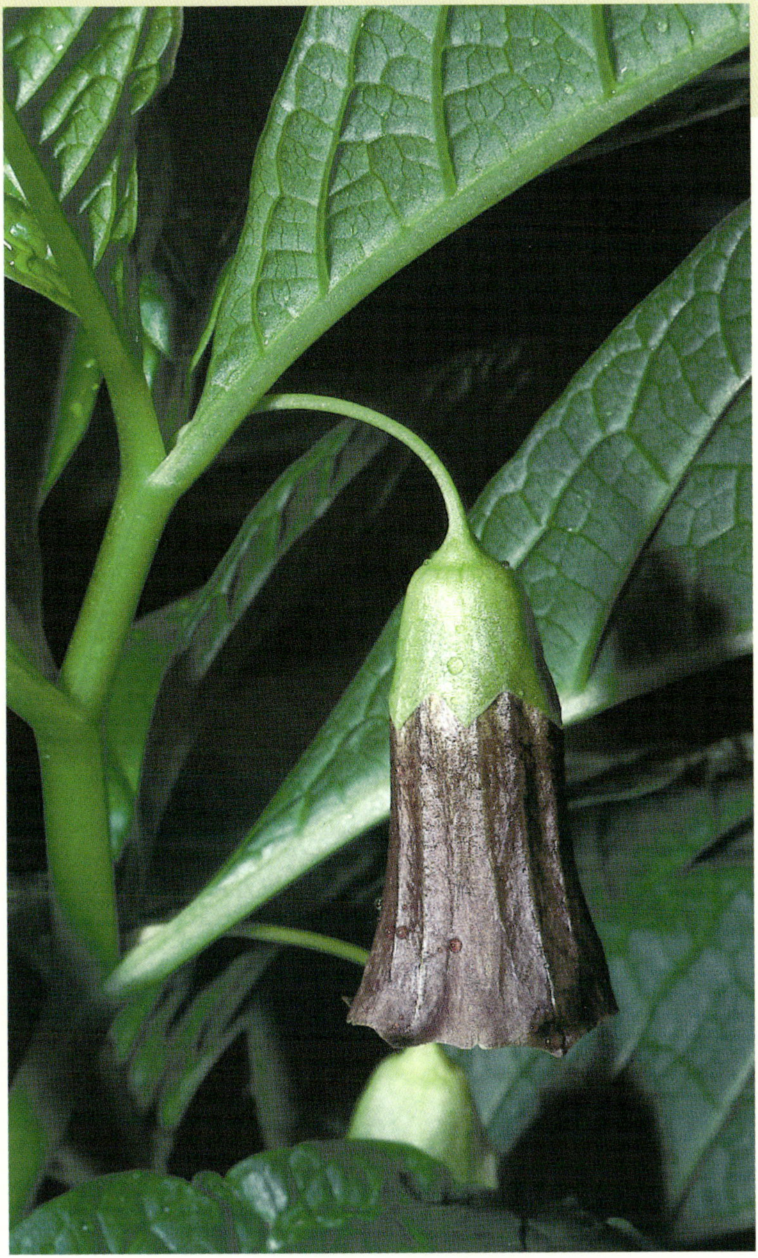

Scopolia carniolica (Blüte, Habitus)

Solandra spp. Sw.

SYNONYM *Datura*

Goldkelch-Arten

FAMILIE *Solanaceae* Nachtschattengewächse

VOLKSTÜMLICHE NAMEN
Windbaum; engl.: **Chalice Vine**, **Cup of Gold**, **Wind Tree**; *S. guerrerensis* (aztek.): **Hueipatl**, **Tecomaxochitl**.

VERBREITUNG
Tropische und gemäßigte Zonen. Mittel- und Südamerika.

BESCHREIBUNG
Mehrjährige, kletternde Büsche oder Sträucher mit kräftigem Wurzelstock. Aufrecht wachsend, mehrere holzige Stängel, bis zu 5 m lang. Blätter dick, elliptisch, bis zu 18 cm lang. Blüten fest, gelblichweiß oder gelb, großtrichterig, 17 bis 20 cm lang, intensiver Geruch. Frucht fleischig, 7 – 11 cm lang, 5,5 – 6 cm Ø.

BLÜTEZEIT
April – Oktober.

STANDORT
Sonnige, warme Standorte.

DROGEN
Solandrae folium, flos, stipes, radix: Goldkelchblätter, -blüten, - wurzel sowie der Saft der Triebe. Stamm-Pflanzen: ***Solandra brevicalyx*** **STANDL. (Kieli)**, ***Solandra guerrerensis*** **MARTINEZ (Großer Goldkelch)**, ***Solandra guttata*** **C. DON ex LINDLEY**, ***Solandra nitida*** **ZUCC. (Cutaquatzitziqui)** u. a. Arten.

INHALTSSTOFFE
Tropan-Alkaloide, Atropin, Noratropin, Hyoscyamin, Norhyoscyamin, Scopolamin, Tropin, Nortropin, Scopin, Cuskhygrin u. a. Der Gesamtalkaloidgehalt einiger Arten liegt bei etwa 0,15 %.

GESCHICHTE
Möglicherweise ist der rituelle Gebrauch der Goldkelch-Arten in Mexiko bereits in prähistorischer Zeit entstanden.

TRADITIONELLE VERWENDUNG
Zier-, Heil-, Drogenpflanzen. Aus dem Saft der Triebe wird ein berauschender Tee zubereitet. Verschiedene *Solandra*-Arten spielen in der Mythologie der mexikanischen Huichol eine wichtige Rolle. Von den Huichol als eine zur Gottheit erhobene Droge verehrt und gefürchtet. Kieli gilt als mächtiger Helfer der Schamanen. Die Lakandonen-Indianer kochen aus Blättern und Blüten einen berauschenden, aphrodisierenden Tee, aus der Wurzel wird ein stark halluzinogener Trank bereitet.

MEDIZINISCHE VERWENDUNG
Aphrodisiakum, Liebestrank.

WIRKUNG
Anregend, berauschend. Die Huichol-Indianer vergleichen die Wirkung von *S. brevicalyx* mit der von *Lophophora williamsii* (Peyote). Die innere Einnahme wird evtl. von heftigen Halluzinationen, Delirien, Wahnvorstellungen usw. begleitet. Die gerauchten Blüten oder Blätter wirken psychoaktiv und aphrodisierend. **Cave!**: Giftig!

ORGANISATIONSTYP ► **Pflanze**

anregend; berauschend; giftig!

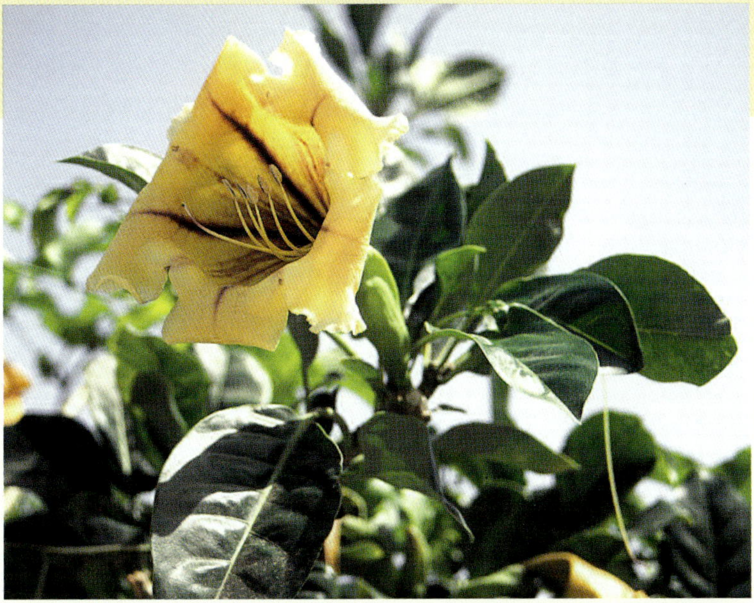

Solandra nitida (Blüte, Habitus)

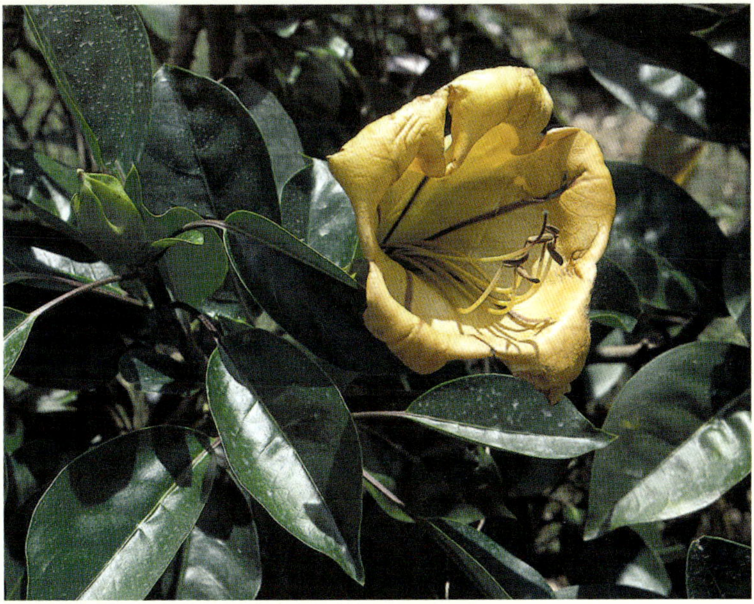

Solandra brevicalyx (Blüte, Habitus)

Solanum dulcamara L.

SYNONYM *Dulcamara flexuosa, S. laxum, S. lyratum* u. a.

Bittersüßer Nachtschatten

FAMILIE *Solanaceae* Nachtschattengewächse

VOLKSTÜMLICHE NAMEN
Alpranke, **Bittersüß**, **Hundsbeere**, **Stinkteufel**, **Waldnachtschatten**; engl.: **Bittersweet Nightshade**, **Deadly Nightshade**.

VERBREITUNG
Gesamteuropa, Asien, Nordafrika.

BESCHREIBUNG
Ausdauernder Halbstrauch. Stängel unten verholzend, oben meist krautig, entweder niederliegend oder rankend nach oben wachsend, Triebe bis 1,5 m lang. Blätter gestielt, eiförmig-lanzettlich, wechselständig. Blüten langgestielt, 5-zipflig. Blumenkrone dunkelviolett, rispenartig angeordnet. Früchte glänzend rot, erbsengroß, eiförmig hängend, zu mehreren in langstieligen Rispen. Früchte anfangs bitter, dann süßlich. Fruchtungszeit August – Oktober.

BLÜTEZEIT
Juni – September.

STANDORT
Feuchte Wälder, Gebüsche, Weg- und Waldränder. Nährstoffreiche Böden.

DROGEN
Dulcamarae stipes: Bittersüßstängel.

INHALTSSTOFFE
Glykosidische Alkaloide mit Steroidcharakter. Beeren und Blätter enthalten als Hauptalkaloide Solanin, Soladulcidin, Tomatidenol, Solasodin, außerdem Saponine. Die reifen Früchte sind annähernd alkaloidfrei.

GESCHICHTE
S. dulcamara wurde bereits von den Germanen als Narkotikum genutzt.

TRADITIONELLE VERWENDUNG
Die Beeren wurden im Mittelalter, als Amulett oder Talisman auf ein Band gezogen, um den Hals getragen. Als Rachezauber wurden die getrockneten Stängel vor die Tür des Feindes gelegt. (Möglicherweise) Bestandteil der **Hexensalben**.

MEDIZINISCHE VERWENDUNG
Volksmedizinisch als Beruhigungs- und Betäubungsmittel. Früher zur Behandlung von mit Stoffwechselanomalien in Verbindung stehenden Hautleiden, Dyskrasien (fehlerhafte Zusammensetzung des Blutes und der Körpersäfte) und als Antirheumatikum. Verwendung wenig gebräuchlich.

WIRKUNG
Saponin wirkt lokal reizend, hämolytisch, Solanin (Protoplasmagift) zuerst erregend, dann lähmend auf das Zentralnervensystem. Vergiftungen mit Übelkeit, Erbrechen, Durchfällen, erhöhter Pulsfrequenz, Atembeschwerden, Angstzuständen, Krämpfen, Benommenheit, Lähmungen, später unzureichende Atemleistung, Koma, Tod. Therapeutische Dosen ohne Nebenwirkungen. **Cave!**: Giftig!

ORGANISATIONSTYP ► **Pflanze**
evtl. psychoaktiv (Benommenheit); giftig!

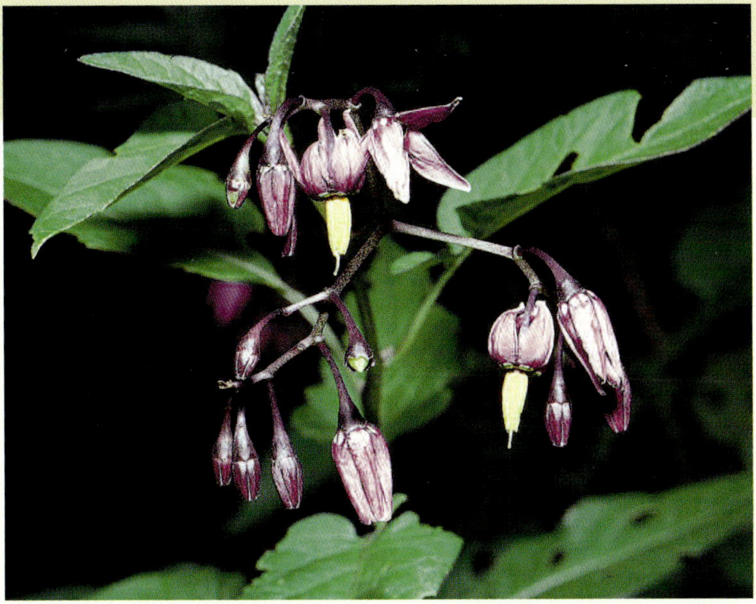

Solanum dulcamara (Blüten)

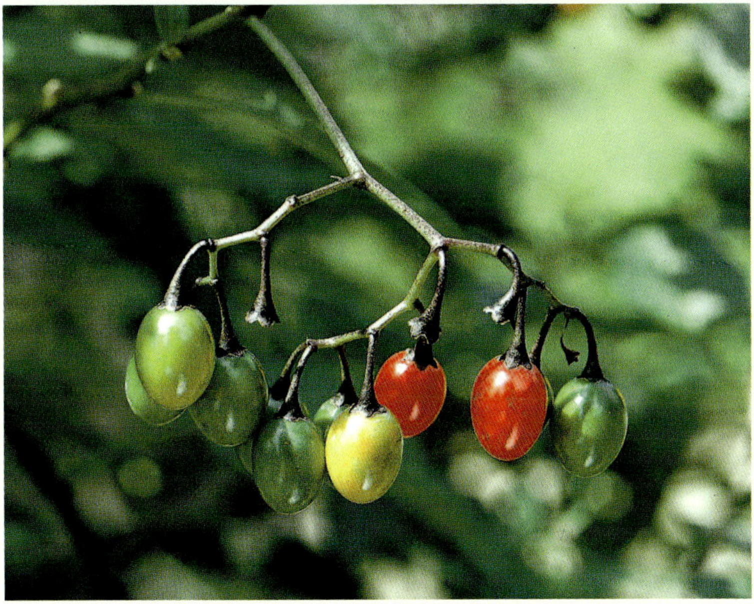

Solanum dulcamara (Früchte)

Solanum nigrum L.

SYNONYM *Solanum americanum, Solanum caribaeum* u. a.

Schwarzer Nachtschatten

FAMILIE *Solanaceae* Nachtschattengewächse

VOLKSTÜMLICHE NAMEN

Nachtschatten; engl.: **Black Nightshade, Common Nightshade**; gr.: **apollinaris minor, strychnos halikabos**; fr.: **Morella comune, Erba morella**; nl.: **Zwarte nachtshade**.

VERBREITUNG

Ursprünglich im Mittelmeergebiet beheimatet, gemäßigte Zonen, Mitteleuropa.

BESCHREIBUNG

Einjährige, krautige Pflanze, selten höher als 60 cm. Stängel aufrecht, verzweigt, kantig, behaart bis kahl. Blätter eiförmig zugespitzt, ganzrandig oder gezähnt. Blüten kurzgestielt, sternförmig, 5-zählig, weiß, in seitenständiger Trugdolde. Beerenfrüchte (August – Oktober) kugelig, erbsengroß, bei völliger Reife schwarz, selten grünlichgelb oder rot, saftig, scharf säuerlich schmeckend, vielsamig.

BLÜTEZEIT

Juni – Oktober.

STANDORT

Wegränder, Äcker und Gärten, Felder, auf Schutt (bis 2 000 m). Häufig.

DROGEN

Solani nigri herba: Schwarzes Nachtschattenkraut. Vermutlich auch andere Pflanzenteile.

INHALTSSTOFFE

Alle Pflanzenteile enthalten Solanin, ein Alkaloidgemisch aus 6 Komponenten u. a. Alkaloide (siehe auch *Solanum dulcamara*, S. 216). Das Kraut enthält hauptsächlich Solanin. Die unreifen Früchte enthalten bis zu 1,6 % Alkaloide (die reifen Früchte sind meist alkaloidfrei). Halluzinogen wirksame Inhaltsstoffe wurden bisher nicht entdeckt.

GESCHICHTE

Von den Germanen wurde die als Narkotikum verwendete Pflanze **Nachtschaden** genannt.

TRADITIONELLE VERWENDUNG

Im antiken Griechenland stand die Pflanze in enger Beziehung zum Bilsenkraut und dem Gott Apollon. Von den thessalischen Hexen zu einem Zaubertrank bereitet, der laut PLINIUS „unzüchtige Begierde, Gestalten und Bilder“ hervorrufe. Im Mittelalter den **Hexensalben** beigemischt. In Afrika von Kriminaltelepathen und Regenzauberern benutzt.

MEDIZINISCHE VERWENDUNG

In Mexiko wird die amerikanische Varietät (**chichiquilitl**) als örtliches Schmerzmittel, Beruhigungsmittel oder Stimulans verwendet. In Chile als Antidot bei Überdosierungen von ***Latua pubiflora*** (**Latúe**).

WIRKUNG

Psychoaktive Wirkung nicht ausreichend bestätigt (aber nicht unwahrscheinlich). Solanin hat Giftwirkung, gefährlich, selten tödlich. **Cave!**: (Selten tödlich) giftig!

ORGANISATIONSTYP ► **Pflanze**

evtl. psychoaktiv; (selten tödlich) giftig!

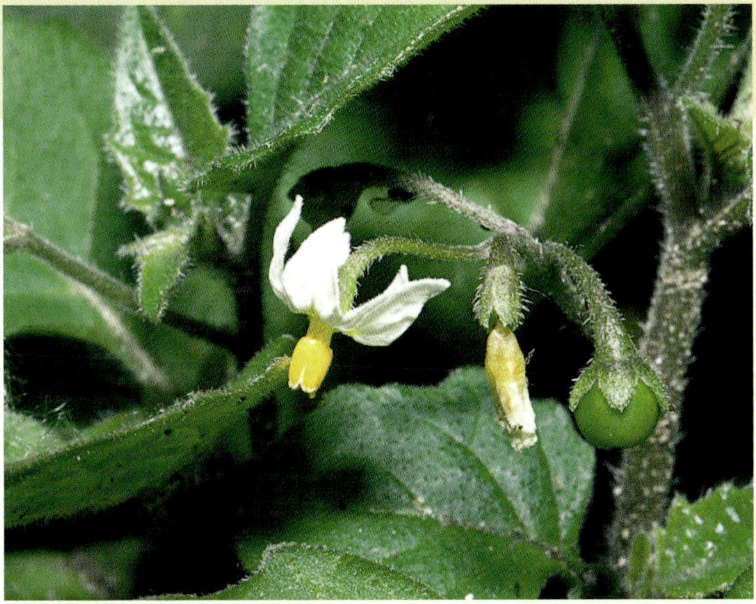

Solanum nigrum (Blüten)

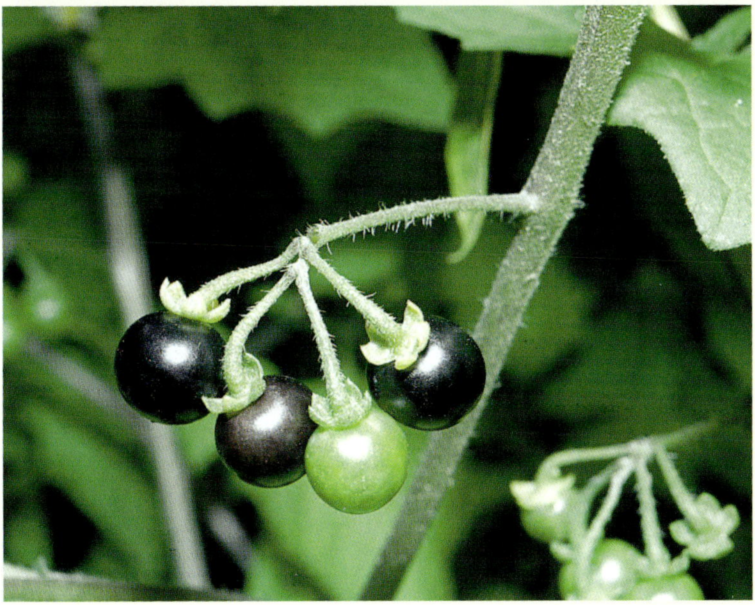

Solanum nigrum (Früchte)

Solenostemon scutellarioides (L.) Codd.

SYNONYM *Coleus blumei, Solenostemon blumei*

Buntnessel

FAMILIE *Lamiaceae* Lippenblütler

VOLKSTÜMLICHE NAMEN
Buntblatt; engl.: **Coleus**; mex.: *C. blumei*: **El Nene** das Kind, **El Ahijado** das Patenkind; *C. pumilus*: **El Macho** das Männchen; brasil.: **maconha**.

VERBREITUNG
Heimat Philippinen, tropische und warme Zonen in Europa, Amerika, (Ost-)Afrika und Asien.

BESCHREIBUNG
Krautige oder buschige Pflanze, bis 1 m hoch. Blätter kreuzgegenständig, eiförmig zugespitzt, gesägt, bis zu 15 cm lang, unterseits fein behaart, mehrfarbig. Blüten mehr oder weniger glockenförmig, ca. 1 cm lang, blau oder purpurfarben. ***Solenostemon scutellarioides* (L.) Codd.**: 30 – 75 cm hoch. Blüten blaupurpurfarben, behaart, in schmalen, wenig- bis vielblütigen Ähren, 8 – 20 cm lang.

BLÜTEZEIT
November – Januar.

STANDORT
Zierpflanze.

DROGEN
Vermutlich: *Solenostemon*-Blätter (Buntnesselblätter, -kraut), die frischen oder getrockneten Blätter.

INHALTSSTOFFE
Im Buntblatt wurden Diterpene nachgewiesen. Die Blätter von ***Coleus amboinicus* Lour.** enthalten ätherische Öle (mit ca. 43 % Carvacrol), außerdem Oxalessigsäure.

GESCHICHTE
Der psychoaktive Gebrauch bei den Mazateken wurde im Zusammenhang mit der Erforschung von *Salvia divinorum* (s. S. 208) durch G. Wasson entdeckt.

TRADITIONELLE VERWENDUNG
Zwei *Solenostemon*-Arten sind von magisch-religiöser Bedeutung. Zeremonielle Verwendung, immer im Kontext mit *S. divinorum* (**La Hembra** das Weibchen). Die getrockneten Blätter werden geraucht, nach anderen Angaben werden die frischen Blätter gekaut, manchmal wird die Pflanze zerstoßen und mit Wasser zu einem Getränk verdünnt. Angeblich liegt die Anzahl der verwendeten Blätter deutlich über der bei *S. divinorum* (keine zuverlässigen Angaben). In Brasilien auch als **Marihuana**-Ersatz geraucht.

MEDIZINISCHE VERWENDUNG
Volksmedizinisch zur Behandlung von Elephantiasis (Samoa), Dysenterie (Ruhr), Verdauungsstörungen und bei Kopfschmerzen (Neuguinea) verwendet.

WIRKUNG
Unterschiedliche Angaben von unwirksam bis halluzinogen (ähnlich *S. divinorum*). Anstieg der Pulsfrequenz, Körperschwere, tanzende Lichter vor den Augen). *C. pumilus* soll ebenfalls psychoaktiv wirksam sein. Nebenwirkungen unbekannt. **Cave!**: Schwach giftig.

ORGANISATIONSTYP ► **Pflanze**
Wirksamkeit fragwürdig; schwach giftig

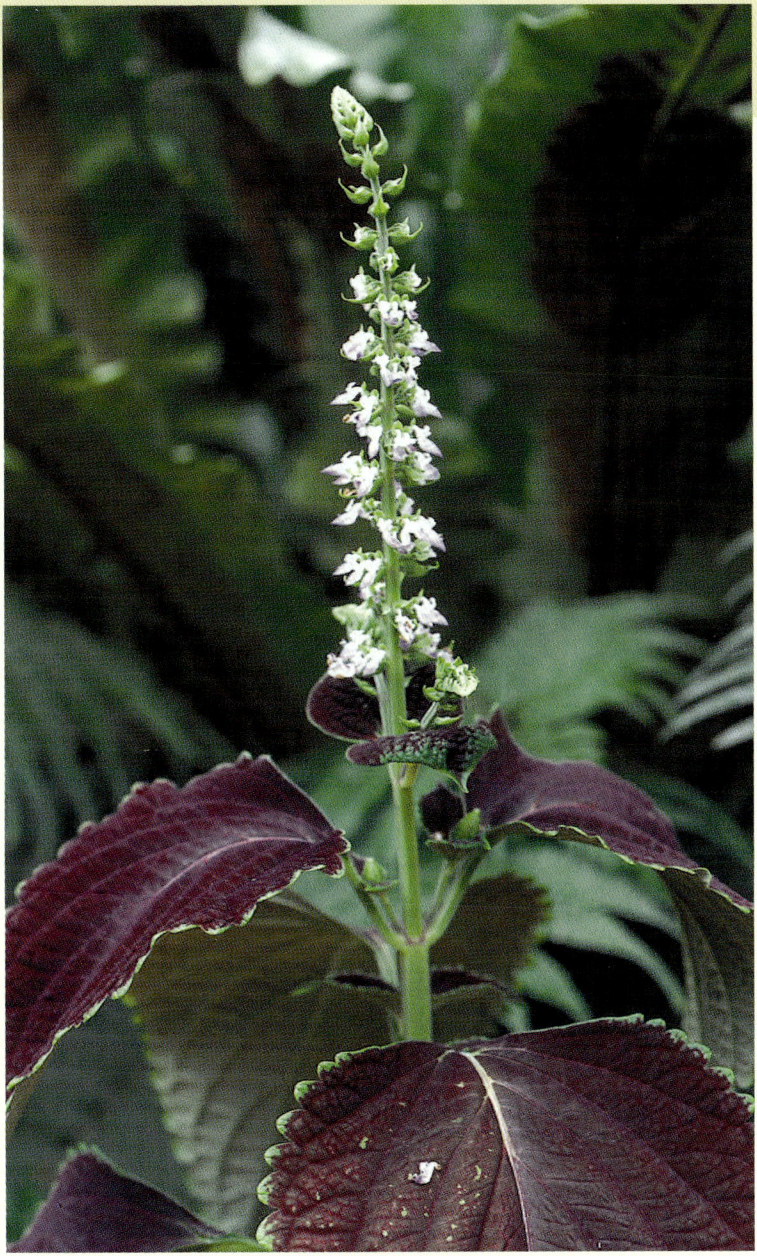

Solenostemon scutellarioides (Habitus, Blüte)

Tabernanthe iboga Baill.

SYNONYM *Iboga vateriana, T. bocca, T. eboka* u. a.

Ibogastrauch

FAMILIE *Apocynaceae* Hundsgiftgewächse

VOLKSTÜMLICHE NAMEN
Iboga, **Bocca**, **Obona**, **Wunderholz**; engl.: **Eboga Bush**.

VERBREITUNG
Tropische Urwälder West- und Zentralafrikas.

BESCHREIBUNG
Immergrüner, verzweigter, 1 – 2 m hoher Strauch mit kräftiger, stark verzweigter, gelblicher Wurzel und bräunlicher Wurzelrinde. Blätter lanzettlich, 10 – 15 cm lang, gegenständig. Blüten sehr klein, achselständig, gelblich weiß, rosa gefleckt, in doldenartigen Blütenständen. Beerenfrucht eiförmig zugespitzt, orangegelb.

BLÜTEZEIT
März – Juni (Juli).

STANDORT
Schattige Standorte (bis 1 500 m), oft an Flussläufen und in Sumpfgebieten.

DROGEN
Tabernanthae radix (syn. *Tabernanthae radicis cortex*): Tabernanthewurzel (syn. Boccawurzel, Ibogawurzel), die getrockneten Wurzeln. *Tabernanthae folium*: Tabernantheblatt, die getrockneten Blätter.

INHALTSSTOFFE
Monoterpenoide Indol-Alkaloide (bis 1 – 6 %), u. a. Ibogain (Hauptwirkstoff), Ibogamin, Tabernanthin, Ibogalin. Die Samen enthalten die Alkaloide Catharanthin, Voaphyllin und Coronaridin.

GESCHICHTE
In Westafrika wird die Wurzel in Fetischkulten und in der Zauberei verwendet. 1984 brachte GRIFFON DU BELLAY erstmals eine Probe der Pflanze nach Frankreich.

TRADITIONELLE VERWENDUNG
Im Gebiet von Gabun und Kongo dient die Pflanze im Bwitikult für magisch-religiöse Zwecke. Die Eingeborenen glauben, durch die Droge mit ihren Vorfahren und der Geisterwelt in Kontakt treten zu können. Die Wurzel gilt bei den Eingeborenen als starkes Aphrodisiakum und wird oft mit Yohimberinde (*Pausinystalia johimbe*, siehe S. 182) kombiniert. Die Ibogawurzel ist das bedeutendste Halluzinogen Afrikas. Der in der Pflan- ze enthaltene Milchsaft wird in Westzaire zusammen mit dem Saft von *Strophanthus* oder *Parquetina nigrescens* zu einem Pfeilgift vermischt.

MEDIZINISCHE VERWENDUNG
Volkstümlich als Stimulans und Tonikum bei Schwächezuständen, gegen Fieber und Bluthochdruck sowie bei Zahnschmerzen.

WIRKUNG
Die Droge wirkt berauschend und erregend, kann Halluzinationen hervorrufen, die im weiteren Verlauf zu Krämpfen, Lähmungserscheinungen und zum Tod durch Atemstillstand führen können. **Cave!**: Stark giftig!

ORGANISATIONSTYP ► **Pflanze**
halluzinogen; stark giftig!

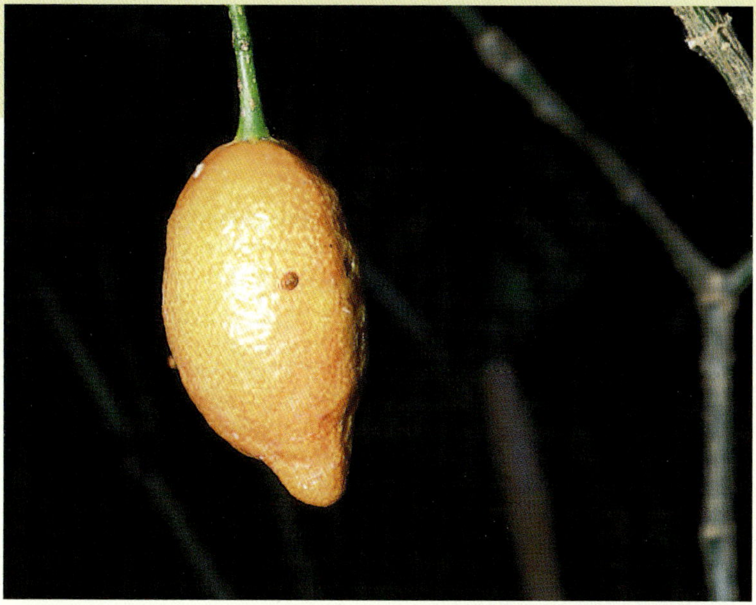

Tabernanthe iboga (Frucht)

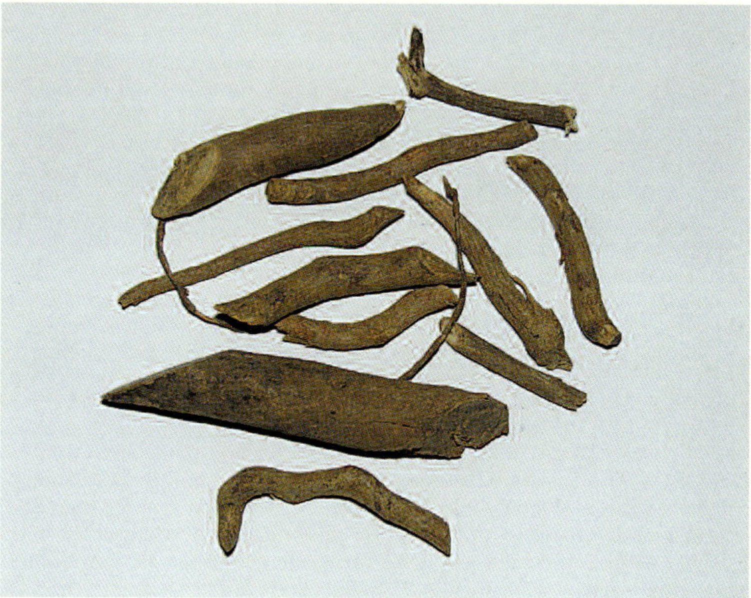

Tabernanthae radix (Tabernanthewurzel)

Tagetes lucida CAV.

SYNONYM —

Glänzende Studentenblume

FAMILIE *Asteraceae* Korbblütler

VOLKSTÜMLICHE NAMEN
Tagetes; engl.: **Sweet Marigold**; mex.: **anisillo, curucumin, Hierba de Santa Maria, pericon, tzitziqi, yerba de nube.**

VERBREITUNG
Mexiko (dort vor allem in den Teilstaaten Nayarit und Jalisco), Guatemala.

BESCHREIBUNG
Stark aromatische Staude, 20 bis 50 cm hoch. Blätter gegenständig, eiförmig-lanzettlich, gezähnt, mit Öldrüsen versehen. Blütenköpfchen dicht gedrängt in endständigen Büscheln, Blüten gelb.

BLÜTEZEIT
August – September.

STANDORT
Sonnige Standorte.

DROGEN
Tagetidis herba: Tageteskraut, das blühende Kraut. (Weitere) Stamm-Pflanzen: ***Tagetes erecta* L.**, *T. lucida*, ***Tagetes minuta* L.**, ***Tagetes patula***, ***Tagetes pussila***.

INHALTSSTOFFE
Unterschiedliche Angaben zu möglichem Alkaloidgehalt, reich an ätherischen Ölen und Thiophenderivaten, außerdem Inosit, Seifenstoffe, Gerbsäuren, Cumarin-Derivate und Cyanglykoside. *T. erecta* und *T. lucida* enthalten anscheinend Terpene (nach Literaturangaben salvinorinartige Substanzen). Das blühende Kraut von *T. minuta* enthält Mono- und Sesquiterpen sowie Ocimenone.

GESCHICHTE
Bereits in präkolumbianischer Zeit wurden *Tagetes*-Arten in Mexiko kultiviert. Vermutlich mit dem aztekischen **yauthli** identisch, dieses wurde Menschenopfern zur Vorbereitung verabreicht.

TRADITIONELLE VERWENDUNG
Räucherzusatz, Aphrodisiakum, Rauschmittel. Die mexikanischen Huichol gebrauchen *Tagetes* als zeremonielle Droge, zur Herbeiführung von Visionen. Das Kraut wird aufgegossen, ausgekocht oder zu einer Paste zerrieben. Gelegentlich allein oder zusammen mit ***Nicotiana rustica*** (**Bauern-Tabak**) vermischt geraucht, dazu wird oft **Tesguino** oder **Cai** aus gegorenem Mais getrunken. Auch bei Peyote-Ritualen.

MEDIZINISCHE VERWENDUNG
In Mexiko weit verbreitetes Heilmittel. Aufgüsse der ganzen Pflanze werden bei Leibschmerzen getrunken oder als Badezusatz bei Rheumatismus verwendet.

WIRKUNG
Weder die medizinischen noch die psychoaktiven bzw. halluzinogenen Wirkungen, von denen Indianer berichten (Bilder und Visionen erzeugen), können anhand der Inhaltsstoffe erklärt werden. Der Tee soll stark stimulierend wirken.

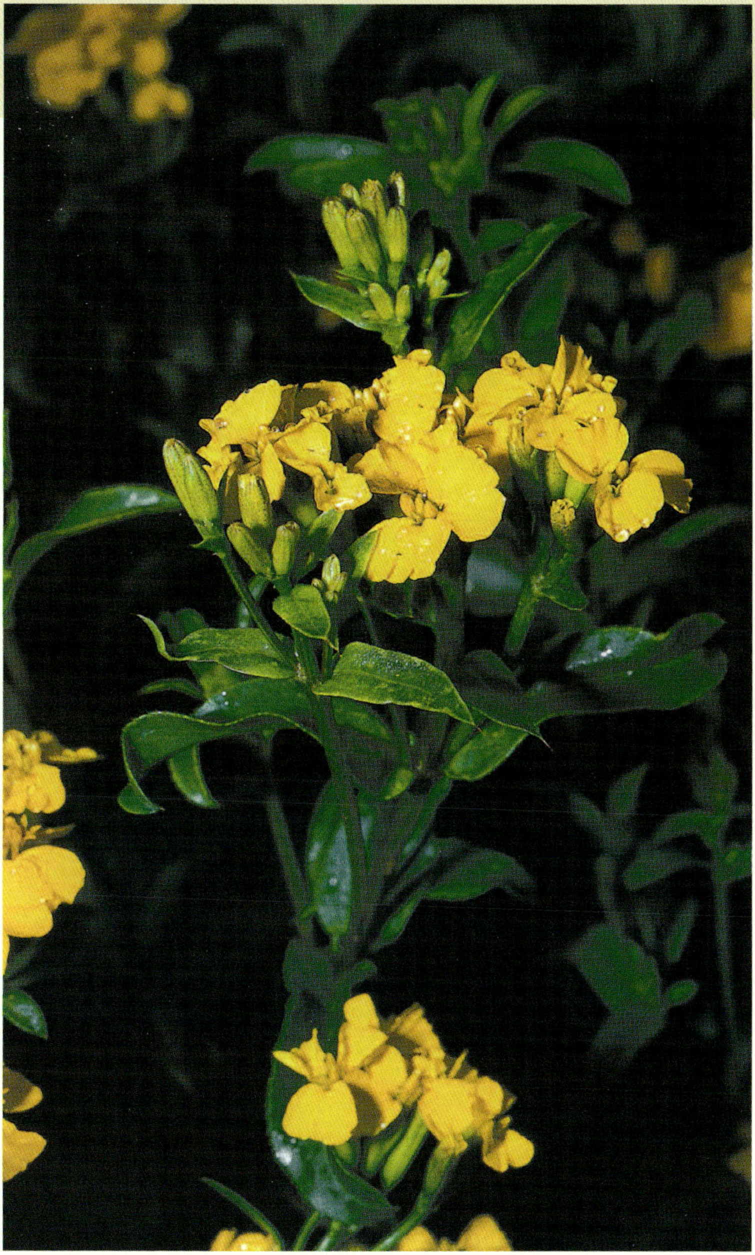

Tagetes lucida (Blüte, Habitus)

Taxus baccata L.

SYNONYM —

Europäische Eibe, Gewöhnliche Eibe

FAMILIE *Taxaceae* Eibengewächse

▼

VOLKSTÜMLICHE NAMEN
Eibe; engl.: **Common Yew**; **eihwaz**.

VERBREITUNG
Heimat Europa, außerdem südwestliches Asien.

BESCHREIBUNG
Immergrüner Baum oder Strauch, sehr langsam wachsend, zweihäusig, völlig harzlos, bis 25 m hoch, oft gedrungen, knorrig, Gestalt unregelmäßig. Nadelblätter, bis 3 cm lang, 2 – 2,5 mm breit, zweireihig, symmetrisch geformt, abstehend, unterseits grün, Mittelrippe zur Spitze auslaufend. Männliche Blüte 6 – 15 Staubblätter, weibliche Blütenknospen im Herbst als Kurztriebe in den Blattachseln jüngerer Zweige. 1 Samenanlage, aus der 1 Scheinbeere (Scheinfrucht) hervorgeht. Samen dunkelbraun, giftig, mit fleischigem, grünem, später scharlachrotem Samenmantel (Arillus).

BLÜTEZEIT
März – April.

STANDORT
Als Unterholz in Laub- und Nadelwäldern, Alpen und Vorland. Kalkhaltige Böden. Häufig kultiviert, oft verwildert.

DROGEN
Taxus-baccata-Blätter.

INHALTSSTOFFE
Alle Pflanzenteile, mit Ausnahme des Fruchtfleisches der Scheinbeeren, enthalten toxische Verbindungen, sog. Taxan-Derivate (Diterpene), Taxin A, B und C, u. a. Stoffe, Baccatine und Taxole, nach einigen Angaben auch Ephedrin. Die Pflanze scheint auch einen psychoaktiven oder giftigen **Honig** zu produzieren.

GESCHICHTE
Im Altertum bedeutende Rolle im Totenkult. Germanischer Zauberbaum.

TRADITIONELLE VERWENDUNG
Giftpflanze. Zum Schutz vor Dämonen und Blitz. Mord- und Suizidgift. Extrakte aus den Nadeln als Pfeilgifte. Bestandteil der **Hexensalben** (**Schlafsalben**).

MEDIZINISCHE VERWENDUNG
Taxol hemmt Mitose und Zellteilung (kanzerostatische und antileukämische Wirkung). Trotz der hohen Toxizität scheint die Verwendung von Taxol A (aus der Rinde von ***Taxus brevifolia*** **NUTT.**) in der Krebstherapie vielversprechend.

WIRKUNG
Zentral erregend und lähmend, starke Herzwirkung, Pulsbeschleunigung, Erbrechen, Schwindel, Pupillenerweiterung, Kreislaufschwäche, Bewusstlosigkeit, Tod durch Atemlähmung. Ein Auszug aus 50 – 100 Nadeln gilt als für den Menschen tödlich. Möglicherweise psychoaktiv. **Cave!**: Stark (tödlich) giftig!

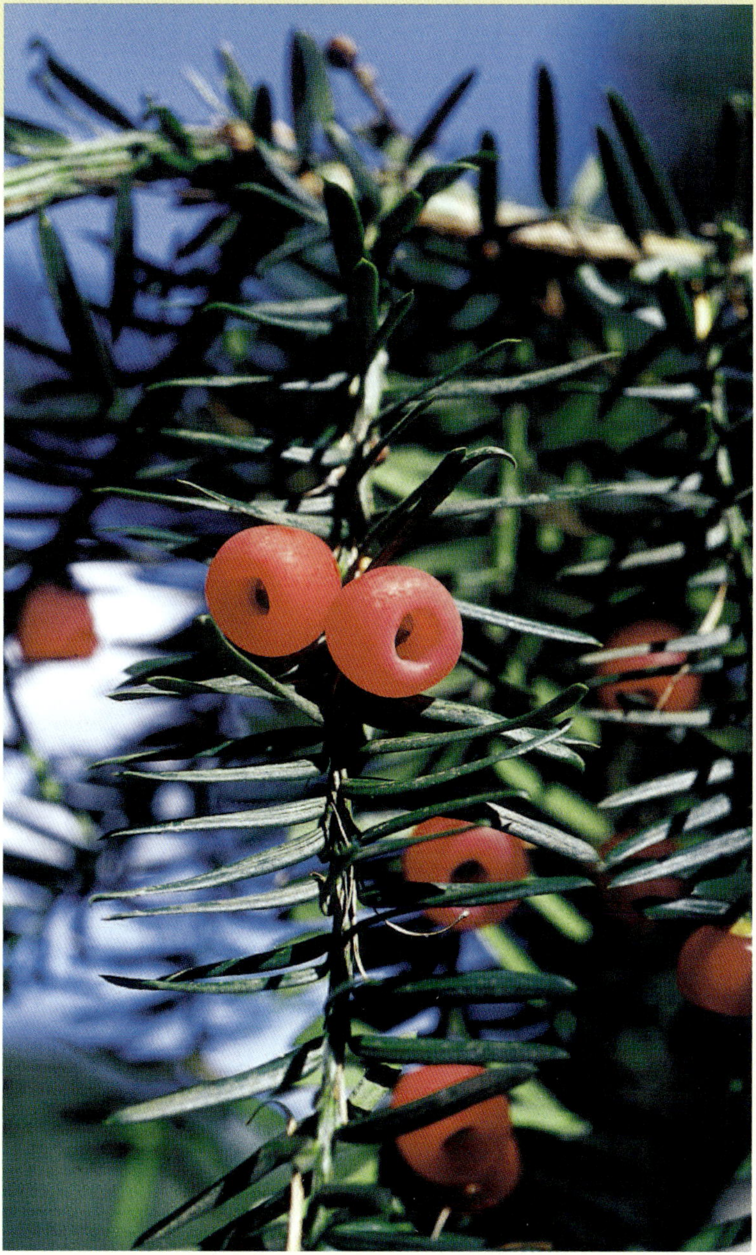

Taxus baccata (Scheinbeeren)

Theobroma cacao L.

SYNONYM *Cacao sativa, Theobroma sativa* u. a.

(Echter) Kakaobaum

FAMILIE *Sterculiaceae* Kakaogewächse

VOLKSTÜMLICHE NAMEN
Kakao; engl.: **Cacao**, **Chocolate Nut Tree**.

VERBREITUNG
Mittelamerika und tropisches Südamerika. Kulturen in Westafrika, Südostasien und Brasilien.

BESCHREIBUNG
Immergrüner, 6 – 8 m hoher, in Kultur auf 3 – 4 m Höhe zurückgeschnittener Baum. Stammblüten weiß, rosafarben oder violett. Beerenfrucht, gurkenförmig, bis zu 500 g schwer. Samen etwa 1,5 cm groß, bohnenförmig.

BLÜTEZEIT
Mai – Juni.

STANDORT
Tropen, Regenwaldgebiete.

DROGEN
Cacao cortex (syn. *Cacao testae*): Kakaoschale (syn. Kakaotee). *Cacao semen* (syn. *Semen Cacao tostum*): Kakaobohnen, Kakaosamen. *Cacao oleum* (syn. *Oleum Cacao*): Kakaofett, Kakaobutter.

INHALTSSTOFFE
Geschälte, fermentierte Kakaosamen enthalten Theobromin (1 bis 2 %), Koffein (0,2 – 0,3 %) und Spuren von Theophyllin, Catechingerbstoffe (etwa 5 %), polymere Procyanide und Fett (50 – 60 %). Eine Tasse Kakaogetränk enthält durchschnittlich 0,1 g Theobromin und 0,01 g Koffein. Über die Hälfte des Glyzeridanteils (ca. 60 %) der Kakaobutter besteht aus Oleopalmitostearin, der Rest enthält u. a. Oleostearin (ca. 22 %) und Oleopalmitin (ca. 5 %).

GESCHICHTE
Seit prähistorischer Zeit (mindestens seit 2 000 v. Chr.) rituelle Verwendung als Opfergabe, Räucherstoff und Rauschmittel in Mesoamerika.

TRADITIONELLE VERWENDUNG
Indianer verwenden für die Kakaoherstellung geröstete, gemahlene Kakaobohnen, Maisteig, **Honig**, Vanille, Piment und Chilischoten. **Kakao** oder Schokolade wurde bei den Azteken zusammen mit anderen psychoaktiven Pflanzen oder Pilzen eingenommen. Zur Schokoladenherstellung wird das nach der Heißpressung gewonnene Kakaopulver mit Zucker, Milchpulver, Lecithin und Kakaobutter versetzt. Aus den Kakaoschalen wird Kakaotee hergestellt (2 – 4 g der Schalen auf eine Tasse Wasser).

MEDIZINISCHE VERWENDUNG
Volksmedizinisch als Tonikum und Aphrodisiakum. Kakaobutter wird pharmazeutisch als Zäpfchengussmasse verwendet.

WIRKUNG
Theobromin ist für die anregende Wirkung verantwortlich. Diuretische und Gefäß erweiternde Wirkung. **Kakao** in Wasser mit antidiarrhöischer Wirkung. Essbar.

ORGANISATIONSTYP ► **Pflanze**
essbar; anregend

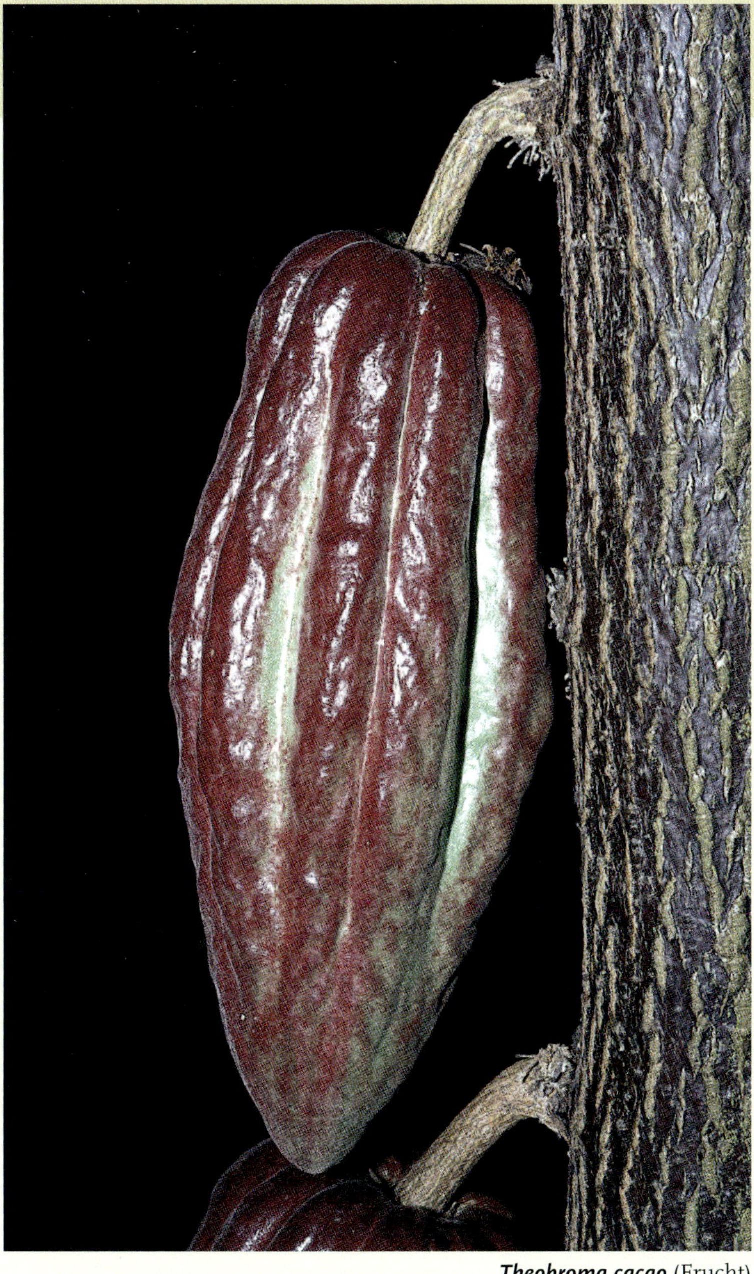

Theobroma cacao (Frucht)

Thuja occidentalis L.

SYNONYM —

Abendländischer Lebensbaum

FAMILIE *Cupressaceae* Zypressengewächse

VOLKSTÜMLICHE NAMEN
Amerikanischer Lebensbaum, **Baum des Todes** (sog. vermutlich wegen der teratogenen, fruchtschädigenden Wirkung), **Westlicher Lebensbaum**; engl.: **Arborvitae**, **Red Cedar**.

VERBREITUNG
Heimat (östliches) Nordamerika.

BESCHREIBUNG
Immergrüner Strauch oder Baum, bis 20 m hoch. Zweige ausgebreitet. Blätter gegenständig, schuppenartig, vierreihig, beim Zerreiben stark aromatisch. Zapfen klein, länglich oder eiförmig, 8 bis 12 mm lang, Zapfenschuppen in 4 – 5 Paaren, dachziegelartig.

BLÜTEZEIT
April – Mai.

STANDORT
Zierpflanze. Als Hecken angepflanzt, in Gärten, Anlagen, auf Friedhöfen und an Gräbern.

DROGEN
Thujae lignum: Lebensbaumzweige, die getrockneten Zweige. *Thujae summitates*: Lebensbaumzweige bzw. -blätter.

INHALTSSTOFFE
Besonders in den Zweigspitzen Polysaccharide und Glykoproteine, Thujon (Thujon-Isomere), Thujin, Thujugin, ätherisches Öl (0,2 bis 0,6 % Blätter, 1,4 – 4,0 % Zweigspitzen), Bitterstoffe, Gerbstoffe und Harze. Das ätherische Öl enthält neben Fenchon, α-Pinen, Tropolonen und Sesquiterpenen bis zu 60 % Thujon.

GESCHICHTE
Indianische Heilpflanze.

TRADITIONELLE VERWENDUNG
Für rituelle Räucherungen (z. B. im indianischen Schwitzbad). Magisches Schutzmittel.

MEDIZINISCHE VERWENDUNG
Die Indianer verwenden Teezubereitungen aus den Zweigen bei Menstruationsbeschwerden, Prostataproblemen, Erkältungen und fiebrigen Infekten. Äußerlich bei Hautleiden, Verbrennungen und Rheuma. Seit dem 18. Jahrhundert auch in Europa volksmedizinisch genutzt. Zweigspitzen und feine Blätter aufgebrüht als schweißtreibendes, diuretisches und schleimlösendes Mittel, stärkere Dekokte als Abortivum.

WIRKUNG
Thujon ist giftig, äußerlich Hautreizung, innerlich mit krampferzeugender Wirkung, Schädigung von Leber, Nieren und Magenschleimhaut, Lähmung des Zentralnervensystems. Bei Dauergebrauch Degeneration innerer Organe. Vergiftungen mit Übelkeit, Blutungen, Krämpfen, Erbrechen und Durchfall. Das ätherische Öl wirkt psychoaktiv. **Cave!**: Stark (tödlich) giftig (Zweigspitzen, Zapfen, Holz)!

 ORGANISATIONSTYP ► **Pflanze**
psychoaktiv; stark (tödlich) giftig!

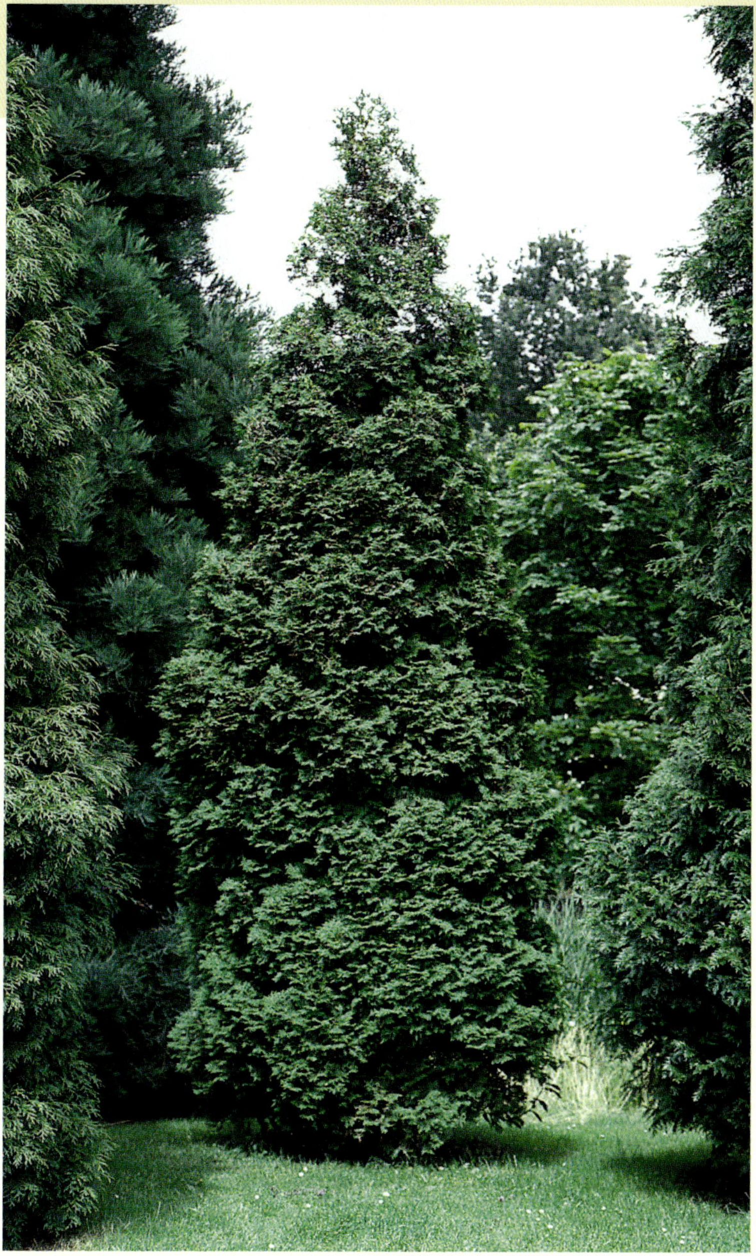

Thuja occidentalis (Habitus)

Trichocereus spp. (A. Berger) Riccob.

SYNONYM *Echnopsis, Helianthocereus*

Borstencereus-Arten, Trichocereus-Arten

FAMILIE *Cactaceae* Kakteengewächse

VOLKSTÜMLICHE NAMEN

San Pedro Kaktus (***Trichocereus pachanoi*** **Br. et R.**); engl.: **San Pedro**; boliv.: **achuma** (***Trichocereus bridgesii*** **(SD.) Br. et R.**).

VERBREITUNG

Subtropische oder gemäßigte Andenregionen. Ecuador, Bolivien, Peru, Chile, Argentinien.

BESCHREIBUNG

Kräftig, aufrecht, strauch- oder baumartig, einige niederliegende Arten. Triebe zuweilen blau bereift. Bedornung variiert in Intensität und Färbung, meist kräftig, dunkel bis weißgrau. Blüten groß, langtrichterig, weiß. Fruchtknoten und Blütenröhren reichlich behaart. Früchte kugelig oder länglich, gewöhnlich dickwandig, behaart, meist grün. Samen schwarz, seltener dunkelbraun.

BLÜTEZEIT

Juni – Juli (Hauptblütezeit).

STANDORT

Sowohl in trockenen als auch in feuchten Zonen.

DROGEN

Die frischen oder getrockneten, geschälten, chlorophyllhaltigen, oberirdischen Pflanzenteile. Rindenpulver. Psychoaktiv verwendete Arten: *T. bridgesii*, ***T. cuscoensi***, ***T. fulvinanus***, ***T. macrogonus***, *T. pachanoi*, ***T. peruvianus***, ***T. taquimbalensis***, ***T. terscheckii***, ***T. validus***, ***T. werdermannianus*** u. a. (vermutlich).

INHALTSSTOFFE

26 von C. Backeberg als *Trichocereus*-Arten identifizierte Exemplare wurden pharmakologisch untersucht. Alle enthielten Alkaloide, bei 10 Proben wurde Meskalin unterschiedlicher Qualität nachgewiesen, außerdem Nebenalkaloide.

GESCHICHTE

In Peru bzw. im zentralen Alpenraum und angrenzenden Wüstenregionen wird *T. pachanoi* seit mindestens 2 000 Jahren rituell genutzt. Sakraldroge.

TRADITIONELLE VERWENDUNG

Heil-, Rauschmittel (Droge unterliegt dem Betäubungsmittelgesetz). Ein Stück von etwa 7,5 cm Ø und 15 bis 27 cm Länge (*T. pachanoi*) wird gegessen, das der Schale innen anhaftende Pflanzenmaterial wird abgekratzt und mitgegessen. Die Kaktusstücke werden auch zerschnitten und mehrere Stunden in Wasser ausgekocht, abgegossen und über Stunden auf die Hälfte eingekocht. 10 g Trockenmaterial wirken eindeutig psychoaktiv. Das Kaktuspulver wird anscheinend auch geraucht.

MEDIZINISCHE VERWENDUNG

In Peru volksmedizinisch als Aphrodisiakum und Tonikum.

WIRKUNG

Halluzinogen. Übelkeit, bei Dosierungen über 1,5 g Meskalin Gefahr von Leberschäden und Atemlähmung. **Cave!**: Schwach giftig.

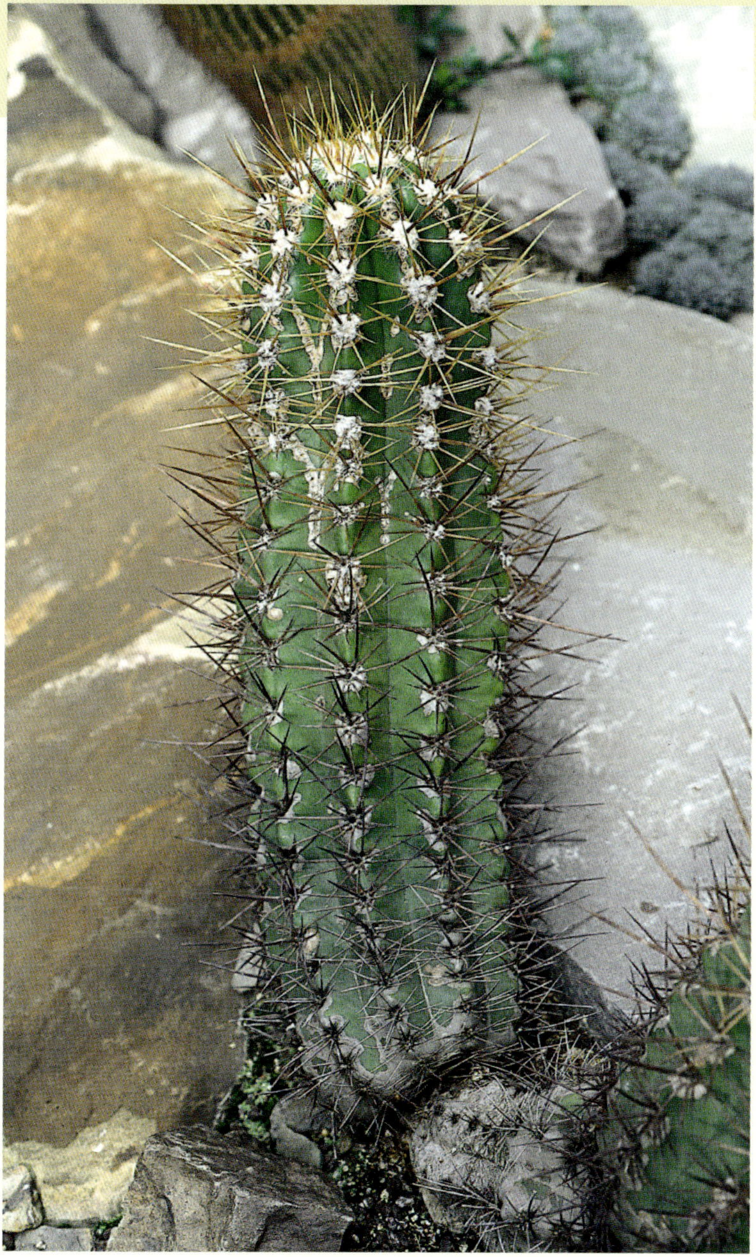

Trichocereus candicans (Habitus)

Turnera diffusa WILLD. ex SCHULT.

SYNONYM *Turnera aphrodisiaca, Turnera pringlei*

Schmalblättrige Damiana

FAMILIE *Turneraceae* Safranmalvengewächse

VOLKSTÜMLICHE NAMEN
Damianastrauch; engl.: **Mexican Holly**; mex.: **Hierba de la pastora**.

VERBREITUNG
Südkalifornien, Texas, Mexiko, Brasilien, Bolivien, Argentinien.

BESCHREIBUNG
Ausdauernder, 30 – 200 cm hoher Strauch mit knotigem, stark verzweigtem, holzigem Stängel. Zweige hell, rutenförmig. Blätter lanzettlich, gezackt, wechselständig, bis 2 cm lang. Blüten klein (ca. 12 mm lang), gelb, in den oberen Blattachseln. Kapselfrucht, unscheinbar, dreifächrig, 2 – 4 mm groß, mit rauer Schale. Pflanze eigentümlich aromatisch duftend.

BLÜTEZEIT
März – September.

STANDORT
Feuchtheiße Zonen, wild wachsend.

DROGEN
Damiani folium (syn. *Folia Damianae*): Damianakraut, Kraut ohne Wurzeln. Stamm-Pflanzen: ***Turnera diffusa*** **WILLD. ex SCHULTES**, ***Turnera pumilla*** **L.**, ***Turnera ulmifolia*** **L.** u. a. *Turnera*-Arten.

INHALTSSTOFFE
Die Blätter enthalten ätherisches Öl (0,2 – 0,9 %), Bitterstoffe, Gerbstoffe, Arbutin, Harz, Tannin (3,5 %), Stärke (6 %). Das ätherische Öl besteht aus ca. 20 Stoffen (z. B. 1-8-Cineol, α-Pinen, β-Pinen und para-Cymen). Die Blätter von *T. ulmifolia* enthalten Procyanidine.

GESCHICHTE
Wahrscheinlich bereits in prähistorischer Zeit in Nordmexiko und im Mayagebiet als Liebestrank und Medizin verwendet. Der Gebrauch als **Räucherwerk** stammt anscheinend aus neuerer Zeit.

TRADITIONELLE VERWENDUNG
Die Blätter werden geraucht, geräuchert oder als Tee bzw. als alkoholische Auszüge getrunken. Zur Teezubereitung werden 2 EL der Blätter mit 0,5 l Wasser aufgekocht und ca. 5 min ziehen gelassen.

MEDIZINISCHE VERWENDUNG
In der indianischen Medizin vor allem als Mittel zur Behandlung von Asthma verwendet. Bestandteil von Fertigarzneimitteln (Urologika, Tonika, Aphrodisiaka). Homöopathisch wird die Tinktur aus den getrockneten Blättern als Aphrodisiakum verwendet.

WIRKUNG
Tonisierend, stimulierend, euphorisierend, diuretisch, angeblich halluzinogene Effekte. Dauer der Wirkung etwa 1 – 1,5 Stunden. Regelmäßiger Gebrauch soll die Sexualorgane stärken. Die Wirkung wird von den Konsumenten in unterschiedlicher Intensität empfunden. Einnahme übergroßer Mengen über längere Zeiträume evtl. leberschädigend.

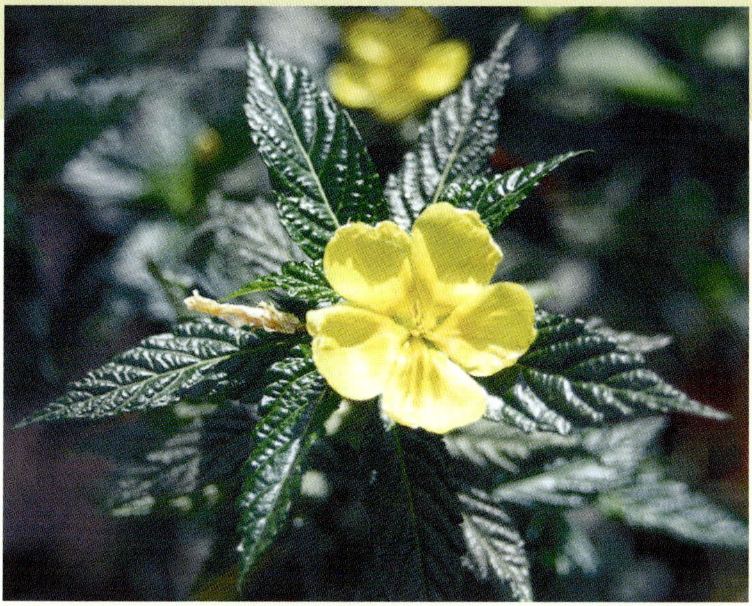

Turnera diffusa (Blüte)

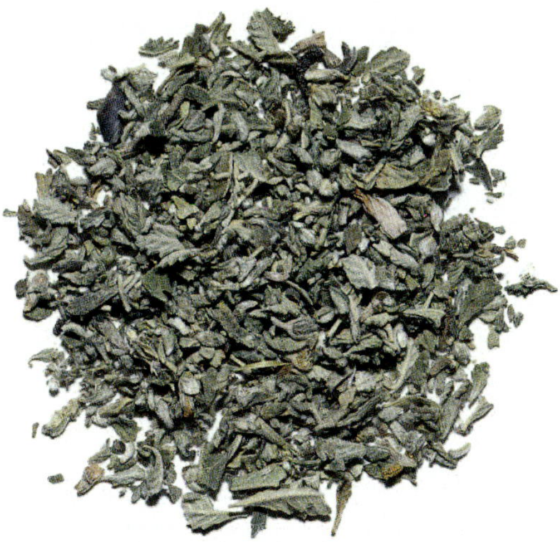

Damianae folium (Damianakraut; getrocknete Schnittdroge)

Vaccinium uliginosum L.

SYNONYM —

Moorbeere, Rauschbeere, Trunkelbeere

FAMILIE *Ericaceae* Heidekrautgewächse

VOLKSTÜMLICHE NAMEN
Schwindelbeere, **Tollbeere**; engl.: **Bog Bilberry**, **Bog Whortleberry**.

VERBREITUNG
Mittel- und Nordeuropa, Nordasien, Nordamerika.

BESCHREIBUNG
Ausdauernder Zwergstrauch, bis 80 cm hoch. Blätter verkehrt-eiförmig, ganzrandig, blaugrün, unterseits mit hervortretender Nervatur. Blüten, zu 1 – 4, 4 – 6 mm lang, hängend, 4- bis 5-zählig, weiß oder rötlich. Beerenfrüchte, kugelig, 7 bis 10 mm lang, blau bereift, enthält farblosem Saft, essbar, fad schmeckend.

BLÜTEZEIT
Mai – Juni (Juli).

STANDORT
Moorgebiete, Nadelwälder, alpine Zwergstrauchheiden (bis 2 500 m).

DROGEN
Uliginosi fructus (syn. *Fructus Uliginosi)*: Rauschbeerfrüchte. *Uliginosi folium* (syn. *Folia Uliginosi*): Rauschbeerblätter.

INHALTSSTOFFE
Gerbstoffe, Fruchtsäuren, Vitamine, Mineralien, Arbutin, Flavon-Glykoside. Narkotisierende oder halluzinogene Wirkstoffe wurden bisher nicht nachgewiesen. Nach einer Theorie soll die wirksame Substanz nicht in der Pflanze selbst zu finden sein, sondern in einem auf den Blättern und Früchten schmarotzenden Pilz (***Sclerotinia megalospora*** Wot.).

GESCHICHTE
Sibirische Schamanen verwenden die Rauschbeere zusammen mit dem Fliegenpilz (*Amanita muscaria*, s. S. 252). Vermutlich wurde ein aus Rauschbeeren gekelterter **Wein** in altgermanischer Zeit bei bestimmten Trinkritualen eingenommen. In frühchristlicher Zeit als Messwein verwendet.

TRADITIONELLE VERWENDUNG
Die Beeren werden allein oder zusammen mit Fliegenpilzen gegessen. Der Presssaft der frischen Beeren wurde in Sibirien mit getrockneten Fliegenpilzen vermischt getrunken. Die getrockneten Blätter können anscheinend auch geraucht werden.

MEDIZINISCHE VERWENDUNG
Volksmedizinisch wird ein Kaltwasserauszug der Blätter oder auch der Früchte bei Durchfall getrunken.

WIRKUNG
Unzuverlässige Wirkung. Schwindelgefühl, rauschartige Zustände (Erregung), Pupillenerweiterung, Erbrechen, Übelkeit. Die Früchte der in Bolivien beheimateten Art ► ***Vaccinium floribundum* var. *ramosissimum*** (**Macha-Macha**) sollen ebenfalls berauschend wirken. **Cave!**: Schwach giftig. Widersprüchliche Angaben.

ORGANISATIONSTYP ► **Pflanze**
rauschartig; schwach giftig

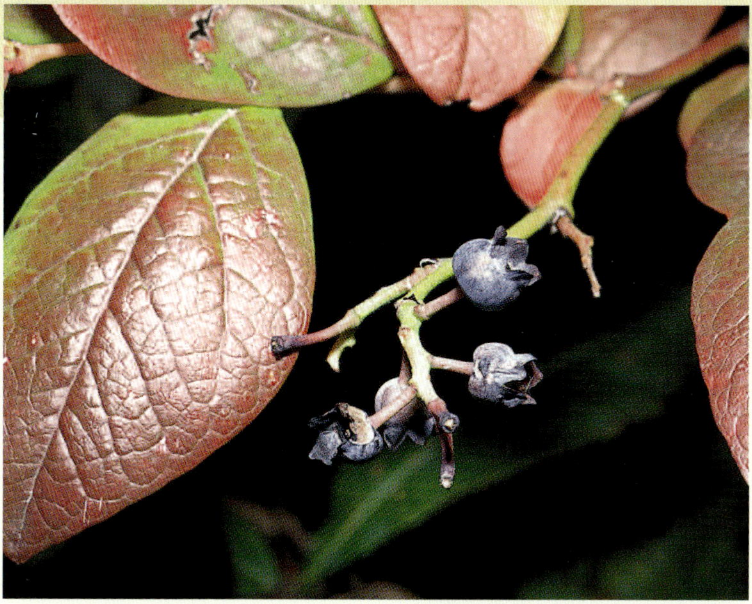

Vaccinium uliginosum (Früchte)

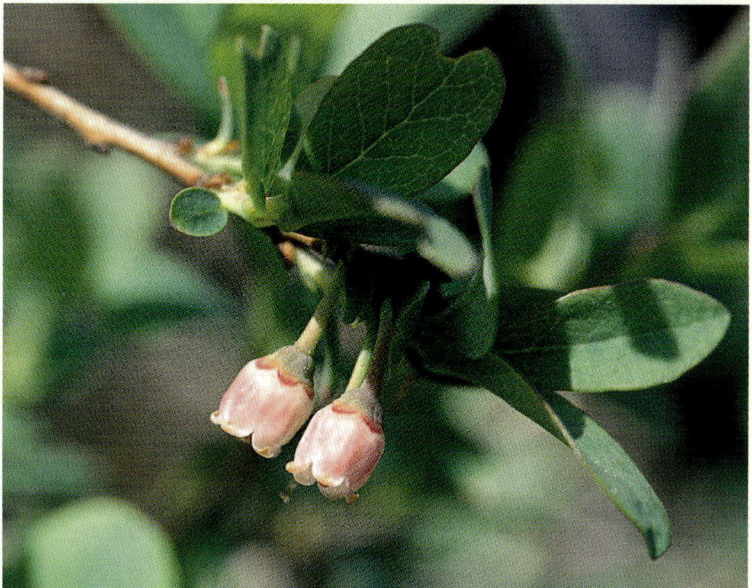

Vaccinium uliginosum (Blüte)

Valeriana officinalis L.

SYNONYM —

Echter Baldrian

FAMILIE *Valerianaceae* Baldriangewächse

VOLKSTÜMLICHE NAMEN

Arznei-Baldrian, Offizineller-Baldrian; engl.: **Common Valerian.**

VERBREITUNG

Europa, Nordamerika. Hauptanbaugebiete in Mittel- und Osteuropa.

BESCHREIBUNG

Mehrjährige, krautige Pflanze, bis 1,8 m hoch. Wurzelstock etwa 5 cm lang und 2 – 3 cm Ø, mit 15 bis 20 cm langen Ausläufern. Stängel aufrecht. Blätter gegenständig, Grundblätter unpaarig gefiedert. Blütenstand doldenartig. Blüten zahlreich, gestielt.

BLÜTEZEIT

Mai – September.

STANDORT

Wiesen, Ufer, Gräben. Sandige und feuchte Humusböden.

DROGEN

Valerianae radix: Baldrianwurzel, der getrocknete Wurzelstock. Mindestgehalt ätherisches Öl 0,5 %, extrahierbare Stoffen 15 %, Valepotriate 1,0 – 2,0 %. Gelegentlich auch *Valerianae herba*: Baldriankraut, die jungen, beblätterten Stängel.

INHALTSSTOFFE

Hauptwirkstoffgruppen ätherisches Öl und nicht wasserdampfflüchtige Valepotriate. Ätherisches Öl (0,5 – 1,5 % in der Rhizodermis und vor allem der Hypodermis der Wurzel), Monoterpene (z. B. α- und β-Pinen, (-)-Camphen, (-)-Limonen, Cymol, Ameisensäure, Buttersäure-, Essigsäure- und Isovaleriansäure-Ester des (-)-Borneols, Myrtenols und Cymols) sowie Sesquiterpene (z. B. Caryophyllen und β-Bisabolen), die Alkohole Valerol, Maaliol, das Keton Valeranon, Valerensäure, Acetoxyvalerensäure und Valerenal. In der Gattung wurde das Alkaloid Actinidin nachgewiesen.

GESCHICHTE

Germanische Ritual- und Heilpflanze.

TRADITIONELLE VERWENDUNG

Beruhigungsmittel. Baldrian wurde zum Schutz vor Hexen und Dämonen am Haus aufgehängt.

MEDIZINISCHE VERWENDUNG

Zur Herstellung des ätherischen Öls, als Tinktur und zur Herstellung pharmazeutischer Produkte. Bei nervösen Reizzuständen, Schlaflosigkeit, Magen-Darm-Beschwerden, nervösen Herzleiden u. ä. Bestandteil des **Theriak**. 2 TL der Wurzel mit kaltem Wasser angesetzt, 10 – 12 h ziehen lassen, 2- bis 3-mal täglich 1 Tasse.

WIRKUNG

Senkt die Nervenerregbarkeit, wirkt dämpfend auf das Zentralnervensystem, dadurch beruhigend und schlaffördernd (sedativ), evtl. psychoaktiv. Nebenwirkungen sind anscheinend nicht bekannt.

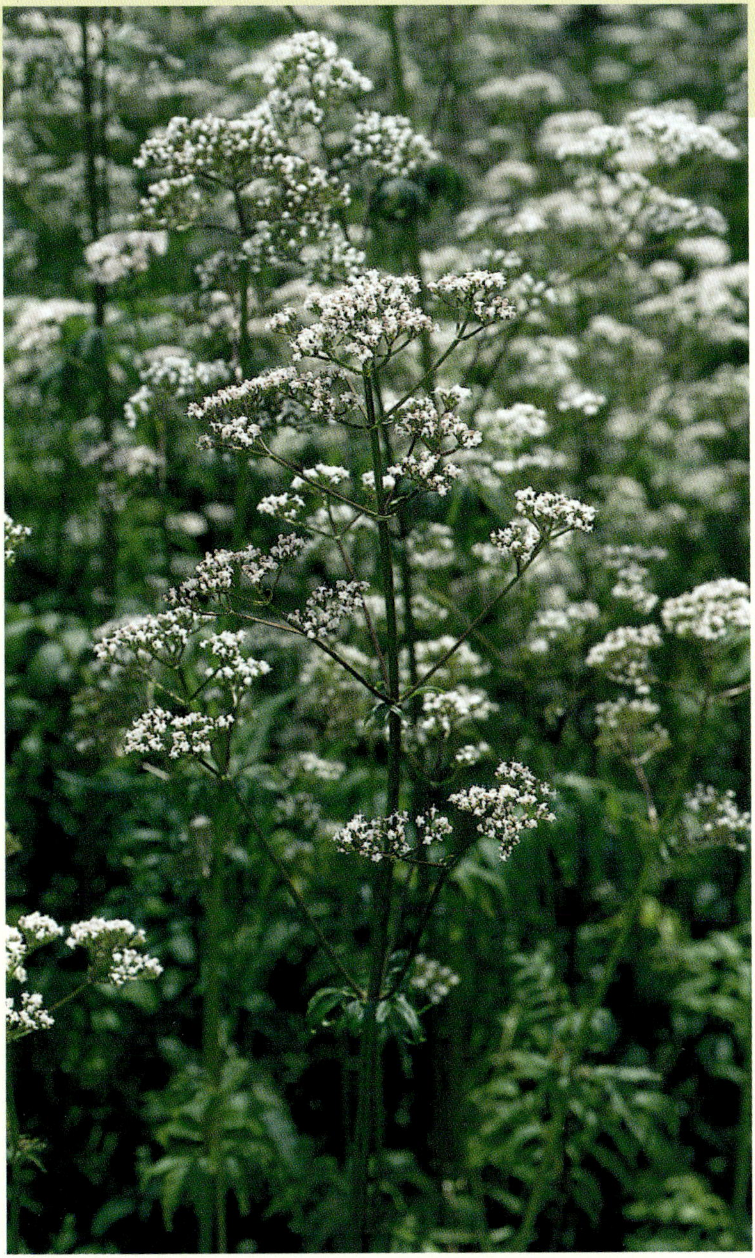

Valeriana officinalis (Blüte, Habitus)

Vanilla planifolia ANDREWS

SYNONYM *Vanilla fragrans*

Echte Vanille

FAMILIE *Orchidaceae* Knabenkrautgewächse

▼ **VOLKSTÜMLICHE NAMEN**
Vanille; engl.: **Bourbon Vanilla**.

VERBREITUNG
Heimat Mittel- und Zentralamerika. Im Süden Mexikos wild wachsend.

BESCHREIBUNG
Epiphytische Kletterpflanze. Stängel fleischig, kahl, walzenförmig, mehrere Meter lang. Blätter fleischig, lanzettlich. Blüten orangegrünlich, blattachselständig, in reichblütigen Trauben. Die Bestäubung erfolgt im natürlichen Verbreitungsgebiet durch Insekten (eine stachellose Bienenart der Gattung *Melipona*) und Kolibris. Fruchtkapsel 15 – 30 cm lang vielsamig. Samen ca. 3 mm dick.

BLÜTEZEIT
Juli – August.

STANDORT
Neotropisch. In Zentralamerika beheimatet. Kulturen besonders in Asien, Indonesien, Ostafrika und auf Madagaskar (Hauptanbaugebiet mit 80 %).

DROGEN
Vanillae fructus (syn. *Fructus Vanillae*): Vanilleschote oder Vanillestange, die (ganze) fermentierte Frucht (Farbe und charakteristisches Vanillearoma entstehen während des Fermentationsprozesses). Handelssorten: Mexikanische Vanille und Bourbon-Vanille, Tahiti-Vanille (von ***Vanilla tahitensis***) u. a.

INHALTSSTOFFE
Vanillin, aus Ferulasäure biosynthetisiert, in den Früchten 1 – 3 % (Bourbonvanille 3,2 – 3,7 %) als Glucosid vorliegend. In vitro aus Eugenol synthetisiert, großtechnisch aus dem im Lignin gebundenen Coniferylalkohol durch Ozonisierung gewonnen, dazu wird Holzmehl verwendet (100 kg Holzmehl liefern 2 kg Vanillin). Vanillinsäure, Vanillylalkohol, Protocatechualdehyd, Protocatechsäure.

GESCHICHTE
Alte Kulturpflanze.

TRADITIONELLE VERWENDUNG
Gewürz, Duftstoff. Im alten Amerika meist in Kombination mit **Kakao** oder Pfeilwurzel (*Maranta arundinacea*). Verwendung u. a. mit *Mandragora officinarum, Nicotiana tabacum* (**Chimó**-Additiv), *Theobroma cacao, Turnera diffusa* und als **Balche'**-Additiv.

MEDIZINISCHE VERWENDUNG
Aromaticum für galenische Präparate. Gewürz. Homöopathisch als Aphrodisiakum und bei Impotenz, als Tinktur eingenommen.

WIRKUNG
Kräftigend, anregend, allergische und irritative Kontaktdermatiden (engl.: vanillism; Hautausschläge, Kopfschmerzen, Schlaflosigkeit). **Cave!**: Nur bei ständigem (berufsbedingtem) Umgang schwach giftig (hautreizend und allergen).

ORGANISATIONSTYP ► **Pflanze**
anregend; hautreizend; schwach giftig

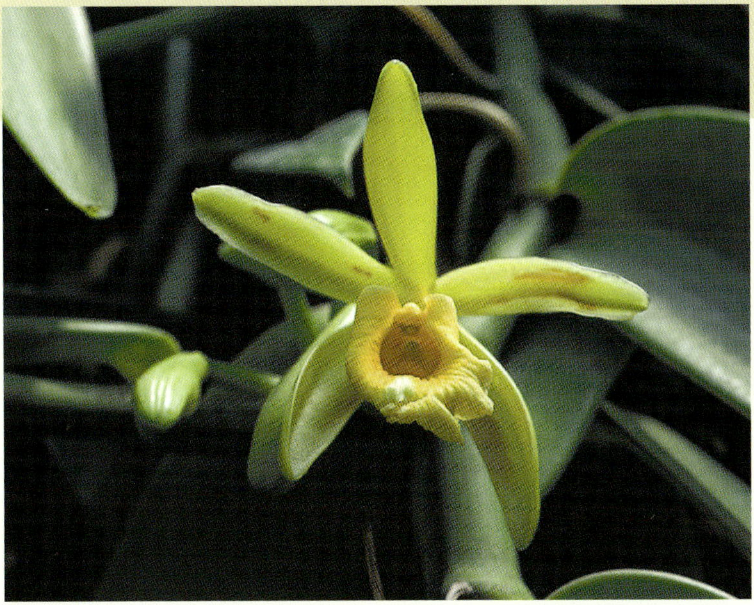

Vanilla planifolia (Blüte)

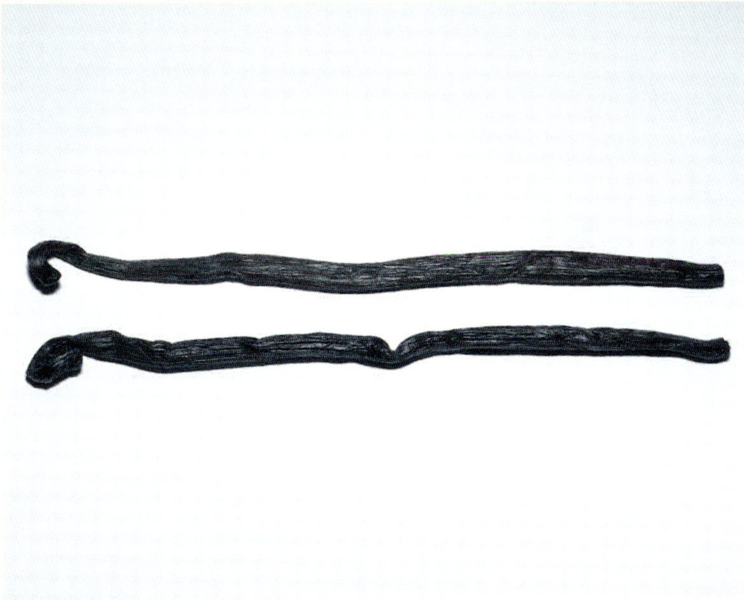

Vanillae fructus (Vanilleschote oder -stange)

Veratrum album L.

SYNONYM *Helleborus albus, Melanthium album*

Weißer Germer

FAMILIE *Liliaceae* Liliengewächse

VOLKSTÜMLICHE NAMEN
Brechwurz, **Läusekraut**, **Nieswurz**; engl.: **White Veratrum**.

VERBREITUNG
Mittel- und Südeuropa.

BESCHREIBUNG
Ausdauernde Pflanze, 50 – 150 cm hoch. Stängel aufrecht, oberwärts behaart. Rhizom knollig. Blätter wechselständig, breit-elliptisch, längsgefaltet, unterseits filzig, oberseits kahl. Blüten in langer endständiger Rispe, kurzgestielt. Perigonblätter innen weiß, außen grünlich oder beiderseits grünlich, gelbgrün bis schmutziggrün.

BLÜTEZEIT
Juni – August.

STANDORT
Matten, alpine Lagerflur (dort häufig), gedüngte Flachmoore, feuchte Wiesen, Auwälder (selten). Zwischen 1 000 und 2 200 m. Stickstoff- und kalkhaltige Böden. Alpen und Vorland, sonst selten. Wild nur in den Alpen.

DROGEN
Veratri rhizoma: Germerwurzel. Tinktur.

INHALTSSTOFFE
Alle Pflanzenteile enthalten Alkaloide. Protoveratrin, Germerin (Hauptalkaloide), außerdem Nebenalkaloide u. a. Substanzen.

GESCHICHTE
Nach THEOPHRAST die wichtigste Heilpflanze im prähistorischen Griechenland. Die Applikation erfolgte hauptsächlich über die Nase (**Schnupfpulver**).

TRADITIONELLE VERWENDUNG
Pfeilgift. Volksmedizinisches Niesmittel. Antikes Mord- und Pfeilgift. Möglicherweise auch als Insektengift. Die Verwendung als Mittel gegen Läuse ist nicht mehr gebräuchlich. Die getrockneten Blätter werden pur oder in **Rauchmischungen** (u. a. zusammen mit *Amanita muscaria*) geraucht. Aus der Wurzel wird versehentlich durch Verwechslung mit dem Gelben Enzian ein hoch gefährlicher Schnaps gebrannt („Enzianschnaps"). Berauschender **Bier**-Zusatz, evtl. auch in **Met** und **Wein**. Möglicherweise Bestandteil der sog. **Hexensalben**.

MEDIZINISCHE VERWENDUNG
Volksmedizinisch bei Depressionen, Asthma, Rheuma und Fieber.

WIRKUNG
Germer-Alkaloide sind Nervengifte. Protoveratrin und Germerin wirken reizend auf die sensiblen Nervenenden (Haut, Augen, Nase, Mund). Insektizid. Schmerzen im Mund, Durstgefühl, Erbrechen, Durchfall, Angstgefühl, Kollapszustände, Kreislaufschwäche, Erstickkungserscheinungen, Tod (3 bis 12 h nach Giftaufnahme). **Cave**!: Stark (tödlich) giftig!
► *Veratrum nigrum* **L.** (**Schwarzer Germer**) ist ebenfalls stark giftig!

ORGANISATIONSTYP ► **Pflanze**
stark (tödlich) giftig!

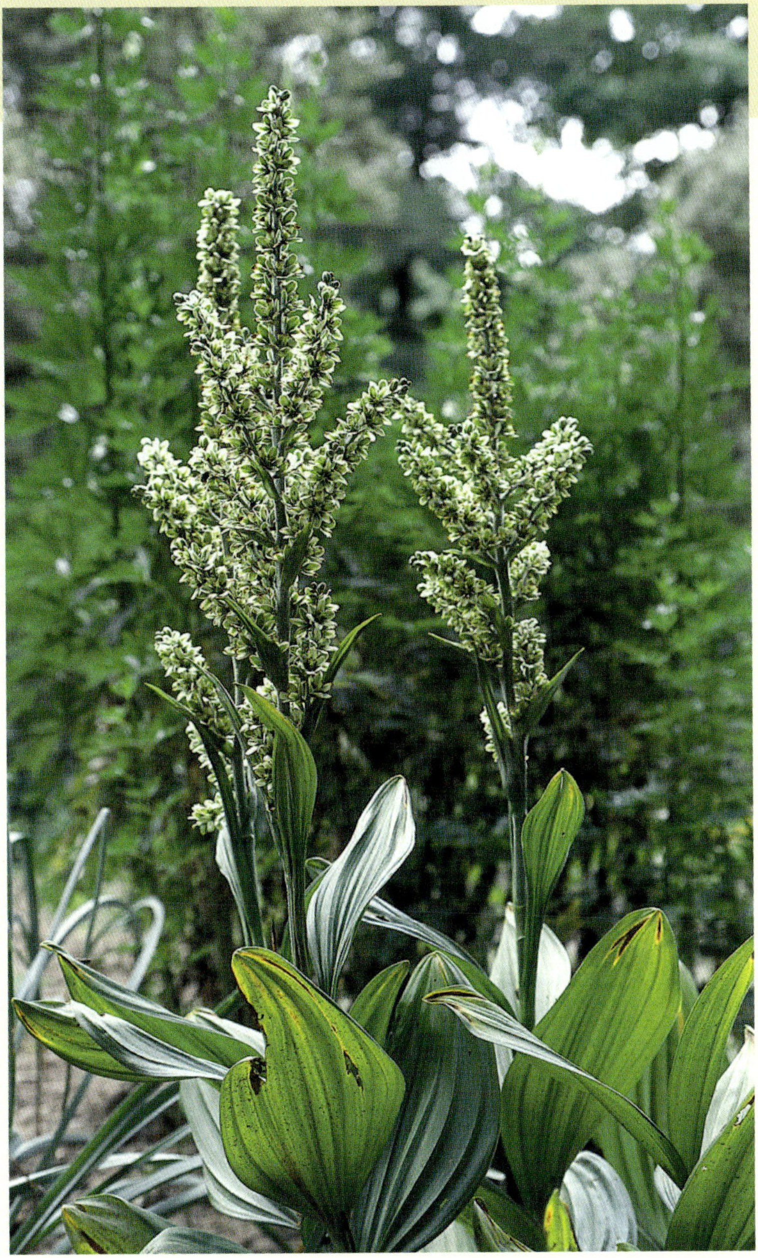

Veratrum album (Habitus)

Vitis vinifera L.

SYNONYM *Vitis sylvestris*

Echter Weinstock, Weinrebe, Weintraube

FAMILIE *Vitaceae* Weinrebengewächse

VOLKSTÜMLICHE NAMEN
Wein; engl.: **Common Grape Vine**, **Grape Vine**.

VERBREITUNG
Heimat vermutlich östliche Mittelmeerregion, wild in den Wäldern Kleinasiens. Weltweit kultiviert.

BESCHREIBUNG
Ausdauernde Holzpflanze mit Ranken, wild wachsend bis in die Kronen der Bäume emporsteigend. Rankenäste ohne Haftscheiben. Rinde graubraun, sich in Streifen ablösend. Blätter wechselständig, herzförmig, fünflappig, großflächig, zweizeilig, mit Nebenblättern. Blüten radiär, zwittrig, 5 grüne Blumenblätter, 5 Staubblätter. Blütenstand rispig. Beerenfrüchte, grün, gelb, rot oder blau, saftig, in Trauben stehend.

BLÜTEZEIT
Juni – Juli.

STANDORT
In wärmeren Regionen. Sonnige Hanglagen, wärme- und lichtbedürftig. In zahlreichen Sorten kultiviert.

DROGEN
Vinum: **Wein**, das durch alkoholische Gärung aus frischem Traubensaft hergestellte Getränk.

INHALTSSTOFFE
Der Traubensaft ist reich an Vitaminen, Mineralstoffen und Gerbstoffen. Gekelterter **Wein** enthält über 250 Wirkstoffe, darunter Vitamine, Traubenzucker, Mineralien (Eisen, Phosphor), Spurenelemente und **Alkohol** (6 – 18 %).

GESCHICHTE
Eine der ältesten Kulturpflanzen. Die ältesten Belege für die Weinkultur werden auf 3 500 – 2 900 v. Chr. datiert. Bereits die Babylonier, Ägypter, Griechen, Römer u. a. pflegten den Weinstock.

TRADITIONELLE VERWENDUNG
Heil-, Rauschmittel, Aphrodisiakum. Als Früchte (Obst) gegessen, zu Rosinen, Sultaninen, Korinthen verarbeitet oder zu **Wein** gekeltert, in der Antike mit alkaloidhaltigen Zusätzen (Alraune, Bilsenkraut, Mohn, Nieswurz, Safran, Tollkirsche, Weihrauch usw.) versetzt.

MEDIZINISCHE VERWENDUNG
Bis in die Gegenwart als Heilmittel und Tonikum verwendet. Medizinalweine wurden aus **Wein** und den entsprechenden Zutaten angesetzt.

WIRKUNG
Die Pflanze ist nicht psychoaktiv. Weintrauben sind essbar. **Wein** wirkt in niedrigeren Dosierungen anregend, stärkend, entspannend und Harn treibend, je nach Dosierung berauschend. Überdosierungen mit sog. Blackouts und Bewusstlosigkeit. Die Wirkung des **Weines** wurde in der Vergangenheit häufig mit der Opiumwirkung verglichen. **Cave!**: Suchtgefahr!

ORGANISATIONSTYP ► **Pflanze**
Früchte essbar; berauschend (Wein)

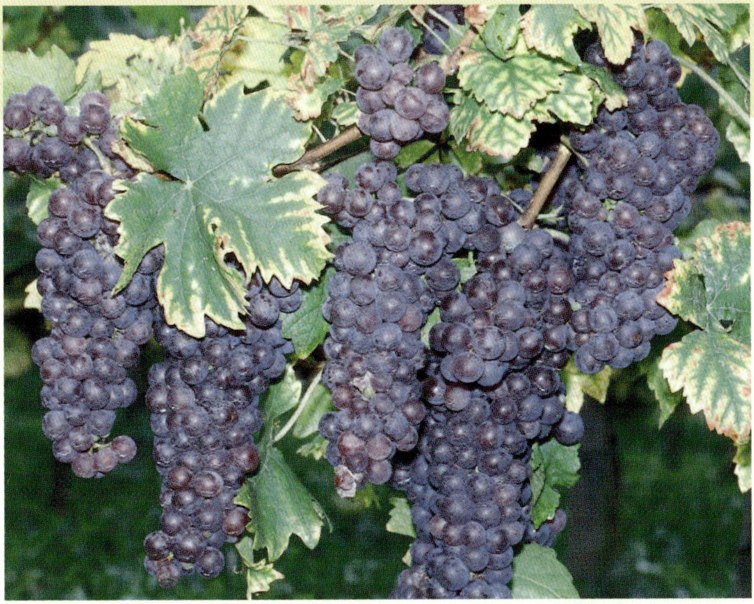

Vitis vinifera (Weintrauben)

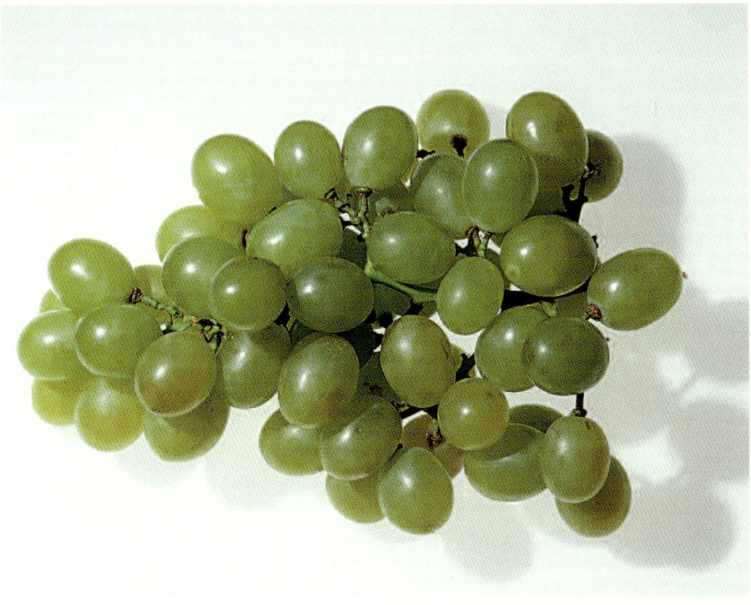

Vitis fructus (Weintrauben)

Withania somnifera (L.) DUNAL

SYNONYM *Physalis somnifera*

Schlafbeere

FAMILIE *Solanaceae* Nachtschattengewächse

VOLKSTÜMLICHE NAMEN
Winterkirsche; engl.: **Withania**; ind.: **Ashvagandhara** Pferdewurzel, **Jangida**, **Kuthmithi**.

VERBREITUNG
Südafrika, tropisches Afrika und Indien.

BESCHREIBUNG
Mehrjähriger, buschiger Strauch, bis 150 cm hoch. Sproß und Blätter wollig behaart. Blätter breit, eiförmig, 4 – 10 cm groß. Blüten klein, trichterförmig glockenförmig. Blütenrand grünlich oder gelb. Frucht beerenartig, rot.

BLÜTEZEIT
Juli – September.

STANDORT
An Zäunen, zwischen Trümmern und Grabungen, Lichtungen, in Gärten, verwildert.

DROGEN
Withania-Früchte („Rote Koralle"), *Withania*-Kraut, *Withania*-Wurzel und -Wurzelrinde.

INHALTSSTOFFE
Alkaloide: Cuscohygrin, Anaferin, Anahygrin, Nikotin, Tropin, Withasomnin. Withanolide: Withaferin A, Withasomniferanolid, Somniferanolid, Somniwithanolid.

GESCHICHTE
Möglicherweise wurde die Pflanze bereits in Mesopotamien medizinisch und psychoaktiv (narkotisch) genutzt. Im alten Arabisch als **sakrân** (Rauschmittel) bezeichnet. In Europa ist die Pflanze seit dem 16. Jahrhundert bekannt.

TRADITIONELLE VERWENDUNG
Heilpflanze, Amulett, Zaubermittel, Aphrodisiakum. Neben Soma wichtigste vedische Zauberpflanze. Die Wurzeln werden als beruhigendes Narkotikum, Tonikum und Verjüngungsmittel verwendet. Aus den Wurzeln bereitete Liebestränke sollen sexuell stimulieren und gefügig machen.

MEDIZINISCHE VERWENDUNG
Pharmazeutische Pflanze mit Rausch- oder Schlafwirkung. Eine der wichtigsten Pflanzen der ayurvedischen Medizin. In der tantrischen Medizin „Besieger des Bösen". Die getrocknete Wurzel wird so belassen oder zermahlen. Die Wurzelrinde wird zu einem Tee aufgekocht (Einzeldosis in der ayurvedischen Medizin 250 mg bis 100 g). In Assyrien als Räucherung bei Zahnschmerzen, im Jemen bis in die Gegenwart bei Zahnschmerzen angewendet.

WIRKUNG
Beruhigend (Anti-Stress-Wirkung), einschläfernd, tonisierend, stimulierend, antibiotisch, entzündungshemmend. Homöopathisch bei chronischen Entzündungen und Anämie. Ungiftig (giftverdächtig). Angeblich selbst während der Schwangerschaft keine toxischen Nebenwirkungen.

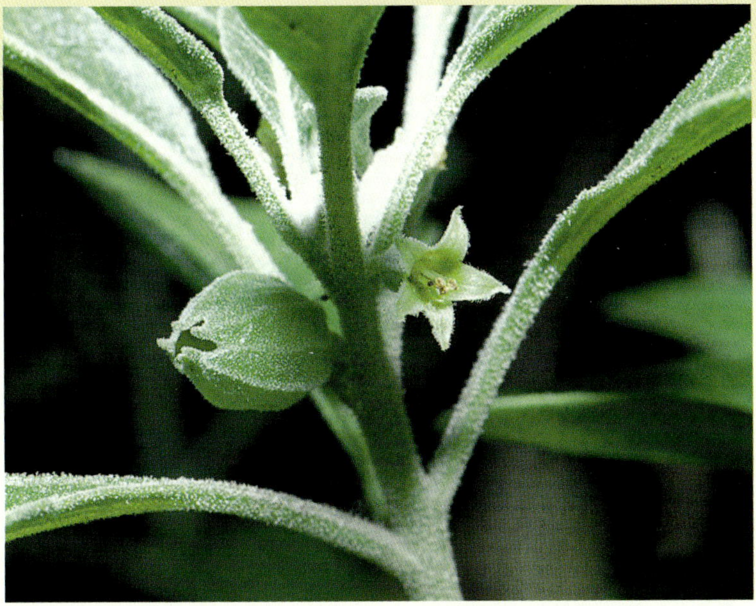

Withania somnifera (Blüte, Frucht)

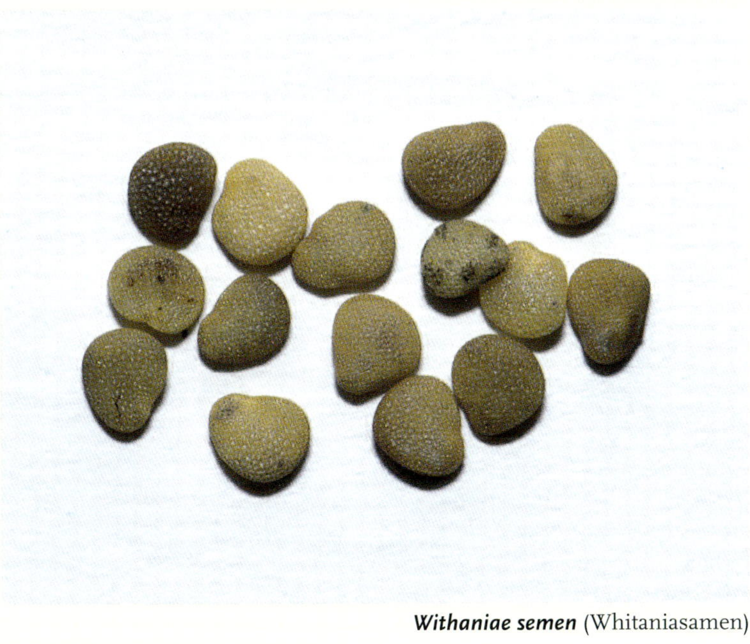

Withaniae semen (Whitaniasamen)

Zingiber officinale Roscoe

SYNONYM *Amomum zingiber*

Ingwer

FAMILIE *Zingiberaceae* Inqwergewächse

VOLKSTÜMLICHE NAMEN
Ginfer, **Ingber**, **Ingberimber**; engl.: **Ginger**.

VERBREITUNG
Heimat: Südostasien. Hauptanbaugebiete Indien, China, Westmalaysia, Nigeria.

BESCHREIBUNG
Pflanze mit knolligem, kriechendem Wurzelstock, aus welchem mehrere, bis zu 90 – 150 cm hohe Krautstängel mit schmalen, ca. 20 cm langen Blättern treiben. Blütenähren dicht, auf etwas kürzeren Stängeln. Blüten gelblich weiß, ca. 3 cm lang, 5-zipflig, aromatisch riechend.

BLÜTEZEIT
April – August.

STANDORT
Gleichmäßig heißes, feuchtes Klima, nährstoffreiche Böden, ausreichend Niederschlag.

DROGEN
Zingiberis rhizoma (syn. *Radix Zingiberis, Rhizoma Zingiberis*): Ingwerwurzel, frisch oder getrockneter Wurzelstock. *Oleum Zingiberis*: Ingweröl, das aus dem getrockneten Wurzelstock gewonnene ätherische Öl. Neben *Z. officinale* werden die Rhizome von ***Z. mioga*** **(Thunb.) Rosc.**, ***Z. purpureum*** **Rosc.** und ***Z. zerumbet*** **(L.) Rosc. ex Sm.** gehandelt.

INHALTSSTOFFE
Ätherisches Öl (3 %), Hauptbestandteile Zingiberen, Zingiberol (Geruchsträger), Borneol, Cineol, Humulen, u. a. ätherische Ölkomponenten. Der scharfe Geschmack wird durch nichtflüchtige Phenole verursacht (gelbes öliges Scharfstoffgemisch mit Gingerol, Shoagol, Zingeron u. a.). Vermutlich existieren von *Z. officinale* Chemorassen.

GESCHICHTE
In Indien und China seit mehr als 2 500 Jahren kultiviert. Der Ingwer wurde im 9. Jh. in Deutschland eingeführt.

TRADITIONELLE VERWENDUNG
Gewürz für eingemachte Früchte, Backwaren und in kandierter Form als *Confectio Zingiberis*. Zur Herstellung des Ginger Ale und in der Likörindustrie verwendet.

MEDIZINISCHE VERWENDUNG
Stomachikum, Tonikum, zur Verdauungsförderung. Der Wurzelstock wird gegessen, ausgekocht oder aufgebrüht. Im gesamten asiatischen Raum gilt der Ingwer als Aphrodisiakum. In Indien wird Ingwersaft mit Honig und weichgekochten Eiern einen Monat lang gegen Impotenz gegessen.

WIRKUNG
Verdauungsfördernd, karminativ, appetitanregend, magenstärkend, kreislaufanregend, allgemein stimulierend. Ingweröl besitzt stark reizende Eigenschaften.

stimulierend; Schleimhaut reizend

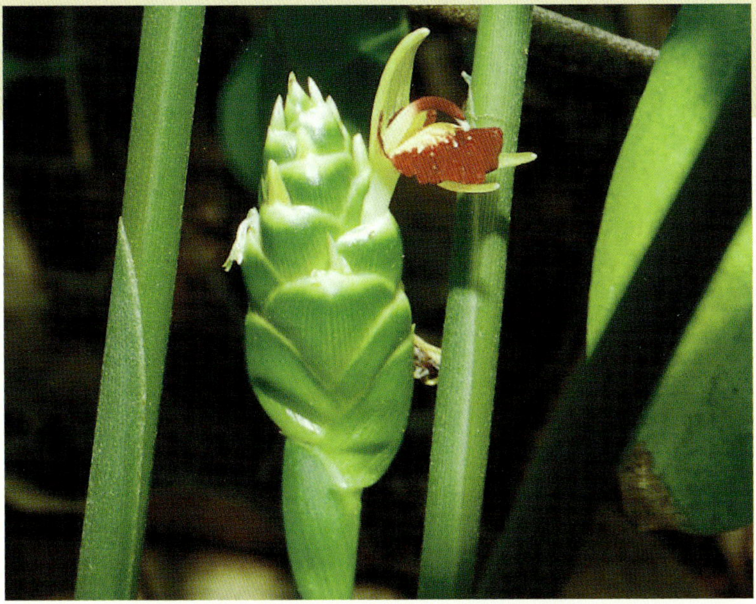

Zingiber officinale (Blütenstand)

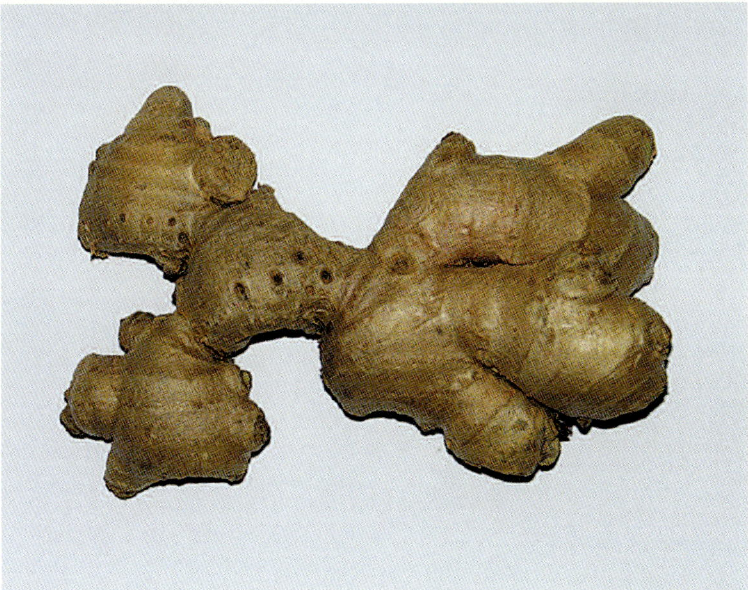

Zingiberis rhizoma (Ingwerwurzel)

Amanita muscaria (L. EX FR.) PERS.

SYNONYM *Agaricus muscarius, Amanita formosa* u. a.

Roter Fliegenpilz

FAMILIE *Amanitaceae* Knollenblätterpilze

▼ **VOLKSTÜMLICHE NAMEN**
Fliegenteufel, **Krötenstuhl**, **Rabenbrot**; engl.: **Fly Agaric**, **Toadstool**; altind. möglicherweise: **Soma**.

VERBREITUNG
Europa, Asien, Amerika. Nördliche gemäßigte Zonen.

BESCHREIBUNG
Hut 8 – 20 cm breit, anfangs kugelig oder halbkugelig, später flacher, scharlachrot, mit weißen Warzen, Hutoberseite auch glatt. Stiel 80 – 180 ∞ 10 – 20 mm, weiß. Stielring weiß. Fleisch weiß, unter der Huthaut rötlich oder gelb. Lamellen frei, weiß. Sporenbild weiß. Sporen breit oval, nicht amyloid, 9,5 – 10,5 ∞ 7 – 8 µm.

FRUCHTUNGSZEIT
Spätsommer – Spätherbst.

STANDORT
Einzeln oder gruppenbildend, unter Fichten, Birken, Kiefern und Lärchen. Saure Böden. Häufig.

DROGEN
Fungus muscarius (Fruchtkörper).

INHALTSSTOFFE
Cholin, Acetylcholin, Ibotensäure (0,03 – 0,1 %, im frischen Pilz), Muscarin (0,0002 – 0,0003 %, im frischen Pilz), Muscaridin, Muscimol, Muscazon, Butyltrimethylammonium sowie die Spurenelemente Selen und Vanadium.

GESCHICHTE
Vermutlich reicht der Gebrauch des Fliegenpilzes bis in die Steinzeit zurück.

TRADITIONELLE VERWENDUNG
Berauschung in schamanistischem Kontext (bei religösen und Heilzeremonien). Einer oder mehrere Pilze werden gegessen, als Extrakt mit Wasser, Rentiermilch oder dem frisch gepressten Saft von *Vaccinium uliginosum* (s. S. 238) oder *Epilobium angustifolium* (Weidenröschen) verdünnt, getrunken. Gelegentlich wird die getrocknete Huthaut von *A. muscaria* und auch ***Amanita pantherina* (DC. ex FR.) KROMBH.** geraucht. In Russland werden frische Fliegenpilze in Wodka eingelegt.

MEDIZINISCHE VERWENDUNG
Rituelle Medizin. In Sibirien bei Erschöpfungszuständen eingenommen. Ein Kaltwasserauszug der getrockneten Fruchtkörper wurde als Antidot bei Schlangenbissen verwendet. Im 19. Jahrhundert innerlich bei Epilepsie. Homöopathisch bei Beschwerden des gesamten Nervensystems, Übererregbarkeit, sowie Blasen- und Darm- krämpfen.

WIRKUNG
Der Verzehr von 10 Pilzen soll tödlich sein, zuverlässige Angaben fehlen. Halluzinogen. Dauer des Rausches etwa 5 – 6 h. Häufig wird die Einnahme von Übelkeit, Erbrechen und Durchfällen begleitet. **Cave!**: (Schwach) giftig!

ORGANISATIONSTYP ► **Pilz**
halluzinogen; (schwach) giftig!

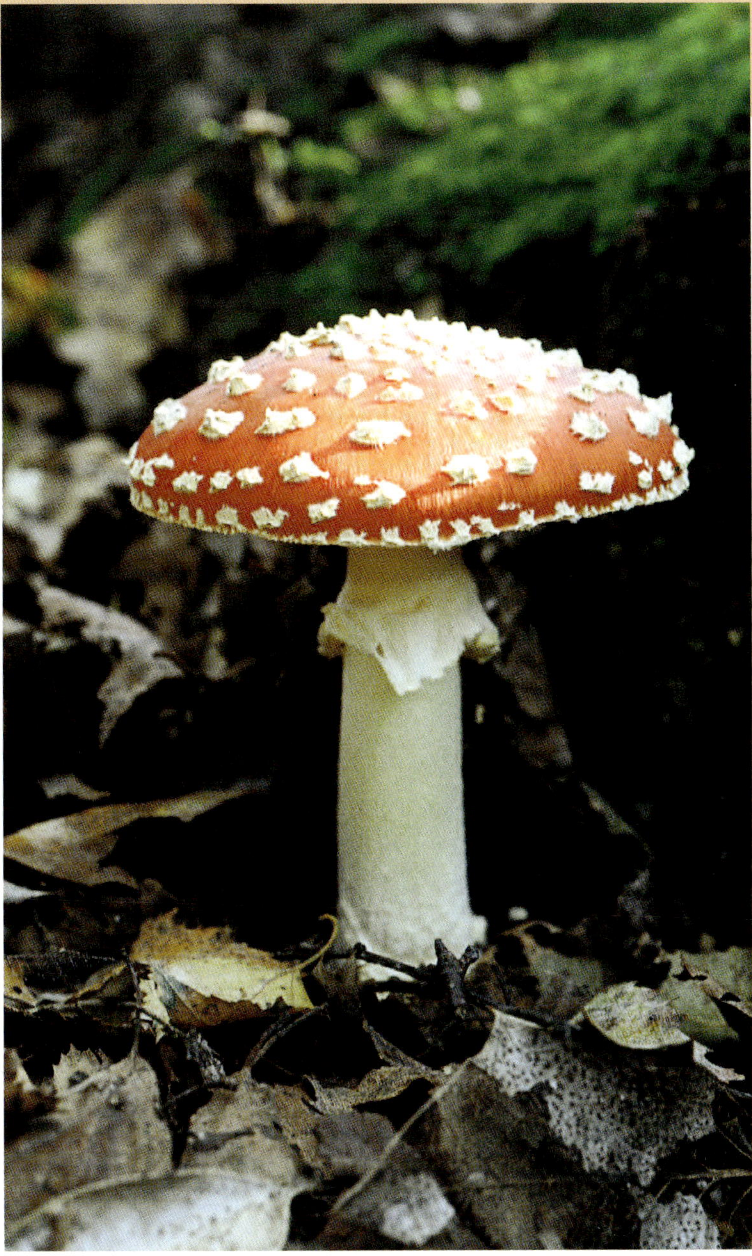

Amanita muscaria (Fruchtkörper)

***Boletus* spp.** Dill. ex Fr.

SYNONYM *Tubiporus*

Boletus-Arten

FAMILIE *Boletaceae* Röhrenpilze

VOLKSTÜMLICHE NAMEN

Hexenröhrling (*B. luridus*), **Satanspilz** (*B. satanas*); engl.: **Boletus**; **Nonda** (einige *Boletus*-Arten, bei den Kuma, Neuginea).

VERBREITUNG

Weltweit.

BESCHREIBUNG

225 Arten; ***Boletus manicus*** **Heim**: Größte und angeblich wirkungsvollste Nonda-Art. ***Boletus flammeus*** **Heim**, ***Boletus kumaeus*** **Heim**, ***Boletus nigerimus*** **Heim**, ***Boletus reayi*** **Heim**. Hut kräftig, halbkugelförmig, bräunlich-rot, am äußeren Rand blassgelb gefärbt, 2 – 4 cm □. Stiele rötlich-gelb am Oberteil, gesprenkelt grün und grau-rosa in der Stielmitte, Basis hellgrün. Fruchtfleisch zitronengelb. Sporen leicht länglich, elliptisch, mit gelber Haut, im Inneren olivgrün. ***Boletus luridus*** **(Schaeff.: Fr.)**: Hut 6 – 15 (20) cm, hell- bis dunkelbraun. Stiel gelb. Fleisch gelblich, stark bläuend.

FRUCHTUNGSZEIT

Mai – Dezember.

STANDORT

Laub- und Nadelwälder.

DROGEN

Fungus: getrocknete Fruchtkörper.

INHALTSSTOFFE

In *B. manicus* wurden Spuren von Indol-Alkaloiden nachgewiesen. In einer **namanama** genannten *Boletus*-Art wurden Aminosäuren und Steroide ohne psychoaktive Wirkung nachgewiesen. *B. luridus* steht im Verdacht Unverträglichkeitsreaktionen im Zusammenhang mit Alkoholgenuss hervorzurufen (die Substanz, die zur Alkoholunverträglichkeit führt, ist unbekannt).

GESCHICHTE

Die Kuma nutzten früher die Wirkung, um sich vor kriegerischen Aktionen in wilde, hemmungslose Aggressivität zu steigern.

TRADITIONELLE VERWENDUNG

Einige essbare Arten (z. B. ***Boletus edulis***). In Papua-Neuguinea werden vom Stamm der Kuma angeblich (Nonda genannte) Pilze (der Gattungen *Boletus*, ***Heimiella*** und ***Russula***) verzehrt. Erwähnung im Zusammenhang mit der sog. „Pilz-Verrücktheit".

MEDIZINISCHE VERWENDUNG

Keine Angaben (bzw. unbekannt).

WIRKUNG

Die pulverisierten getrockneten Fruchtkörper sollen farbige Visionen („schrecklicher oder angenehm-lustiger Art") hervorrufen. **Cave!**: Einige giftige Arten (z. B. ***Boletus satanas*** **Lenz.**)! *B. manicus* ist schwach giftig. *B. luridus* wird in der Literatur häufig als essbar angesehen. Unverträglichkeitsreaktionen im Zusammenhang mit Alkoholgenuss sind bekannt (siehe oben).

ORGANISATIONSTYP ▶ **Pilz**
einige giftige Arten!

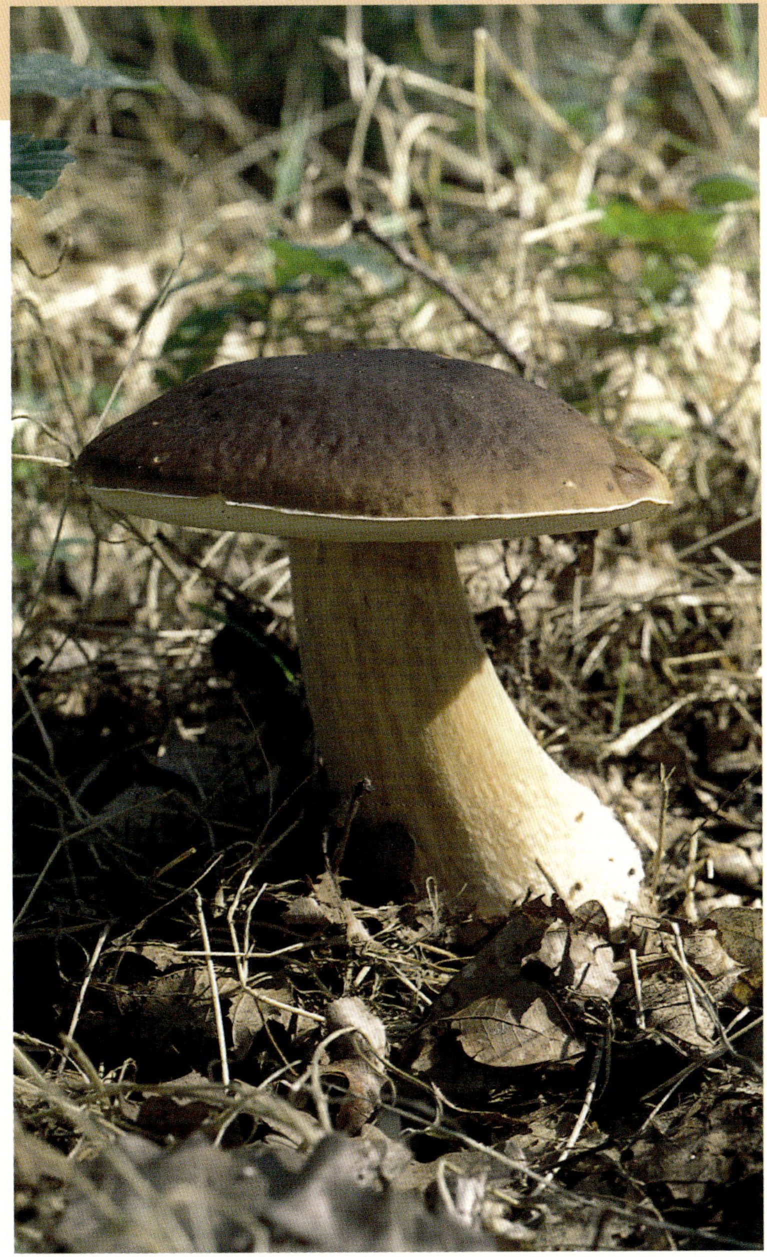

Boletus edulis (Steinpilz)

Claviceps purpurea (Fr.) Tulasne

SYNONYM *Secale cornutum* u. a.

Mutterkorn

FAMILIE *Clavicipitaceae* Mutterkornpilze

VOLKSTÜMLICHE NAMEN
Afterkorn, **Bockshorn**, **Brandkorn**, **Kornmutter**, **Rockenmutter**, **Tollkorn**; engl.: **Rye Ergot**.

VERBREITUNG
Europa, Asien, Nordamerika.

BESCHREIBUNG
Charakterisiert durch zwei deutlich verschiedene Perioden (aktiv und ruhend) und mehrere Stadien. Schwarz-violett, 1 – 6 cm lang, keulenförmig gebogen. Das Sklerotium des schmarotzenden Schlauchpilzes wird Mutterkorn genannt.

FRUCHTUNGSZEIT
Mai – Juli.

STANDORT
Auf Getreide und Gräsern (*Poa pratensis, Dactylis glomerata, Alopecurus pratensis*), besonders Roggen (*Secale cereale*) aber auch Gerste und Weizen.

DROGEN
Secale cornutum (syn. *Fungus secalis*): **Mutterkorn**, **Ergot**; s. ob.

INHALTSSTOFFE
Die therapeutisch relevanten Alkaloide sind Abkömmlinge der Lysergsäure. Unterschieden werden Säureamid- und Peptid-Alkaloide, zu den ersteren zählen Alkaloide der Ergometrin (Ergobasin)-, zu den letzteren der Ergotamin- und Ergotoxingruppe, daneben biogene Amine (Histamin, Tyramin), fettes Öl, Aminosäuren, Zucker u. a.

GESCHICHTE
Einige *Claviceps*-Species oder *Claviceps*-Extrakte dienten möglicherweise zur Zubereitung des als **kykeon** bezeichneten, halluzinogenen Trunkes, welcher eine fundamentale Rolle in den eleusinischen Mysterien im antiken Griechenland einnahm. Ursache großer Epidemien durch mit Mutterkorn kontaminiertes Getreide, welches (in Brot gebacken) in den menschlichen Nahrungsmittelkreislauf gelangt ist.

TRADITIONELLE VERWENDUNG
Möglicherweise wurden verschiedene *Claviceps*-Arten bereits in prähistorischer Zeit rituell als psychoaktive Substanzen benutzt.

MEDIZINISCHE VERWENDUNG
Mutterkorn wird seit dem Mittelalter in der volkstümlichen Gynäkologie u. a. als Wehenmittel und zur Geburtshilfe verwendet. Präparate werden nur noch homöopathisch verwendet (z. B. bei Gebärmutterkrämpfen, Krampfleiden oder Migräne).

WIRKUNG
Einige natürlich vorkommende Mutterkorn-Alkaloide besitzen psychotomimetische Aktivität, abortiv. Mutterkornvergiftungen (sog. Ergotismus; „Antoniusfeuer“) mit Halluzinationen, Krämpfen, Gangränen, Gliedmaßenverlust, Wahnsinn, evtl. Tod. **Cave!**: Stark (tödlich) giftig!

ORGANISATIONSTYP ► **Pilz**
halluzinogen; stark (tödlich) giftig!

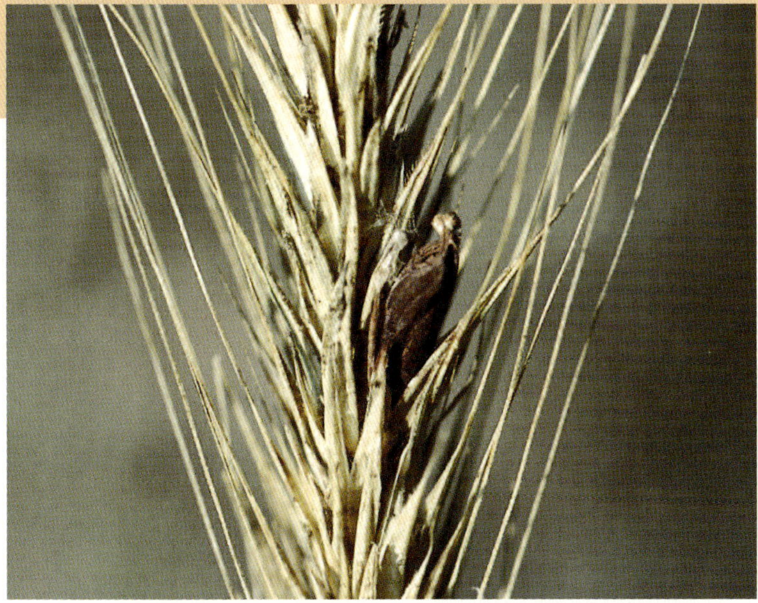

Claviceps purpurea (Sklerotium auf Roggenähre)

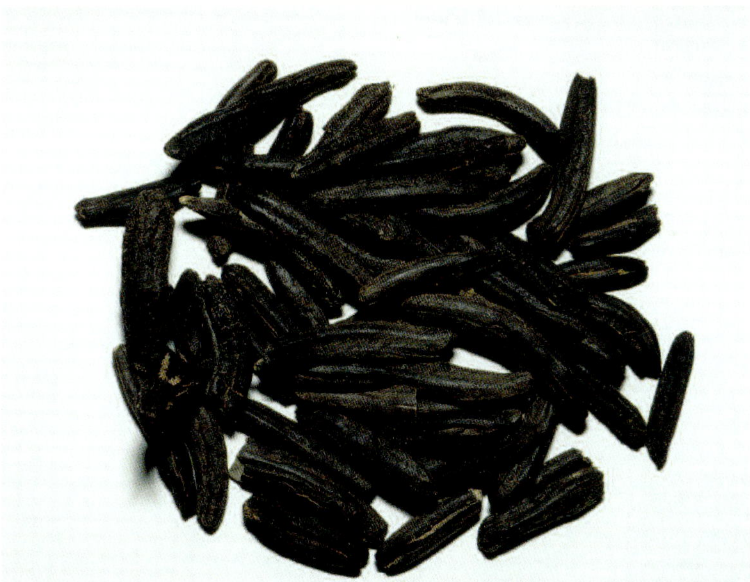

Secale cornutum (Mutterkorn)

Lycoperdon spp. L.

SYNONYM *Vasellum*

Stäublinge

FAMILIE *Lycoperdaceae* Staubpilze

▼ **VOLKSTÜMLICHE NAMEN**
gi'-i-wa, **gi'-i-sa-wa**; engl.: **Blindball**; sp.: **bolita**, **pedo del diablo**.

VERBREITUNG
Europa, Amerika. *L. mixtecorum* scheint nur im mexikanischen Teilstaat Oaxaca vorzukommen.

BESCHREIBUNG
L. mixtecorum: Kleiner Pilz, 2 bis 3 cm Ø. Sporen kugelförmig, bräunlich-lohfarben, schwach violett getönt.

FRUCHTUNGSZEIT
Juli – November (Europa).

STANDORT
L. mixtecorum (Erdpilz): in lichten Wäldern und auf Weiden.

DROGEN
Fungus: Fruchtkörper. 2 Arten sollen psychoaktiv wirksam sein: ***Lycoperdon marginatum*** **Vitt. ex Morris et De Not**, ***Lycoperdon mixtecorum*** **Heim** (**Mixtekischer Stäubling**). Verschiedene nordamerikanische Stäublinge sollen ebenfalls psychoaktiv sein: ***Lycoperdon pedicelatum*** **Peck**, ***Scleroderma verrucosum***, ***Vascellum pratense***.

INHALTSSTOFFE
Mehrere Arten (auch aus den verwandten Gattungen ***Astraeus***, *Scleroderma*, *Vascellum*) wurden auf deren Wirksamkeit hin untersucht, dabei wurden nur selten psychoaktive Wirkungen beobachtet, ein psychoaktiver Wirkstoff wurde niemals nachgewiesen. ***Lycoperdon perlatum*** **Pers. ex Pers.** (**Flaschenstäubling**) enthält lycoperdische Säure.

GESCHICHTE
Buddha verspeiste **putika** genannte Pilze (möglicherweise *Scleroderma* sp. oder ***Lycoperdon pusillum***), bevor er seinen Körper verließ.

TRADITIONELLE VERWENDUNG
Die angeblich psychoaktiven Arten werden von den Mixteken für divinatorische Zwecke verwendet. Priesterschamanen der kolumbianischen Kogi sollen psychoaktive Pilze, darunter einen **Bluish Puffball** (**Bläulicher Stäubling**), rituell verwenden. *Lycoperdon*-Arten wurden als magisches **Räucherwerk** verbrannt. Möglicherweise wurden Stäublings-Arten auch geraucht.

MEDIZINISCHE VERWENDUNG
Sporen wurden bei Nasenbluten geschnupft. Die Cherokee verwenden *L. perlatum* als Heilmittel bei wunden Stellen.

WIRKUNG
Die Pilze sollen narkotische oder trauminduzierende Eigenschaften haben (halbschlafähnliche Zustände). Unter Pilzeinfluss sollen Stimmen zu hören sein. Die meisten Stäublinge sind (jung) essbar, wenn das Fleisch innen sich noch nicht braun verfärbt hat. ► ***Lycoperdon pyriforme*** **Schaeff. ex Pers.** (**Birnenstäubling**) soll einschläfernd wirken.

ORGANISATIONSTYP ► Pilz

angeblich psychoaktiv; (jung) meist essbar

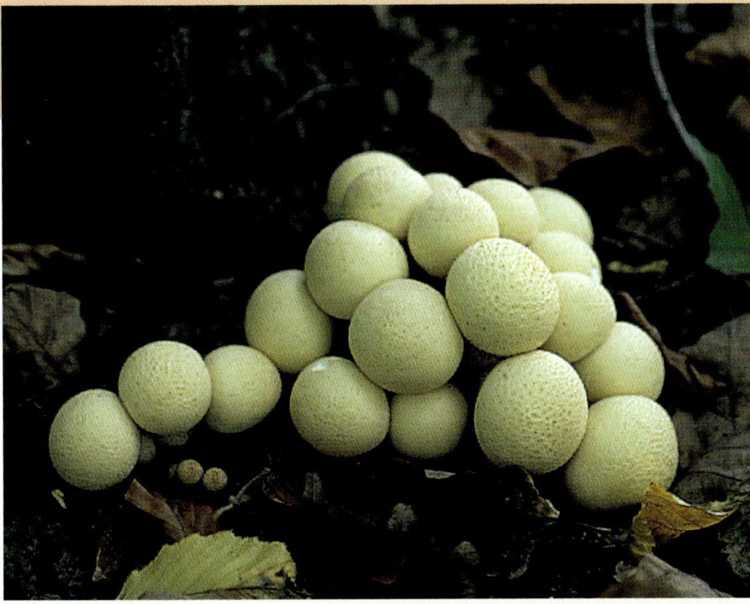

Lycoperdon pyriforme (Fruchtkörper)

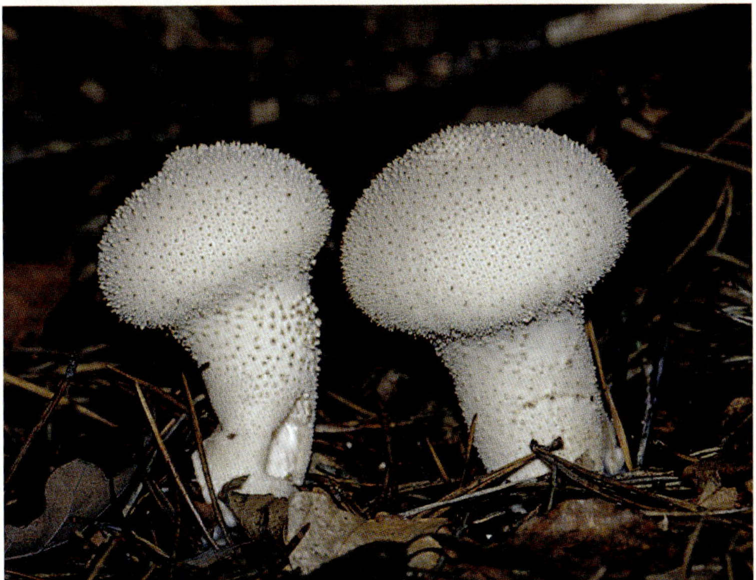

Lycoperdon perlatum (Fruchtkörper)

Panaeolus foenisecii (FR.) KUEHN.

SYNONYM *Panaeolina foenisecii*

Heudüngerling

FAMILIE *Coprinaceae* Tintlinge

VOLKSTÜMLICHE NAMEN
Heuschnittpilz; engl.: **Haymaker's Toadstool**.

VERBREITUNG
Gemäßigte Zonen in Nord- und Südamerika, Europa. Häufig.

BESCHREIBUNG
Hut halbkugelig bis glockig, 1 bis 3 cm Ø, feucht dunkel purpurbraun, trocken tonfarben, Rand dunkel gefärbt. Lamellen erst braun mit weißer, flockiger Scheide, später schwarzbraun und fleckig. Stiel blass fleischbraun, seidig glänzend, mit weißbereifter Spitze, 40 – 80 · 2 – 3 mm. Sporenpulver purpurbraun. Sporen hellbraun, 13 – 15 · 8 – 10 ∝m, mandelförmig, Sporenoberfläche ornamentiert, warzig. Gattung *Panaeolus* mit mehr als 20 Arten.

FRUCHTUNGSZEIT
Mai – Oktober (in Mitteleuropa).

STANDORT
Graslandschaften, an Wald- und Wegrändern, auch auf Kuhdung.

DROGEN
Fungus: die frischen oder getrockneten Fruchtkörper.

INHALTSSTOFFE
Alle Düngerlings-Arten bilden 5-substituierte Indolverbindungen wie Serotonin und 5-Hydroxy-Tryptophan. Beide Substanzen sind oral verabreicht wirkungslos. ***Panaeolus subbalteatus*** (**Dunkelrandiger Düngerling**) enthält 0,07 – 0,7 % Psilocybin, 0,05 – 0,46 % Baeocystin, 0,08 – 0,3 % Serotonin, 1,8 bis 2,3 % Harnstoff. ***Panaeolus ater*** (**Schwarzer Düngerling**) enthält 0,55 – 0,6 % Psilocybin (% der Trockenmasse).

GESCHICHTE
Panaeolus cyanescens (**Bläuender Düngerling**) hat auf Java evtl. eine alte Tradition als Ritualdroge.

TRADITIONELLE VERWENDUNG
Paneolus-Arten wurden in Nordafrika wohl schon vor 7000-9000 Jahren v. Chr. rituell verwendet. *P. cyanescens* wird auf Bali kultiviert und angeblich bei Festen der einheimischen Bevölkerung sowie zum Verkauf an Touristen angeboten. In Samoa werden die Hüte in Wasser gekocht, bis ein schwarzer Saft entsteht, der mit **Kaffee** (*Coffea arabica*) getrunken wird. Manchmal werden die Hüte auch roh gegessen oder getrocknet und geraucht. Möglicherweise wurde *P. subbalteatus* von den Germanen als **Bier**- oder **Met**-Zusatz verwendet.

MEDIZINISCHE VERWENDUNG
Keine Angaben (bzw. unbekannt).

WIRKUNG
Differierende Angaben bezüglich evtl. Psychoaktivität der Art. *P. subbalteatus* wirkt ab etwa 1,5 g (Trockengewicht) halluzinogen. Berichte von Vergiftungsfällen bei Kindern aus Großbritannien und Australien. **Cave!**: Schwach giftig.

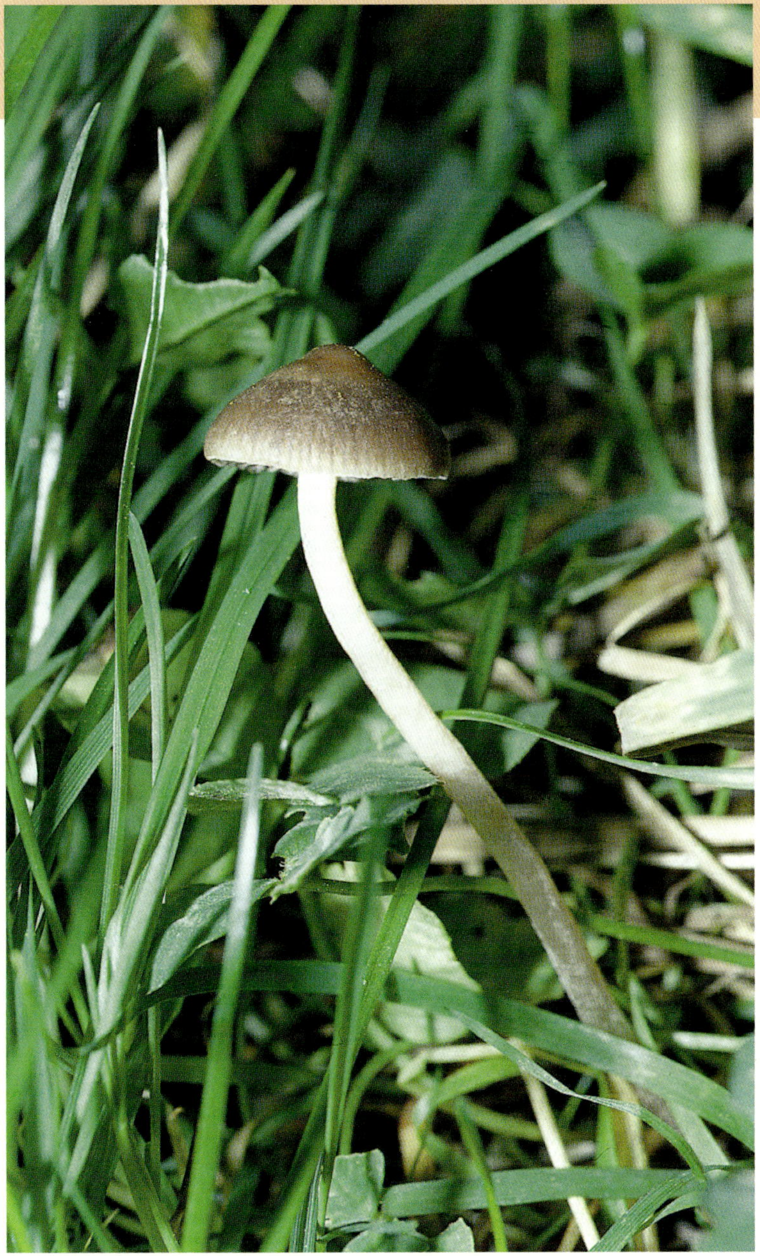

Panaeolus foenisecii (Fruchtkörper)

Piptoporus betulinus P. KARST.

SYNONYM *Polyporus betulinus*

Birkenporling

FAMILIE *Polyporaceae* Porlinge

VOLKSTÜMLICHE NAMEN
Geisterbrote; engl.: **Birch Polypore.**

VERBREITUNG
Europa, Russland.

BESCHREIBUNG
Einjährig. Hut 3 – 20 cm breit, halbkreisförmig, dick, gewölbt; die Oberfläche ist mit einer glatten, papierartigen, aber festen Haut überzogen, im Alter aufplatzend, hellocker oder graubraun. Röhren 2 – 8 mm lang, weißlich, Röhrenmündungen sehr klein, weiß, graugetönt, ocker verfärbend. Fruchtfleisch anfangs weich, später fest, trocken, weiß. Geruch und Geschmack säuerlich. Sporenstaub weiß. Sporen 5 – 6,5 · 1,5 – 2 ∝m, zylindrisch, glatt, farblos.

FRUCHTUNGSZEIT
Juni – September.

STANDORT
Ausschließlich auf den Stämmen von Birken. Häufig.

DROGEN
Fungus: die getrockneten Fruchtkörper.

INHALTSSTOFFE
Laetiporus sulphureus **(BULL. ex FR.) MURR.** (**Schwefelporling**) enthält Alkaloide, die denen in einigen als psychoaktiv bekannten Pflanzen wie z. B. ***Piper methysticum*** oder ***Lonchocarpus violaceus*** ähnlich sind. In ***Polyporus berkeleyi*** wurde das □-Phenethylamin Hordenin nachgewiesen.

GESCHICHTE
Die 5 000 Jahre alte Gletschermumie „Ötzi" trug zwei getrocknete Porlingsarten auf eine Schnur gezogen bei sich (*P. betulinus* und eine *Lacriformes*-Art).

TRADITIONELLE VERWENDUNG
Wie viele andere verwandte Arten als Zunder, um Feuer zu zünden. Indianer im pazifischen Nordwesten verwenden Porlings-Arten als **Schnupfpulver** bei Heilritualen. ***Fomes igniarius*** und ***Fomes fomentarius*** (**Zunderschwamm**) werden in Alaska angeblich wegen narkotischer Eigenschaften in Kombination mit *Nicotiana*-Arten geraucht oder geschnupft.

MEDIZINISCHE VERWENDUNG
Zur Behandlung von Wunden. Durch Kochen der Pilze wird ein Tee mit immunstimmulierenden und beruhigenden Eigenschaften bereitet.

WIRKUNG
Tonisierende, immunstimulierende, beruhigende Eigenschaften (siehe oben). *Laetiporus sulphureus* hat nach Literaturangaben in mindestens einem Fall Tryptamin-artige Halluzinationen ausgelöst. Der Pilz gilt als essbar, es kommt aber immer wieder zu Vergiftungen mit psychoaktiven (halluzinogenen) Symptomen. Möglicherweise sind auf ihm wachsende Mikropilze für den zuweilen auftretenden Effekt verantwortlich.

ORGANISATIONSTYP ► **Pilz**
evtl. psychoaktiv: beruhigend

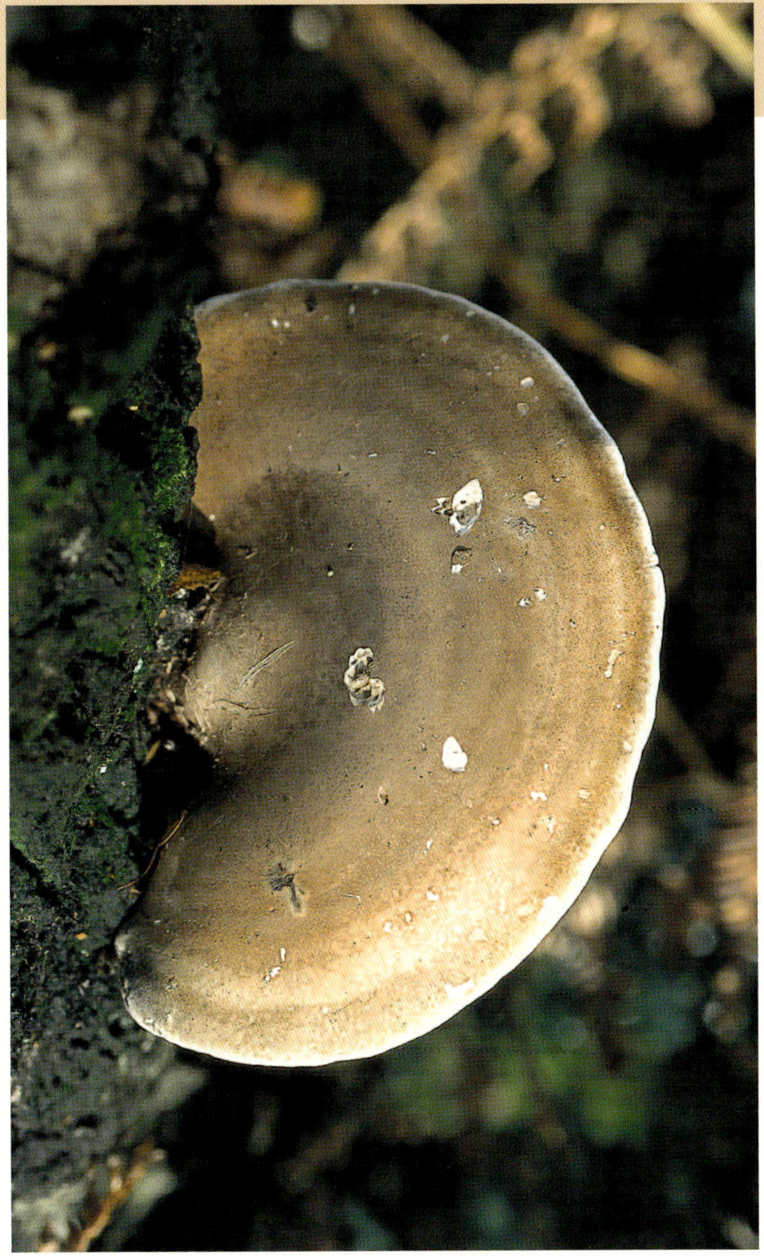

Piptoporus betulinus (Fruchtköper)

Psilocybe cubensis (Earle) Sing.

SYNONYM *Stropharia cubensis*

Zucht-Kahlkopf

FAMILIE *Strophariaceae* Blätterpilze

VOLKSTÜMLICHE NAMEN
Zauberpilze; engl.: **Cubies**, **Golden Tops**, **Magic Mushrooms**; Oaxaca, Mexiko: **Nanacatl**, **Teonanacatl** Fleisch der Götter; **Hongo de San Isidoro**; mazatek.: **Di-shi-tjo-le-rra-ja** Göttlicher Dungpilz; **hongos kentesh**.

VERBREITUNG
Durch die Viehzucht nahezu weltweit verbreitet.

BESCHREIBUNG
4 – 8 cm hoch, seltenen bis 15 cm. Hut konisch-glockenförmig, anfangs spitzförmig, später konvex oder flach, schokoladenbraun, schwach gelbbraun, zum Rand weißlich, im Alter oder nach Verletzungen kann sich der Hut dunkelblau verfärben. Stiel hohl, weiß, länglich gestreift, am Grund meist etwas verdickt, mit der Zeit gelb oder schmutzig rot verfärbend. Lamellen farblich variierend von Weißlich über Dunkelgrauviolett bis Purpurbraun. Sporen dunkel purpurn bis violettbraun.

FRUCHTUNGSZEIT
Frühjahr – Herbst.

STANDORT
Auf Rinder-, Pferde- oder Elefantendung.

DROGEN
Magic Mushrooms: die frischen oder getrockneten Fruchtkörper.

INHALTSSTOFFE
Die Alkaloide Psilocybin (15 bis 63 %), Psilocin (11 – 50 %), außerdem Baeocystin. Gesamtalkaloidgehalt in Trockenpilzen 0,2 – 1 %.

GESCHICHTE
Verschiedene Arten der Gattung *Psilocybe* wurden bereits im vorspanischen Mexiko bei religiösen Anlässen rituell verspeist.

TRADITIONELLE VERWENDUNG
Heil-, Zauber-, Rauschmittel, wichtiges Halluzinogen. Verwendung in kultischem Kontext (um Visionen zu erlangen, zur Krankenheilung und Kontaktaufnahme mit Göttern und Ahnen, in niedriger Dosierung als Aphrodisiakum). Die frischen oder getrockneten Pilze werden gegessen. In den Niederlanden sind verschiedene *Psilocybe*-Arten in sog. Smart-Shops erhältlich. In Deutschland fällt Psilocybin unter das Betäubungsmittelgesetz (BtMG).

MEDIZINISCHE VERWENDUNG
Psilocybe mexicana **Heim** (**Mexikanischer Zauberpilz**) wird volksmedizinisch u. a. bei Fieber, Magen-Darm-Beschwerden, Migräne, Kopfschmerzen, Schwellungen, Knochenbrüchen und epiletischen Anfällen angewendet.

WIRKUNG
Stark halluzinogen. Halluzinationen, erotische Visionen und Empfindungen, Priapismus. Psychoaktivität schwankend, mitunter hoch. **Cave!**: Schwach giftig.

ORGANISATIONSTYP ► **Pilz**
halluzinogen; schwach giftig

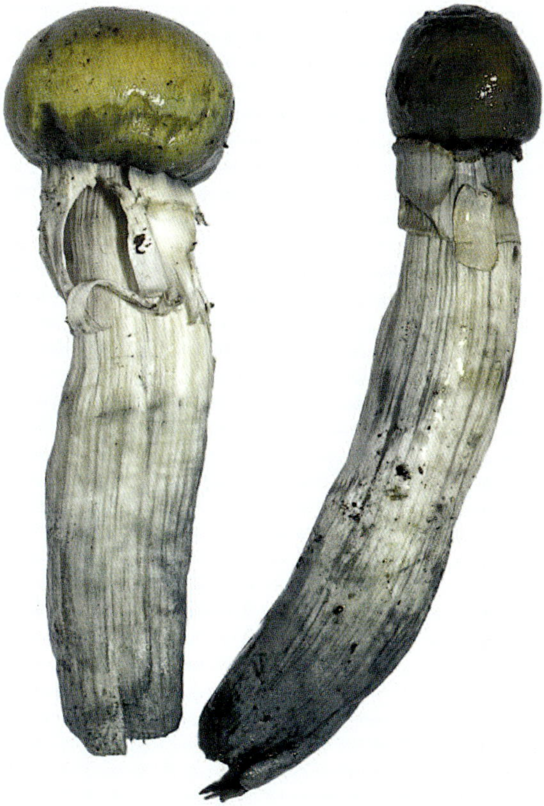

Psilocybe cubensis (Fruchtkörper)

Psilocybe semilanceata (FR.) QUÉL.

SYNONYM *Agaricus semilanceatus, Panaeolus semilanceatus* u. a.

Spitzkegeliger Kahlkopf

FAMILIE *Strophariaceae* Blätterpilze

VOLKSTÜMLICHE NAMEN

Kleines Zwergenmützchen, Spitzkegeliger Kahlkopf; engl.: **Liberty Cap, Witch Cap**.

VERBREITUNG

Europa, Nord- und Südamerika, Südafrika, Australien, Neuseeland.

BESCHREIBUNG

Hut 1,5 – 2 ∞ 0,5 – 1,5 cm, spitzkegelig (Zwergenmützchen) mit deutlichem, knopfigem bis spitzem Buckel, am Rande leicht gefaltet, hygrophan, blass gelbbraun bis leicht olivbraun oder -grau, trocken ockerlederfarben, mit schmierig- klebrigem Belag, glatt. Stiel 25 – 80 ∞ 1 – 2 mm, zäh, gebogen, weiß bis cremefarben, hellbräunlich, glänzend, manchmal am Stielgrund blaugrünlich oder bläulich verfärbend (***Psilocybe semilanceata* var. *caerulescens* COOKE**), bisweilen verdreht. Fruchtfleisch bleich bis cremefarben. Lamellen breit angewachsen, zunächst olivgrau bis lehmbraun, zuletzt rost- bis schwärzlichbraun, mit weißer Schneide. Sporenbild dunkel purpurbraun. Sporen 11,5 – 16 ∞ 6 – 9 µm, elliptisch, braun, Zystiden mit schlankem, manchmal gegabeltem Hals.

FRUCHTUNGSZEIT

August – Oktober (Januar).

STANDORT

Im Gras, auf Weiden, Waldwiesen, gedüngten Rasenflächen, an Wegrändern, in Mooren, auf mit Schafen und Kühen beweideten Grasflächen, auf abgestorbenen Gräsern, oft in den Büscheln von *Nardus stricta* **L.** (Borstgras). Häufig.

DROGEN

Fungus: die frischen oder getrockneten Fruchtkörper.

INHALTSSTOFFE

Psilocybin (ca. 1 % in getrocknetem Pilzmaterial), Psilocin und Baeocystin (0,1 – 0,3 %).

GESCHICHTE

Auf spätneolithischen Felsbildern in Norditalien sind Pilze (vermutlich in schamanischen Zusammenhängen) dargestellt. Wahrscheinlich wurde der Spitzkegelige Kahlkopf im ausgehenden Mittelalter in Spanien von als Hexen angeklagten Frauen als Rauschmittel verwendet.

TRADITIONELLE VERWENDUNG

Die frischen oder getrockneten Pilze werden gegessen. Nach ungenauen Angaben sollen Alpennomaden *P. semilanceata* als **Traumpilz** bezeichnet und traditionell als psychoaktive Substanz verwendet haben.

MEDIZINISCHE VERWENDUNG

Keine Angaben (bzw. unbekannt).

WIRKUNG

Halluzinogen (Aktivität: mäßig bis hoch potent), Wahrnehmungsveränderungen, Halluzinationen. **Cave!**: Schwach giftig.

ORGANISATIONSTYP ► **Pilz**

halluzinogen; schwach giftig

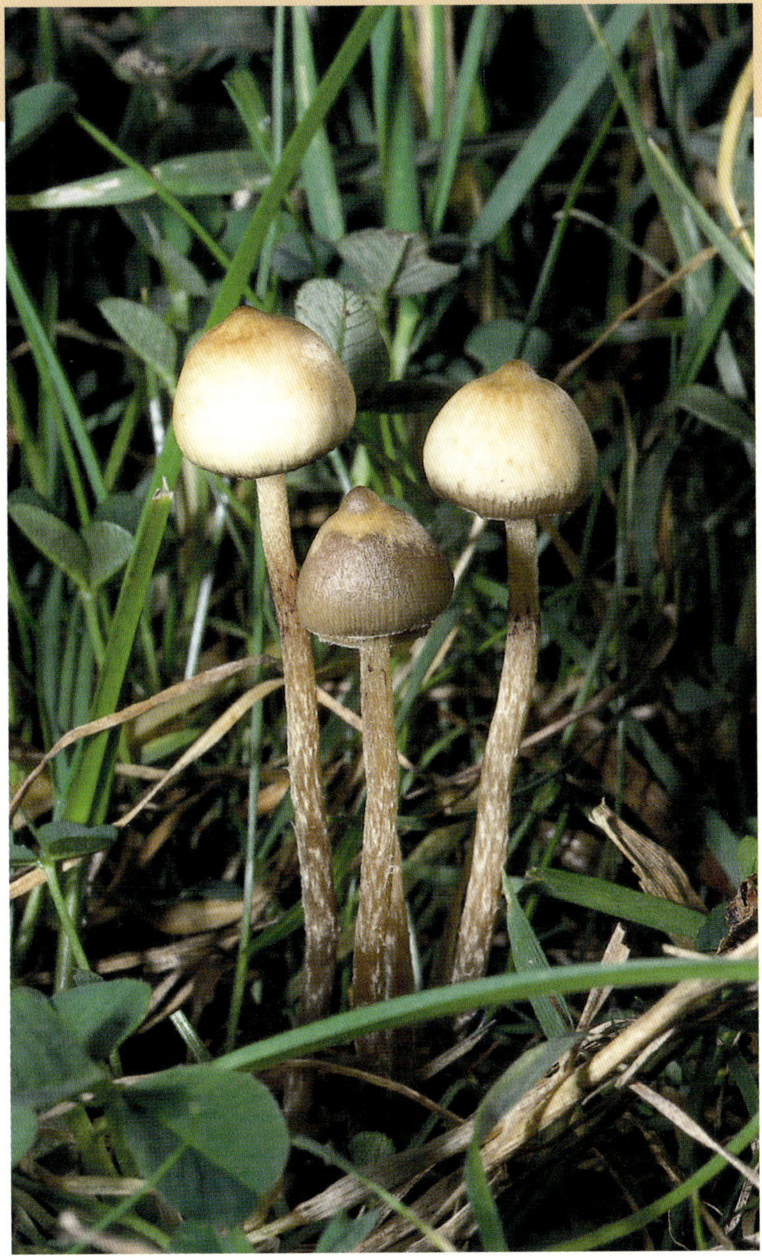

Psilocybe semilanceata (Fruchtkörper)

Apis mellifera L.

SYNONYM *Apis mellifica*

Honigbiene

FAMILIE *Apidae* Bienen

▼

VOLKSTÜMLICHE NAMEN
Honigbiene; engl.: **Honey Bee.**

VERBREITUNG
Weltweit verbreitet, ursprünglich aus Südostasien stammend.

BESCHREIBUNG
Die Honigbiene ist eine soziale Art und lebt in Dauerstaaten mit maximal 50 000 Tieren. Neben den Arbeiterinnen, die den Hauptteil des Bienenstaates ausmachen, sind die etwas plumper gestalteten männlichen Drohnen vor allem im Sommer anzutreffen. Jeder Staat hat eine Königin, die nur während der Paarung außerhalb des Nestes angetroffen wird. Je nach Vorkommen unterschiedlich gezeichnet. Zur Gruppe der Bienen gehören mehrere tausend Arten. Eine eindeutige Bestimmung ist nur anhand der Untersuchung der Flügeläderung und der Geschlechtsorgane möglich.

LEBENSRAUM
Überall in warmen Zonen, in welchen es nicht zu kalt wird, um überwintern zu können.

DROGEN
Honig (in den Waben der Bienen als Speicherstoff aufbewahrt) von *A. mellifera* u. a. Wildbienenarten (***Melipona*-Arten**, ***Trigona*-Arten**). Pflanzen, die psychoaktiven bzw. giftigen **Honig** produzieren: *Aconitum*-Arten, *Atropa*-Arten, ***Euphorbia*-Arten**, *Ipomoea*-Arten, *Ledum*-Arten, ***Paspalum*-Arten**, *Rhododendron*-Arten, ***Senecio*-Arten**, *Taxus baccata*, ***Turbina corymbosa*** u. a.

INHALTSSTOFFE
Ob das Gift der Giftdrüsen mit der psychoaktiven Wirkung des **Honigs** in Verbindung steht ist nicht bekannt. In bestimmten Honigsorten wurden Spuren von Acetylcholin festgestellt. Der giftige, sog. Tollhonig enthält das Gift Andromedotoxin. Anscheinend gehen einige charakteristische Pflanzenwirkstoffe in den Nektar der Blüten über und werden bei der Honigproduktion durch die Bienen nicht oder nur wenig metabolisiert (verstoffwechselt).

GESCHICHTE
Honig wird seit über 15 000 Jahren als Nahrungsmittel verwendet. Bis zum Jahre 1747, der Einführung der Zuckerrübe, war **Honig** das wichtigste Süßungsmittel. Der Tollhonig wurde schon im 4. Jahrhundert v. Chr. von **Xenophon** beschrieben.

TRADITIONELLE VERWENDUNG
Nahrungsmittel. Zur Herstellung von **Met** (**Honigwein**) genutzt.

MEDIZINISCHE VERWENDUNG
In der hippokratischen Medizin als Heilmittel gegen Depressionen, Melancholie und als Geriatrikum.

WIRKUNG
(Möglicherweise) psychoaktiv (**Honig**). **Cave!**: Giftig (Gifthonig)!

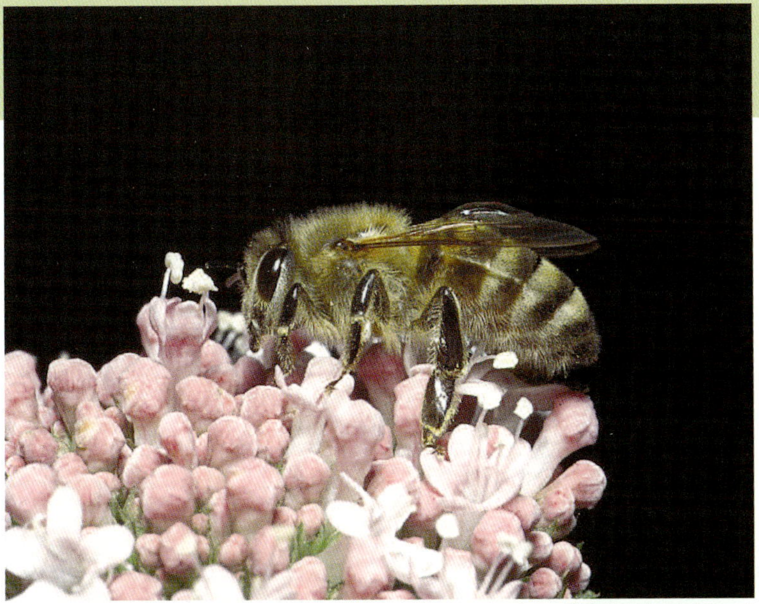

Apis mellifera (Honigbiene)

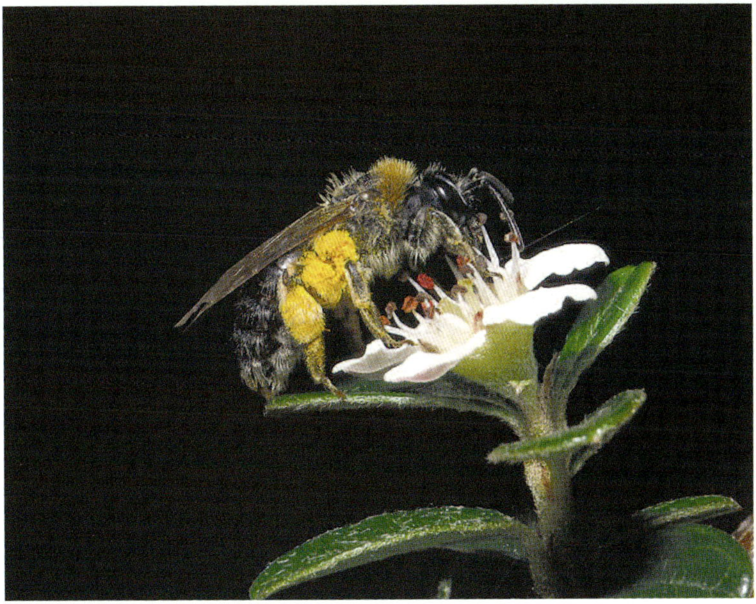

Wildbienen-Art

Bufo bufo L.

SYNONYM —

Erdkröte

FAMILIE *Bufonidae* Echte Kröten

VOLKSTÜMLICHE NAMEN
Kröte; engl.: **Common Toad**.

VERBREITUNG
Mittel- und Nordeuropa (außer Irland, einigen Mittelmeerinseln und dem nordöstlichen Skandinavien), im Süden durch andere Unterarten vertreten.

BESCHREIBUNG
Körperform gedrungen. Kopf breit, abgerundet. Oberseite grau-, rot- oder schwarzbraun, auch schmutziggrün, zuweilen dunkelbraun oder schwärzlich gefleckt, mit dicht stehenden Warzen bedeckt. Unterseite einfarbig hellgrau, über der Ohrenregion befinden sich beiderseits große, halbmondförmige Drüsen. Iris dunkelgelb bis kupferfarben. Schallblasen fehlen. Männchen bis 9 cm, Weibchen bis 15 cm lang. Laichzeit Februar – April. Häufigste europäische Krötenart. Neben der Nominatform sind in Europa 3 weitere Unterarten vertreten: ***B. b. gredosicola***, ***B. b. spinosus***, ***B. b. verrucosissimus***.

LEBENSRAUM
Waldungen, Gebüsche, Höhlen, Wiesen, zur Eiablage in Seen und Tümpeln. Überwinterung in Erdhöhlen unter Baumwurzeln und Steinen. Sehr anpassungsfähig.

DROGEN
Bufo bufo: das Sekret der Hautdrüsen. Gelegentlich gelangt die Haut von ***Bufo alvarius*** in den Handel.

INHALTSSTOFFE
Bufotoxin, Bufotalin, Bufotenin (5-Hydroxydimethyltryptamin, bis zu 4,7 % im Sekret und isomer zu Psilocin). Alle sind Derivate des Neurotransmitters Serotonin.

GESCHICHTE
Krötenhautsekrete waren früher oft Bestandteil von Hexenrezepten, wie z.B. in **Shakespeares** Macbeth erwähnt.

TRADITIONELLE VERWENDUNG
Quellen berichten vom Rauchen des Giftes von *Bufo alvarius* welches das starke Halluzinogen 5-MeO-DMT enthält.

MEDIZINISCHE VERWENDUNG
Bufodienolide werden gegen Karzinome im Nasen-Rachen-Raum therapeutisch eingesetzt.

WIRKUNG
Das Drüsensekret wirkt ätzend, reizt die Schleimhäute. Bufotenin hat halluzinogene Eigenschaften und wirkt blutdrucksteigernd. Schon 0,05 mg/kg Körpergewicht zeigen halluzinogene Wirkung, allerdings nicht bei oraler Aufnahme. Daher gehört das Neuzeit-Phänomen des Berauschens durch das sog. „Krötenlecken" eher in den Bereich der Legende. Das im Sekret enthaltene Bufotoxin, welches zu der Gruppe der Bufadienoliden gehört, wirkt stark kardiotoxisch und lokalanästhetisch. **Cave!**: Giftig!

ORGANISATIONSTYP ▶ **Tier**

reizend; halluzinogen; schwach giftig

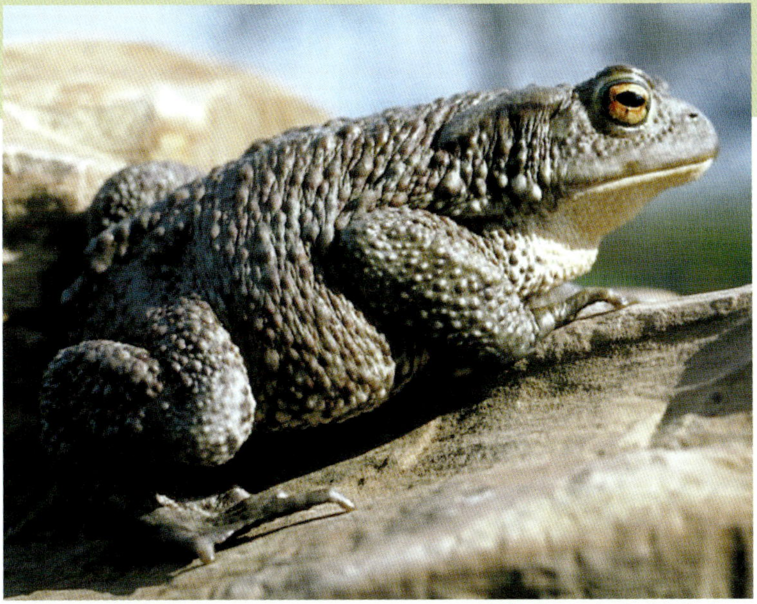

Bufo bufo* ssp. *bufo (Weibchen)

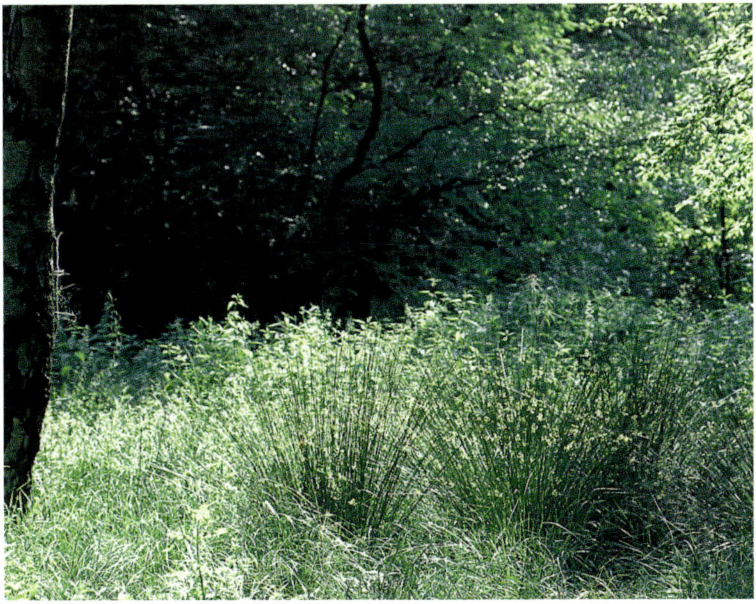

Erdkrötenhabitat

Lytta vesicatoria L.

SYNONYM *Cantharis vesicatoria*

Spanische Fliege

FAMILIE *Meloidae* Ölkäfer

VOLKSTÜMLICHE NAMEN
Spanische Fliege; engl.: **Blister Beetle**, **Spanish Fly**.

VERBREITUNG
Gattung *Lytta* in Mitteleuropa mit nur einem Vertreter. Die Art ist besonders in Südeuropa verbreitet und häufig, in Mitteleuropa nur zeitweise und vereinzelt.

BESCHREIBUNG
Käfer mit metallisch-grün schimmernden Flügeldecken, 9 – 21 mm lang. Die Nahrung besteht vorwiegend aus Blättern, Pollen oder Nektar. Bei Beunruhigung scheidet der Käfer an den Kniegelenken eine cantharidinhaltige Flüssigkeit aus.

LEBENSRAUM
Vor allem auf Esche, Flieder und Liguster und Blumenwiesen, bevorzugt trockene, warme Standorte, wie z.B. südlich exponierte Hänge.

DROGEN
Von Pharmazeuten lange Zeit unter der Bezeichnung *Cantharis* (ganz oder pulverisiert) geführt. Viele handelsübliche Aphrodisiaka-Präparate tragen den Namen „Spanische Fliege". Die Inhaltsstoffe haben allerdings nichts mit denen der Käfer gemein.

INHALTSSTOFFE
Hauptwirkstoff ist das Cantharidin (0,5 – 1 %). Die Körperflüssigkeit der *Meloidae* (in Mitteleuropa 12 Gattungen mit 33 Arten), *Cantharidae* (Weichkäfer) und einiger weiterer Käferfamilien ist stark cantharidinhaltig.

GESCHICHTE
Cantharidin wurde im Altertum als Heilmittel verwendet. Im Mittelalter wurden die Käfer getrocknet und pulverisiert eingenommen. Nach einer Quelle aus dem Jahre 1870 wurden frisch gefangene Spanische Fliegen auf dem Stuttgarter Wochenmarkt kiloweise gehandelt.

TRADITIONELLE VERWENDUNG
Aphrodisiakum (in Liebestränken).

MEDIZINISCHE VERWENDUNG
Mit Bilsenkraut als Schmerzmittel. Die medizinische Verwendung ist nicht mehr gebräuchlich. Innerlich als Diuretikum, äußerlich bei rheumatischen Erkrankungen und Neuralgien. Homöopathisch wurden die Käfer bei Erkrankungen der Harnorgane angewendet.

WIRKUNG
Cantharidin verursacht starke Entzündungen der Haut, Schleimhäute oder nach oraler Einnahme im gesamten Urogenitaltrakt. Bei verschiedenen Tieren kommt es vielfach zu heftigen Giftwirkungen. Beim Menschen liegt der LD-Wert bei 0,03 g. Demgegenüber verzehren Igel, Fledermäuse, Frösche und manche Vögel cantharidinhaltige Käfer. **Cave!**: Giftig!

ORGANISATIONSTYP ► **Tier**
evtl. aphrodisierend; giftig!

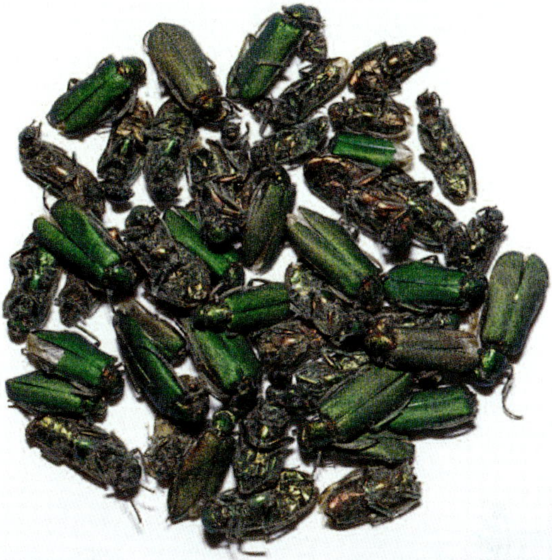

Lytta vesicatoria (getrocknete Käfer)

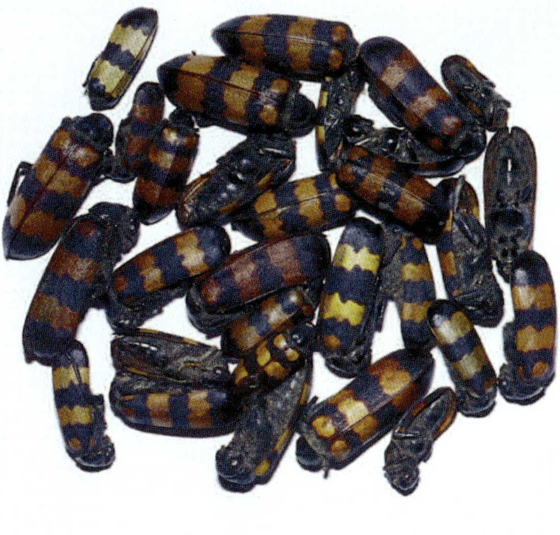

Mylabris cichorii (getrocknete Käfer)

Salamandra salamandra L.

SYNONYM —

Feuersalamander

FAMILIE *Salamandridae* Salamander

▼ **VOLKSTÜMLICHE NAMEN**

Feuersalamander (früher wurde angenommen, man könne Feuer durch Hineinwerfen der Tiere löschen); engl.: **Spotted Salamander**.

VERBREITUNG

Der Feuersalamander kommt von Europa, Nordwestafrika bis nach Kleinasien vor (teilweise jedoch in anderen Unterarten).

BESCHREIBUNG

Bis 20 cm lang (in Südeuropa bis 28 cm). An der Körperoberseite mit mehr oder weniger stark gezeichneten gelben Flecken oder Streifen auf schwarzem Grund. Selten kommen auch gänzlich schwarze Exemplare vor. Haut glatt, glänzend, mit Drüsenporen ausgestattet. Der Feuersalamander ist in über 10 verschiedenen Unterarten vertreten, welche sich durch die verschieden starke gelbe Zeichnung unterscheiden.

LEBENSRAUM

Bergige und feuchte Waldgebiete mit Wasserläufen. In den Alpen bis etwa 1 000 m Höhe. Charakteristisch für die europäischen Mittelgebirge. Die Weibchen gebären ihre Jungen in sauberen Fließgewässern meist in der Nähe der Quellregion.

DROGEN

Salamander-Fleisch (Aphrodisiakum). Salamander-Brandy.

INHALTSSTOFFE

Im Hautsekret wurden mehrere Alkaloide nachgewiesen, als Hauptalkaloid Samandarin (Steroidalkaloid), außerdem Samandaron und Samandaridin. In ***Taricha torosa*** (**Kalifornischer Salamander**) wurde das Salamander-Alkaloid Tarichatoxin nachgewiesen, welches identisch mit Tetrodotoxin (siehe Kugelfisch, S. 276) ist.

GESCHICHTE

Wichtige Rolle in der europäischen Magie und Alchemie.

TRADITIONELLE VERWENDUNG

Die lebenden Tiere wurden in einen hochprozentigen **Alkohol** eingelegt. In Slowenien wird angeblich bis in die Gegenwart ein psychoaktiver (halluzinogener) **Schnaps** nach alten (alchemistischen) Rezepten destilliert (lebende Feuersalamander werden nach dem Destillieren einer Obstmaische in den Destillierkolben gegeben und langsam, aber stark erhitzt).

MEDIZINISCHE VERWENDUNG

Keine Angaben.

WIRKUNG

Der psychoaktive Effekt des Drüsensekrets ist stark umstritten. Das Krampfgift Samandarin wirkt angeblich auf das Zentralnervensystem. Blutdrucksteigernde und lokalanästhetische Eigenschaften. Schleimhautreizend. **Cave!**: Giftig!

ORGANISATIONSTYP ► **Tier**
psychoaktiv (Brandy); giftig!

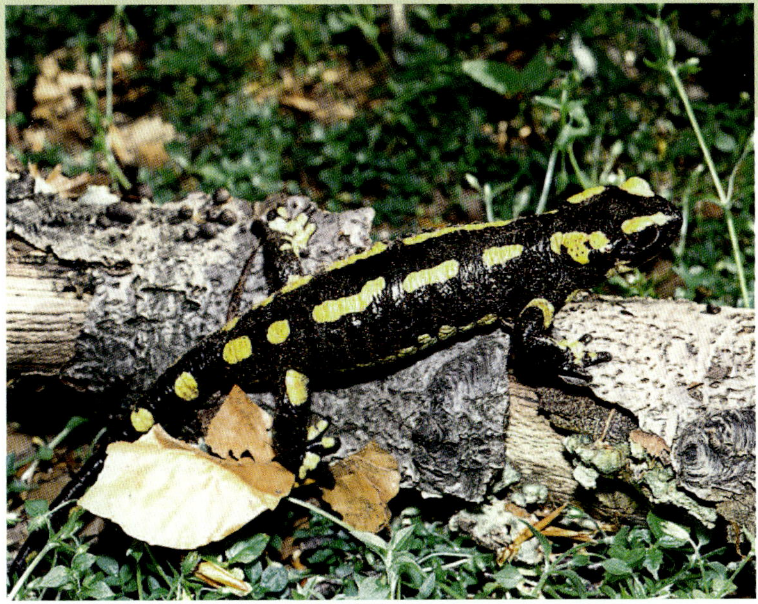

Salamandra salamandra (Feuersalamander)

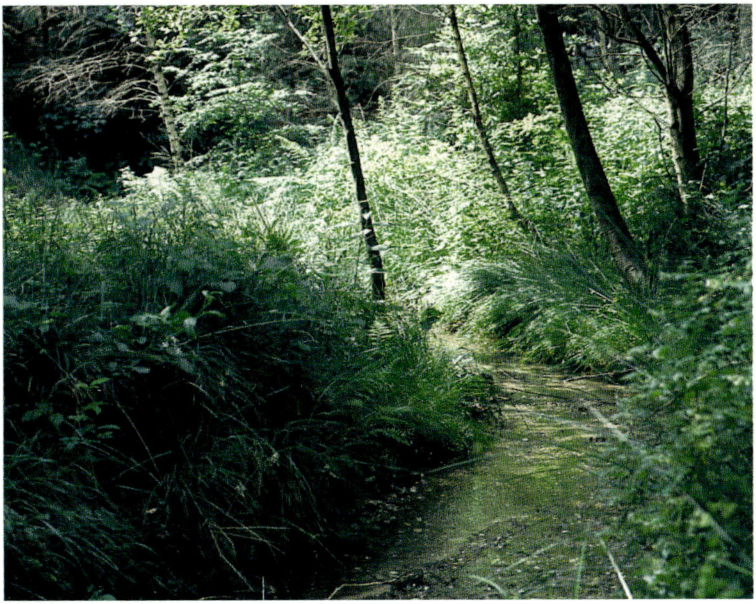

Feuersalamanderhabitat

Takifugu spp. ABE

SYNONYM *Fugu*

Kugel- und Igelfische

FAMILIE *Tetraodontidae* Kugelfische

VOLKSTÜMLICHE NAMEN
Tetraodontidae: **Kugelfische**; engl.: **Balloonfish**, **Globefish**, **Puffers**, **Swellfish**. *Diodontidae*: **Igelfische**; engl.: **Porcupinefish**.

VERBREITUNG
Weltweit in tropischen und warmen Meeren in einem Gürtel von ca. 47 Grad nördlicher bis 47 Grad südlicher Breite.

BESCHREIBUNG
Zur Ordnung der *Tetraodontiformes* gehören ca. 300 Arten. Die Vertreter der Familien *Tetraodontidae* (Kugelfische) und *Diodontidae* (Igelfische) enthalten beide das Nervengift Tetrodotoxin. Beide können sich bei Gefahr mit Wasser zu einer runden Kugel aufpumpen, um vor dem Angreifer größer zu wirken. Igelfische sind zusätzlich mit Stacheln ausgestattet (Namensgebung).

LEBENSRAUM
Bewohner küstennaher Zonen, vor allem in der Nähe von Korallenriffen. Manche Arten (z.B. ***Sphaeroides*-Arten**) auch im Süßwasser.

DROGEN
(*Taki*)*Fugu*-Fleisch. Das nur leicht von Tetrodotoxin durchtränkte Fleisch von *Takifugu*- und *Sphaeroides*-Arten wird gegessen.

INHALTSSTOFFE
Besonders in Haut und Leber befindet sich das von ***Pseudomonas*-Bakterien** synthetisierte Nervengift Tetrodotoxin. Es ist eines der stärksten nicht proteinartigen Gifte überhaupt (LD etwa 10 µg/kg Körpergewicht).

GESCHICHTE
Bereits im ältesten chinesischen Kräuterbuch (dem Pen tsao chin) wird der Fugu erwähnt.

TRADITIONELLE VERWENDUNG
Nahrungsmittel, Rauschmittel. In Japan gilt das Fleisch von *Sphaeroides*-Arten und *Takifugu*-Arten als Delikatesse. Es wird in speziellen Restaurants, die einen Koch mit einer Lizenz zum Zubereiten von Fugu besitzen, in dünne Scheiben geschnitten und roh verzehrt oder es wird die *Fugu*-Suppe zubereitet. In Japan gegessene *Takifugu*-Arten: ***Takifugu pardalis***, ***Takifugu rubripes rubripes***, ***Takifugu vermicularis vermicularis***, ***Takifugu vermicularis prophyreus***. Anscheinend handelt es sich bei dem Hauptwirkstoff des im Voodoo-Kult verwendeten **Zombiegiftes** um Tetrodotoxin.

MEDIZINISCHE VERWENDUNG
Zur Schmerzstillung bei Tumorpatienten.

WIRKUNG
Tetrodotoxin hemmt die Na^+-Kanäle in den Nervenmembranen, so dass keine Aktionspotentiale (Reizweiterleitung) entstehen können. *Fugu*-Suppe wirkt anregend, berauschend und aphrodisierend. **Cave!**: Stark (tödlich) giftig!

 ORGANISATIONSTYP ► **Tier**
anregend; stark (tödlich) giftig!

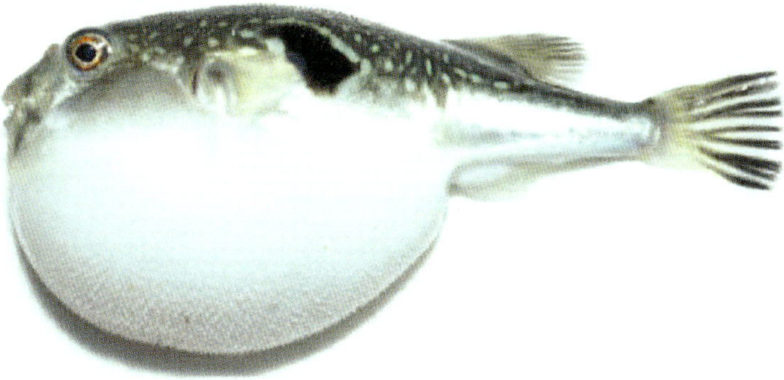

Takifugu rubripes (Kugelfisch)

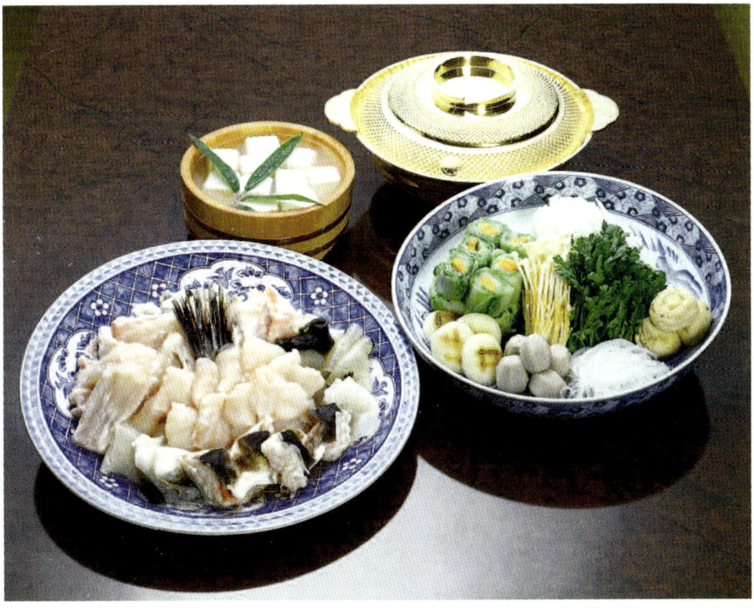

Japanisches Fugu-Gericht mit „Tora Fugu“ (*Takifugu rubripes*)

Chemischer Aufbau und Wirkungen psychoaktiver Substanzen

Nahezu alle natürlich vorkommenden Halluzinogene enthalten das Element Stickstoff und gehören damit zur Stoffklasse der Alkaloide. Unter der Sammelbezeichnung Alkaloide werden organische Stickstoffverbindungen basischen Charakters zusammengefasst (Namensgebung: **Alkali-ähnlich**, nach MEISNER 1819), deren einzelne Vertreter in ihrem chemischen Aufbau erhebliche Unterschiede aufweisen. Bei vielen Pflanzengruppen vorkommend, ist ihr Vorhandensein für manche Familien (z. B. *Solanaceae*) charakteristisch. Vereinzelt sind Alkaloide auch im Tierreich anzutreffen, z. B. Bufotenin, ein Halluzinogen aus der Erdkröte (*Bufo bufo*). **Bufotenin**, ein Isomer des Psilocins mit halluzinogenen Eigenschaften und Blutdruck steigernder Wirkung, wurde 1920 erstmals von H. HANDOVSKY isoliert. Chinolizidin-Alkaloide sind im Wehrsekret von Feuersalamander (*Salamandra salamandra*; **Samandarin**) und Tausendfüßern (*Myriapoda*) enthalten. Auf Grund spezifischer physiologischer Wirkungen finden Alkaloide Anwendung in der Medizin. Die wichtigsten Halluzinogene zeigen strukturelle Verwandtschaft mit Hirnhormonen – physiologische Wirkstoffe, die bei mit psychischen Funktionen verbundenen biochemischen Vorgängen von Bedeutung sind.

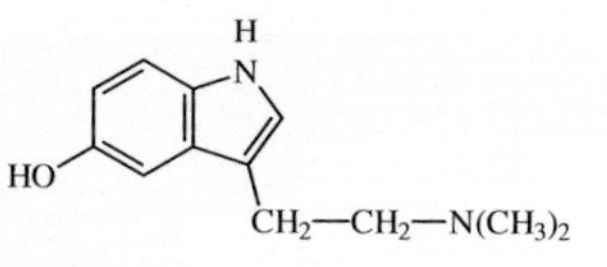

Bufotenin

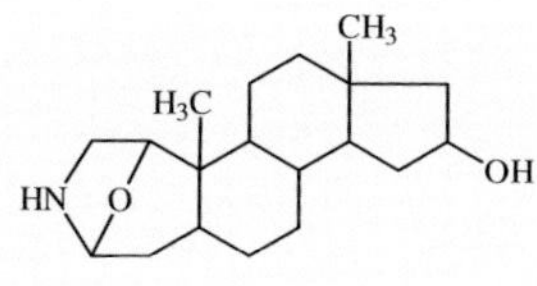

Samandarin

Nikotin und Tabak-Alkaloide

Die wichtigsten Alkaloide in *Nicotiana tabacum* sind **Nikotin** und **Nornikotin**. Hauptalkaloid von *Nicotiana glauca* ist das **Anabasin**. Das Molekülgerüst dieser Verbindungen ist mit einem Pyridinring (Nikotinsäure; daher auch **Pyridin-Alkaloide**) und einem seitlich angefügten Heterocyclus versehen (Pyrolidin bei Nikotin und Nornikotin, Piperidin bei Anabasin).

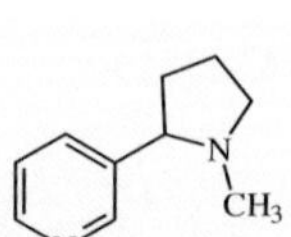

Nikotin

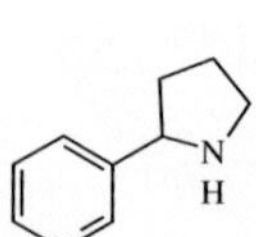

Nornikotin

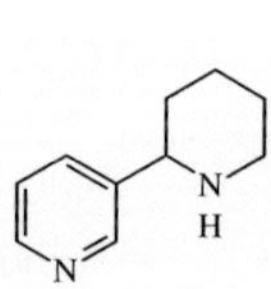

Anabasin

Tropan-Alkaloide

Ester-Alkaloide, **L-Hyoscyamin** und dessen Epoxid, **L-Scopolamin** sind Hauptalkaloide einiger Gattungen der *Solanaceae* (*Datura, Atropa, Hyoscyamus*). Strukturell verwandt sind die Tropan-Alkaloide der *Erythroxylaceae,* bekanntester Vertreter ist das Kokain. L-Hyoscyamin ist stark giftig. Bei der Extraktion entsteht das Racemat **Atropin** (**D, L-Hyoscyamin**). Atropin wirkt stark Pupillen erweiternd und wird daher in der Augenheilkunde verwendet. atropinhaltige Belladonna-Präparate werden als Beruhigungsmittel und dgl. auch bei Krämpfen, Neuralgien, Seekrankheit, bei Vergiftungen mit *Amanita muscaria, Digitalis*-Arten, Blausäure, Morphin und Pilocarpin eingesetzt. Die höchste zulässige Einzeldosis ist 0,5 – 1 mg. L-Scopolamin dient als Beruhigungsmittel und einleitendes Narkotikum. **Kokain**, das Hauptalkaloid von *Erythroxylum coca*, wurde ursprünglich als Lokalanästhetikum verwendet, Rauschwirkung, Rauschmittel mit hohem Suchtpotential. Anstelle von Kokain werden heute synthetische Anästhetica (z. B. **Novokain**) verwendet.

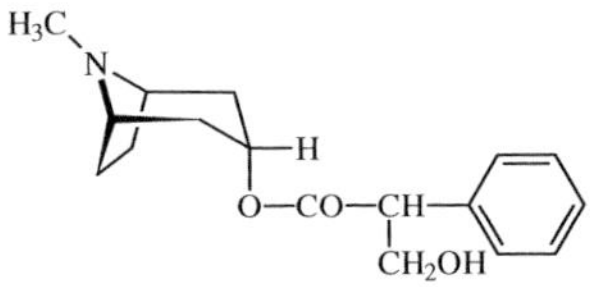

L-Hyoscyamin

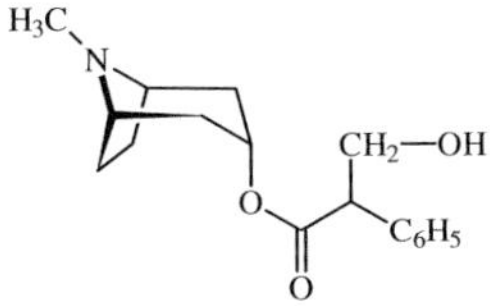

Atropin

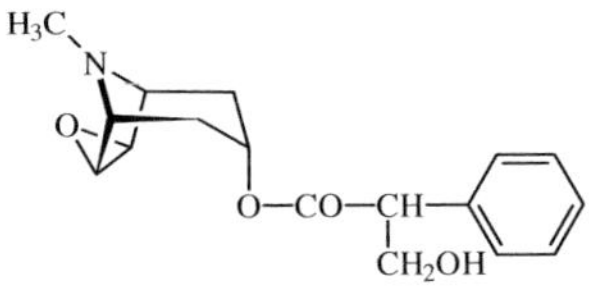

L-Scopolamin

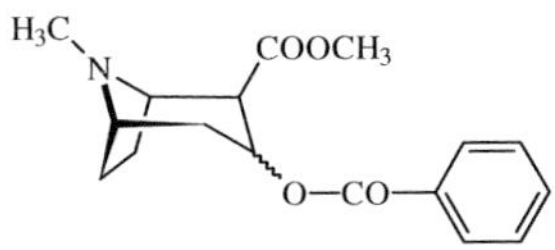

Kokain

Chinolizidin-Alkaloide (Piperidin-Alkaloide, Lupinen-Alkaloide)

Vor allem bei den *Fabaceae* und hier besonders in der Gattung *Lupinus* vorliegend. Ihren Molekülen liegt das bicyclische Chinolizidin-Ringsystem zugrunde, welches sich im **Lupinin** wiederfindet. Häufiger sind komplexer gebaute tetracyclische Alkaloide wie Spartein oder **Lupanin** zu finden. Von Lupanin leiten sich auch tricyclische Alkaloide ab, z. B. das in ***Laburnum anagyroides*** (**Goldregen**) vorkommende, stark giftige

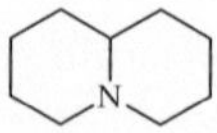

Chinolizidin

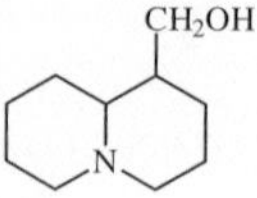

Lupinin

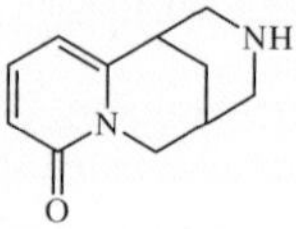

Cytisin

Cytisin. Spartein gehört zu den herzwirksamen Alkaloiden. Es hemmt die Reizbildung und -leitung am Herzen bzw. hat erweiternde Wirkung auf die Herzkranzgefäße, außerdem löst Spartein Erregung der glatten Muskulatur von Uterus und Darm aus.

Alkaloide der *Amaryllidaceae*

Etwa 100 bekannte Alkaloide, die Schlüsselverbindung Norbelladin und einige ihrer Derivate (Belladin, Galanthamin) tragen den Stickstoff nicht in einem Heterocyclus.

Isochinolin- und Benzylisochinolin-Alkaloide; Phenanthren-, Benzophenanthridin- und Berberin-Alkaloide

Gruppe der **Tetrahydroisochinolin-Alkaloide** mit Isochinolin als Grundgerüst, z. B. **Salsolin**, **Anhalinin** (in *Cactaceae*). Wichtiger sind die übrigen Gruppen, deren Vertreter Haupt- und Nebenalkaloide in verschiedenen Pflanzenfamilien repräsentieren (z. B. bei den *Berberidaceae* und *Papaveraceae*). Die Opium-Alkaloide **Papaverin** und **Noscapin (Narkotin)** gehören zu den **Benzyl(tetrahydro)isochinolin-Alkaloiden**. Ebenfalls zu den Opium-Alkaloiden zählen einige Phenanthren-Alkaloide (Morphinan-Typ): **Morphin** (Hauptalkaloid), **Codein**, **Thebain**. Hauptalkaloide im Milchsaft von ***Chelidonium majus*** (**Schöllkraut**) sind **Chelidonin** (Benzophenanthren-Typ) und **Berberin** ((Proto-)Berberin-Typ). Von den ca. 30 im **Opium** enthaltenen Alkaloiden sind besonders die Vertreter vom Phenanthren- und Benzylisochinolin-Typ pharmakologisch wichtig. Morphin ist ein wirsames Analgetikum, intravenös verabreicht wirkt es hypnotisch bis narkotisch, bei Missbrauch Suchtgefahr (Morphinismus). Der Gehalt im Handelsopium liegt bei 12 %. Codein wirkt schwach narkotisch, hat verringerte analgetische Wirkung, dämpfende Wirkung auf das Hustenzentrum und wird partialsynthetisch aus Morphin durch Methylierung mit Diazomethan oder aus Thebain hergestellt. Thebain wirkt nicht narkotisch, dient vorwiegend als Ausgangssubstrat für die chemische Synthese von Morphin-Derivaten. Noscapin besitzt ebenfalls anal-

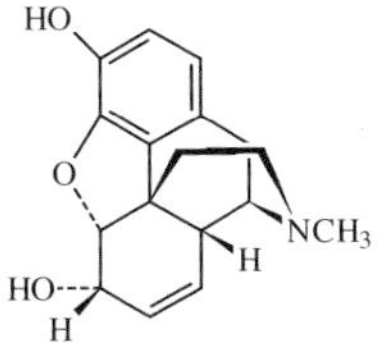

Morphin

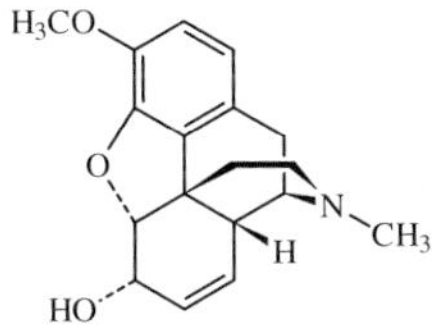

Codein

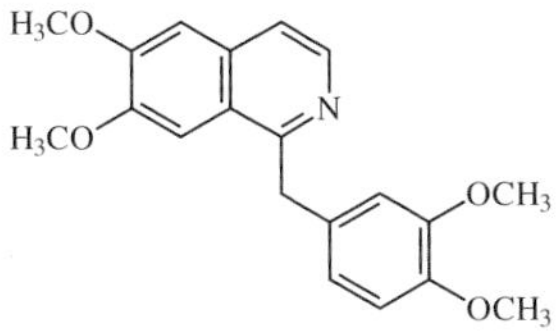

Papaverin

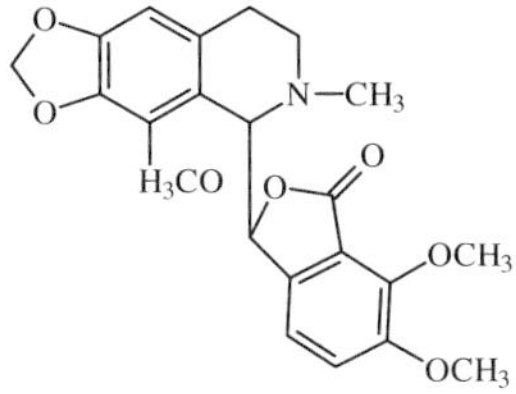

Noscapin (Narkotin)

getische und Hustenreiz dämpfende Eigenschaften, wirkt physiologisch wesentlich schwächer als Morphin. Die schmerzstillende Wirkung des Mohns wurde offenbar von ägyptischen Ärzten entdeckt (7. Jh.). **Opium** und Morphin unterliegen weltweit den Betäubungsmittelgesetzen.

Phenethylisochinolin-Alkaloide

Auf Grund ihrer Molekülstruktur als modifizierte Isochinolin-Alkaloide anzusehen, z B. **Colchicin**, nichtbasisches (Haupt)alkaloid aus *Colchicum autumnale*. Dieses ist besonders in Knollen und Samen nachzuweisen. **Colchicin** ist ein starkes Mitosegift, es blockiert die Mitose (Zellteilung) in der Metaphase, und wird daher zur Erzeugung polyploider Zellen verwendet. Als Cytostatikum kann bereits in therapeutischen Dosen Gastroenteritis auftreten, höhere Dosen führen zum Tod durch Atemlähmung (LD bei Erwachsenen ca. 20 mg).

Indol-Alkaloide (und verwandte Verbindungen)

Größte Gruppe der pflanzlichen Alkaloide, meist aus dem Indolalkylamin Tryptamin (Ableitung von der Aminosäure Tryptophan) und einem C10- bzw. C9-Molekülfragment bestehend. Die Verbindungsreihen dieser Alkaloid-Gruppe lassen sich auf mehrere Grundtypen zurückführen:

Harman-Alkaloide

Alkaloide der *Rubiaceae*, aber auch im Tabakrauch und getrockneten Zichorienwurzeln (***Cichoria*-Arten**) enthalten. Nach älteren Angaben enthält *Passiflora incarnata* (bzw. *Passifloraceae*) **Harman**, **Harmin**, **Harmalol**, **Harmalin** u. a. **β-Carboline**, neuere Untersuchungen konnten diese Ergebnisse jedoch nicht bestätigen (siehe dazu auch S. 178). ***Banisteriopsis caapi*** (**Ayahuascaliane**) und *Peganum harmala* enthalten Harmalin und Harmin. Beide Substanzen sind starke MAO-Hemmer (s. S. 184).

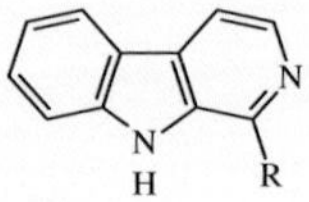

β-Carbolin-Alkaloide (R = CH_3: Harman)

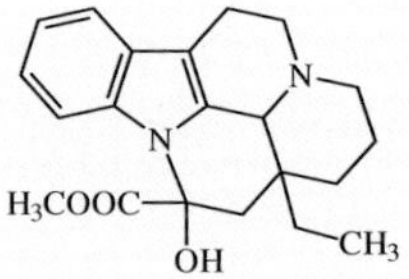

Vincamin (Aspidiosperma-Typ)

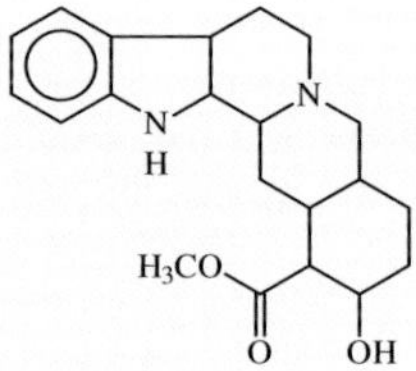

Yohimbin (Yohimbin-Typ)

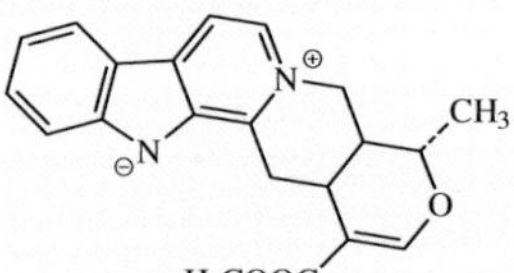

Serpentin (Corynanthe-Typ)

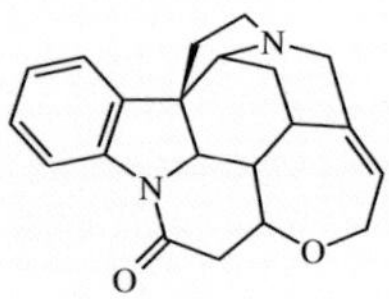

Strychnin (Strychnos-Typ)

Bisal-Alkaloide oder dimere Indol-Indolin-Alkaloide

Relativ kleine Gruppe, Beispiele sind **C-Toxiferin I** in ***Strychnos*-Arten**, wirksamstes und stärkstes Toxin im **Curare**-Pfeilgift sowie **Vincaleucoblastin** (**Vinblastin**) in *Catharanthus roseus*, ein Mitosehemmstoff, findet Verwendung als Cytostatikum. *C. roseus* produziert zahlreiche weitere

Indol-Alkaloide, ca. 60 Verbindungen wurden isoliert. *Rauvolfia*-Arten (Schlangenwurz) produzieren ebenfalls Indol-Alkaloide (über 50 Verbindungen wurden aus der Wurzelrinde isoliert). Typische Verbindungen mit ausgeprägten pharmakologischen Wirkungen (sedierend, Blutdruck enkend) sind **Reserpin**, **Serpentin** und **Ajmalin**. **Strychnin** ist das Hauptalkaloid aus den Samen von ***Strychnos nux vomica*** (**Brechnuss**). Es ist stark giftig, höhere Dosen (60 – 90 mg) erzeugen beim Menschen Muskelkrämpfe und tödliche Atemlähmung, geringe Dosen werden auch therapeutisch angewendet.

Mutterkorn-Alkaloide

Indol-Alkaloide von großer therapeutischer Bedeutung, ca. 30 Verbindungen, welche nach Infektion des Fruchtknotens von *Claviceps purpurea* im entstehenden Sclerotium (Dauermycel), gebildet werden. Ihnen gemeinsam ist der Ergolin-Grundkörper (daher auch **Ergolin-Alkaloide**).

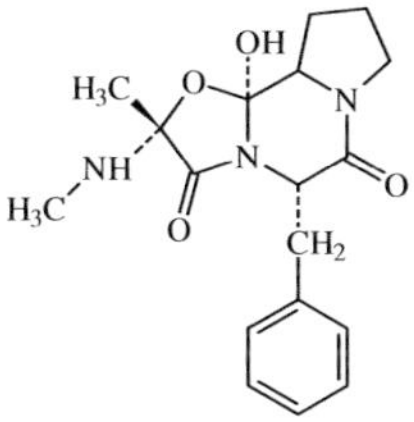

Ergotamin

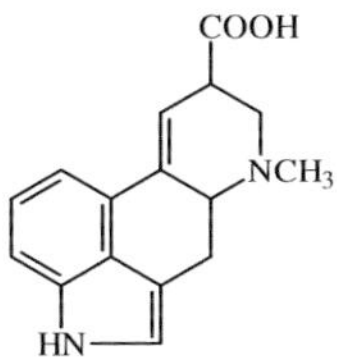

Lysergsäure

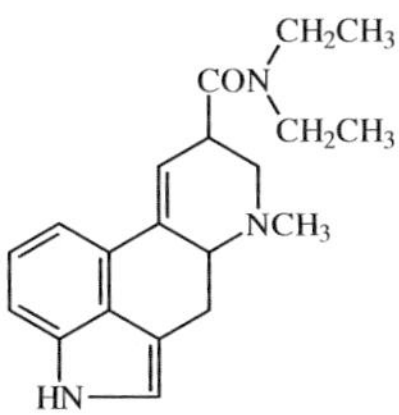

Lysergsäure-diethylamid (LSD)

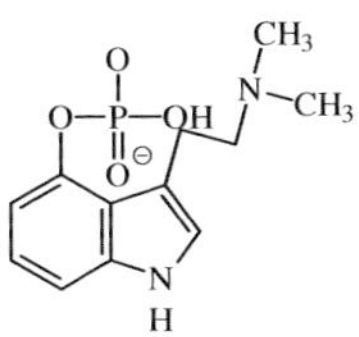

Psilocybin

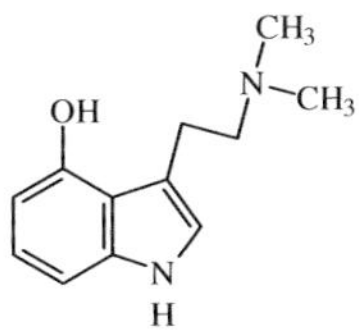

Psilocin

Die Gruppe mit der **Lysergsäure** als Molekülbaustein zeigt pharmakologische Aktivität. Viele Verbindungen werden wegen der Uterus kontrahierenden Wirkung in der Gynäkologie verwendet (z. B. **Ergotamin**). **Lysergsäure-diethylamid (LSD)** ist ein starkes Halluzinogen, welches partialsynthetisch aus Lysergsäure hergestellt wird. Bereits Mengen im µg-Bereich bewirken beim Menschen Wahrnehmungsveränderungen und Halluzinationen. **Psilocybin** und **Psilocin** sind Indolalkylamin-Derivate aus Pilzen (*Psilocybe*-Arten u. a.). Diese besitzen psychotrope Wirkungen und sind halluzinogen. Oft werden sie zu den Protoalkaloiden (Einteilungsprinzip nach HEGNAUER) gezählt. Beide sind strukturell verwandt mit dem **Serotonin**. Psilocybin und Psilocin finden Verwendung als Psychopharmaka und sind traditionelle Rauschmittel, besonders in Mexiko.

Chinolin-Alkaloide (China-Alkaloide)

Etwa 30 Verbindungen sind in der Rinde von *Cinochona*-Arten (Chinarindenbaum) zu finden, wo sie größtenteils an Chinasäure gebunden sind. Hauptalkaloide sind Chinin und dessen Stereoisomer Chinidin. Chinonin bzw. Cinchonidin, Chinin und Chinidin haben Fieber senkende und Schmerz lindernde Eigenschaften. Chinin war lange das einzige Chemotherapeutikum gegen Malaria.

Purin-Alkaloide

Koffein aus *Coffea*-Arten, typischer Inhaltsstoff des Endosperm der Kaffeebohne (1 – 1,5 %). In getrocknetem schwarzem Tee finden sich bis zu 5 % Koffein (Tee-Koffein wurde auch als **Thein** bezeichnet), im Mate- oder Paraguay-Tee 0,3 – 1,5 %, in Kola ca. 1,5 %, in Guarana-Paste (Produkt aus ***Paullinia cupana***) bis 6,5 %, in Kakao-Kernen ca. 0,2 %. Mäßige Koffein-Mengen regen Herztätigkeit, Stoffwechsel und Atmung an und erweitern die Blutgefäße im Gehirn, während sich die der inneren Organe verengen. Weiter harntreibend (Diuretikum), anregend und stimmungsaufhellend. Chronischer Gebrauch ruft evtl. leichte Formen von Abhängigkeit hervor, Entzugserscheinungen sind z. B. Kopfschmerz. Bei höheren Dosen (□ 300 mg) kommt es zu Händezittern sowie Druck in der Herzgegend, der LD-Wert beim Menschen liegt bei etwa 10 g. Rein-Koffein wurde 1819 von RUNGE aus Kaffeebohnen gewonnen. 1895 wurde die Koffein-Synthese durch E. FISCHER entwickelt. **Theobromin** ist das Hauptalkaloid des Kakaos (*Theobroma cacao*, 1,5 – 3 Gewichts-%). Es ist vor allem in den fettreichen Keimblättern der Kakaobohne zu finden. Das 1842 von WOSKRESENSKY isolierte Theobromin wirkt diuretisch, Gefäß erweiternd sowie anregend auf den Herzmuskel. Die Wirkung ist schwächer als die des strukturverwandten Koffeins. **Theophyllin** (**Theocin**) stammt aus *Camellia sinensis* (Teestrauch). Die therapeutische Anwendung der Reinalkaloide beruht auf der anregenden Wirkung. Für die Wirkung in Genussmitteln ist die kombinierte Wirkung von Purin-Alkaloiden ausschlaggebend: Koffein und Theophyllin in der Kakaobohne; Koffein mit Theobromin und Theophyllin im Teeblatt.

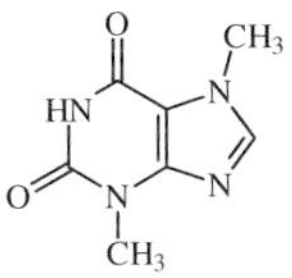

Theobromin

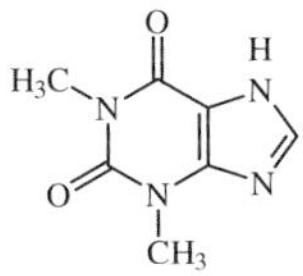

Theophyllin

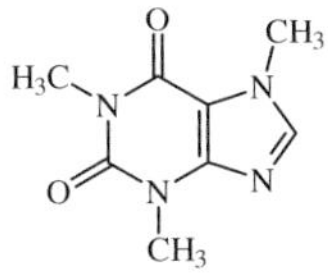

Koffein

Pseudoalkaloide

Oft handelt es sich um Isoprenoide, daher auch **Terpen-Alkaloide**. Deren Einteilung basiert auf der biogenetischen Ableitung der einzelnen Terpen-Verbindungsgruppen:

▶ MONOTERPEN-ALKALOIDE Vorkommen: *Apocynaceae, Cannabaceae, Gentianaceae, Dipsacaceae, Loganiaceae*; z. B.: **Δ9,10-Tetrahydrocannabinol**, Hauptwirkstoff aus *Cannabis sativa*; **Gentianin**.

▶ SESQUITERPEN-ALKALOIDE Vorkommen: *Lamiaceae, Nymphaceae, Orchidaceae, Solanaceae*; z. B.: **Deoxynupharidin** aus ***Nuphar lutea*** (**Teichrose**).

▶ DITERPEN-ALKALOIDE Vorkommen: *Asteraceae, Ranunculaceae*; z. B. **Aconitin** aus *Aconitum*-Arten (LD Mensch vermutlich 1 – 2 mg). Der ostindische *Aconitum ferox* enthält **Pseudoaconitin**, eines der stärksten Pflanzengifte überhaupt, die Pflanze wird als Pfeilgift verwendet. **Salvinorin A** (**Divinorin A**; **Diterpen**) ist der psychoaktive Wirkstoff aus *Salvia divinorum*. Das ebenfalls enthaltene **Salvinorin B** besitzt keine psychoaktiven Eigenschaften. Möglicherweise existieren noch weitere psychoaktive Diterpene.

▶ TRITERPEN-ALKALOIDE Vorkommen: z. B. Daphniphyllin aus *Daphniphyllum*-Arten, **Coniin** aus *Conium maculatum* (**Conium-Alkaloide**) mit Piperidin-Grundgerüst. Die Giftwirkung beruht auf einer Lähmung der motorischen Nervenendigungen, in der Antike wurde der Schierling als Hinrichtungsmittel (Giftbecher des SOKRATES) verwendet.

▶ HERZGLYKOSIDE In ca. 15 Pflanzenfamilien (insbesondere in den Gattungen *Digitalis* und ***Strophanthus***) vorkommend. Herzglykoside besitzen die Dynamik und Rhythmik des insuffizienten Herzmuskels beein-

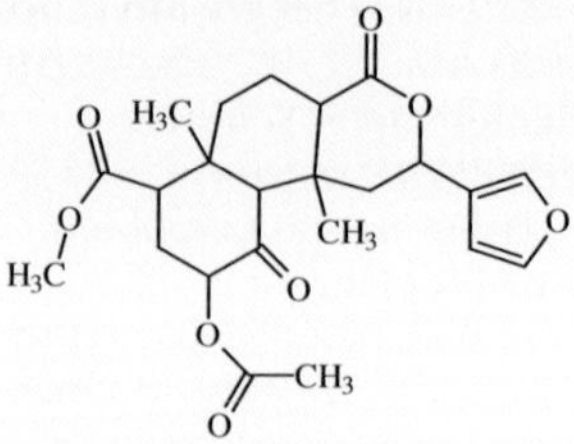

Salvinorin A

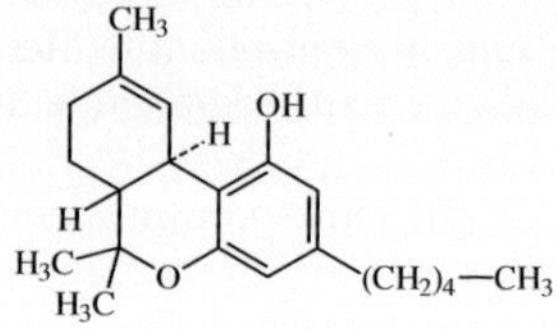

Δ9,10-Tetrahydrocannabinol

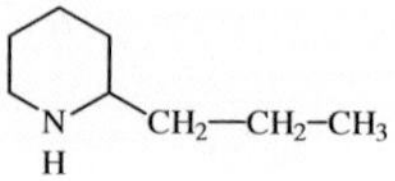

Coniin

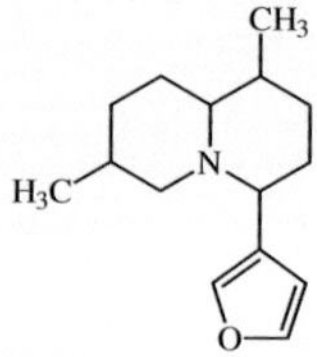

Deoxynupharidin

flussende Wirkung. Die wichtigsten herzwirksamen Verbindungen in *Digitalis*-Arten sind **Digitoxin**, **Digoxin** sowie deren Acetyl-Verbindungen. In *Strophanthus*-Arten **Strophanthin** und **Cymarin**, in *Convallaria*-Arten **Convallotoxin. Steroid-Alkaloide** sind meist **Glykoside (Glykoalkaloide)**. Unterschieden werden C21-Verbindungen und C27-Verbindungen. Der erste Typ ist häufig in *Apocynaceae* nachzuweisen, der C27-Typ wird in zwei Gruppen unterteilt, die vorwiegend von den *Solanaceae* gebildeten Verbindungen und solche aus den *Liliaceae*.

Amine

Die Decarboxylierung von Aminosäuren liefert wichtige pflanzliche Amine (biogene Amine), z. B. **Dopamin, Tyramin, Cadaverin.** Andere Amine entstehen durch Übertragung von einer Aminogruppe auf ein

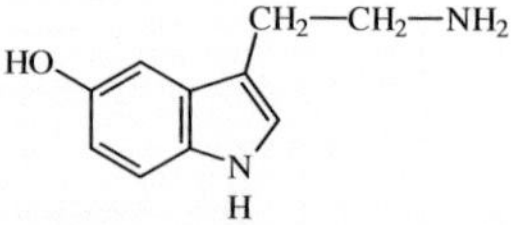

Serotonin

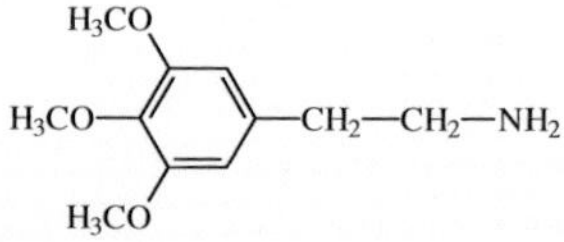

Meskalin

Aldehyd (z. B. Betaine). Durch weitere Umwandlungen entstehen komplexere Amine. Einige sind von pharmakologischem Interesse, z. B. das aus Dopamin entstehende **Meskalin** und das auf ein Tryptamin-Grundgerüst zurückgehende **Serotonin (5-Hydroxytryptamin)**. Meskalin, wichtigstes *Lophophora*-Alkaloid aus *Lophophora williamsii*, mit pharmakologischen Eigenschaften ähnlich **Anhalonidin**, **Lophophorin**, **Pellotin (Peyotin)**, ist schwach giftig, wirkt lähmend auf das Zentralnervensystem, in Dosen von 100 – 200 mg folgen visuelle, farbige Halluzinationen, Veränderung der Sinneseindrücke und gelegentlich Erregung des Brechzentrums und starke Pupillenerweiterung. In größeren Dosen (□ 400 mg) Blutdruckabfall, Bradykardie (langsame Schlagfolge des Herzens), Atemdepression und Vasodilatation (Erweiterung der Blutgefäße), in hohen Konzentrationen fortschreitende Lähmung. Meskalin wurde 1896 von A. HEFFTNER erstmalig isoliert und im Selbstversuch eingenommen. Meskalin fällt unter das Betäubungsmittelgesetz (BtmG).

Iso(x)azole bzw. deren Derivate

Stickstoff-Heterozyklen, natürlich vorkommende Isoxazol-Derivate, z. B. **die** aus *Amanita muscaria* und anderen *Amanita*-Arten isolierte **Ibotensäure**, welche für die halluzinogene Wirkung des Fliegenpilzes verantwortlich ist (Verwirrung, Sprachstörungen, motorische Unruhe und Veränderungen der Stimmungslage). Beim Entwässern decarboxyliert Ibotensäure und wird zu **Muscimol (Pantherin)**, welches in typischen Vergiftungsfällen ausgeprägte anticholinerge Wirkung besitzt (Tachykardie, Pupillenweitung, Mundtrockenheit). Muscimol wirkt halluzinogen und hemmt die motorischen Funktionen bei Mensch und Tier. **Muscazon**, wahrscheinlich kein nativer Inhaltsstoff, sondern ein photochemisches Abbauprodukt der Ibotensäure, wirkt ebenfalls halluzinogen. Muscarin, ein Atropinantagonist, ist stark giftig. Die Substanz ist in *Amanita*-Arten, aber auch in **Risspilzen (*Inocybe*-Arten)** und **Trichterlingen (*Clitocybe*-Arten)** nachzuweisen. Typische Vergiftungssymptome sind Spei- chelfluss, Schweißausbrüche, Durchfall, Erbrechen, Miosis (Pupillenverengung) und Kreislaufkollaps.

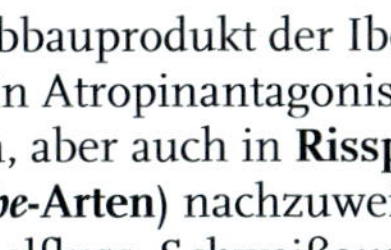

Ibotensäure

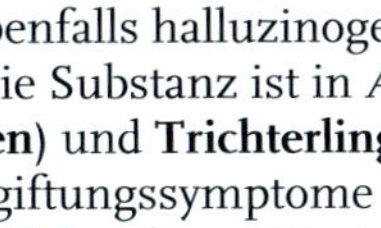

Muscimol

Monoaminoxidase-Hemmer

Monoaminoxidase (Abk.: **MAO**), Enzym, das über eine oxidative Desaminierung den Abbau verschiedener biogener Amine mit einer Aminogruppe (z. B. Katecholamine), z. B. Noradrenalin und Serotonin bewirkt. **Monoaminoxidase-Hemmer** sind Substanzen, die den Abbau von Monoaminoxidase und dadurch den Abbau von Dopamin, Noradrenalin und Serotonin hemmen. Die Dauer der Wirkung reicht je nach Substanz, von wenigen Stunden bis zu mehreren (2) Tagen. Unterschieden werden nichtselektive (z. B. Tranylcypromin) und selektive Monoaminoxidasehemmer (MAO-Hemmer; Wirkung durch Inaktivierung spezifischer Isoenzyme der Monoaminoxidase, z. B. Moclobemid, Selegilin). In der Medizin werden MAO-Hemmer typischerweise im Rahmen einer Langzeitterapie häufig als Anti-Depressiva genutzt (bei täglicher Verabreichung irreversibler Hemmer). Die therapeutische Anwendung ist auf Grund erheblicher Nebenwirkungen weitgehend in den Hintergrund getreten. Bei der Therapie mit MAO-Hemmern ist zu beachten, dass sich der Verzehr aminreicher Nahrungsmittel störend auswirken kann. Nicht zusammen mit MAO-Hemmern eingenommen werden dürfen: Tranquilizer, Alkohol, Amphetamine, Antihistaminika, Asaron, Beruhigungsmittel, Bananen, Ephedrin, Fisch, Kakao, Käse, koffeinhaltige Substanzen, Macromerine, Meskalin, Muskatnuss, Narkotika

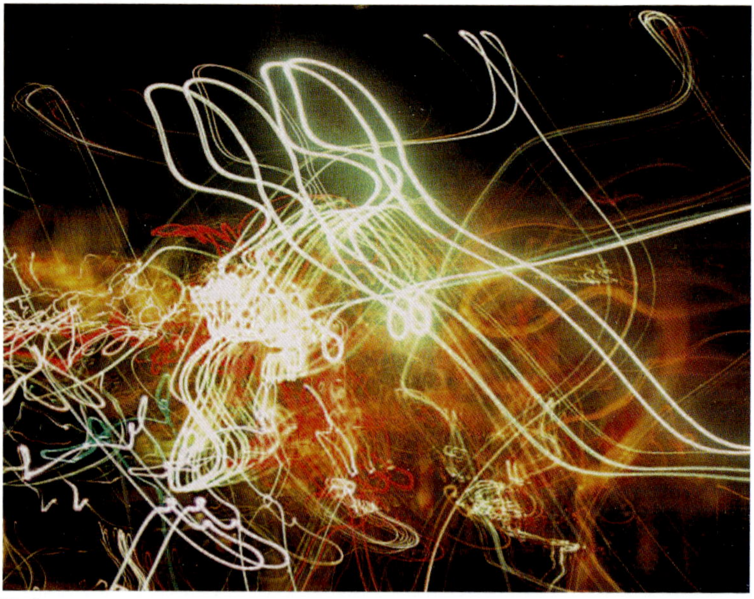

u. a.

Vergiftungen mit psychoaktiven Substanzen haben mitunter unangenehme Nebenwirkungen.

Vergiftungen

In den meisten Vergiftungsfällen ist es ratsam, Kontakt mit einem Giftberatungszentrum aufzunehmen! In den deutschen Zentren erfolgt die Giftberatung durch einen Arzt.

Neben Angaben zur Symptomatik sind folgende Informationen wichtig:

- Wer hat das Gift zu sich genommen? (Alter, Vorerkrankungen u. a.)
- Welcher Giftstoff wurde aufgenommen? (evtl. vorhandene Giftreste aufbewahren)
- Wie wurde der Giftstoff aufgenommen?
- Wann wurde das Gift aufgenommen?
- Wie viel Gift wurde aufgenommen?
- Warum wurde das Gift genommen? (Suizidversuch?)
- In welchem Zustand befindet sich der Vergiftete?

Wer? Was? Wie? Wann? Wie viel? Warum?

Giftnotruf-Zentralen

BERLIN

Berliner Betrieb für Zentrale Gesundheitliche Aufgaben (BBGes)
Institut für Toxikologie
Klinische Toxikologie und Giftnotruf Berlin

Oranienburger Straße 285
13437 Berlin
Tel.: 0 30 / 1 92 40
Tel.: 0 30 / 30 68 67 11 (allgem. Anfragen)
Fax: 0 30 / 30 68 67 99
E-Mail: mail@giftnotruf.de
http://www.giftnotruf.de

BONN

Informationzentrale gegen Vergiftungen
Zentrum für Kinderheilkunde der Rheinischen Friedrich-Wilhelms-Universität Bonn

Adenauerallee 119
53113 Bonn
Tel.: 02 28 / 1 92 40
Fax: 02 28 / 2 87 33 14
E-Mail: gizbn@mailer.ukb.uni-bonn.de
http://www.meb.uni-bonn.de/giftzentrale/

ERFURT

Gemeinsames Giftinformationszentrum der Länder Mecklenburg-Vorpommern, Sachsen, Sachsen-Anhalt und Thüringen
c/o HELIOS Klinikum Erfurt

Nordhäuser Straße 74
99089 Erfurt
Tel.: 03 61 / 73 07 30
Fax: 03 61 / 7 30 73 17
E-Mail: info@ggiz-erfurt.de
http://www.ggiz-erfurt.de

FREIBURG

Vergiftungs-Informations-Zentrale
Zentrum fur Kinderheilkunde und Jugendmedizin

Mathildenstraße 1
79106 Freiburg
Tel.: 07 61 / 1 92 40
Fax: 07 61 / 2 70 44 57
E-Mail: giftinfo@kikli.ukl.uni-freiburg.de
http://www.giftberatung.de

GÖTTINGEN

Giftinformationszentrum-Nord der Länder Bremen, Hamburg, Niedersachsen und Schleswig-Holstein (GIZ-NORD)
Zentrum Pharmakologie und Toxikologie der Universität Gottingen

Robert-Koch-Straße 40

37075 Göttingen

Tel.: 05 51 / 1 92 40

Telefon für medizinisches Fachpersonal:
05 51 / 38 31 80

Fax: 05 51 / 3 83 18 81

E-Mail: giznord@giz-nord.de

http://www.giz-nord.de

HOMBURG/ SAAR

Informations- und Beratungszentrum für Vergiftungsfälle der Universitätsklinik für Kinder- und Jugendmedizin

Kirrberger Straße 100

66421 Homburg/ Saar

Tel.: 0 68 41 / 1 92 40

Fax: 0 68 41 / 1 62 11 09

E-Mail: giftberatung@uniklinikum-saarland.de

http://www.uniklinik-saarland.de/giftzentrale/

MAINZ

Beratungstelle bei Vergiftungen, Klinische Toxikologie und Beratungsstelle bei Vergiftungen der Länder Rheinland-Pfalz und Hessen, Universitätsklinikum

Langenbeckstraße 1

55131 Mainz

Tel.: 0 61 31 / 1 92 40 / 23 24 66 (Infoline) oder 07 00 (Giftinformationen)

Fax: 0 61 31 / 23 24 68

E-Mail: sacha@giftinfo.uni-mainz.de

http://www.giftinfo.uni-mainz.de

MÜNCHEN

Toxikologische Abteilung der II Medizinische Klinik und Poliklinik, rechts der Isar der Technischen Universität

Ismaninger Straße 22

81675 München

Tel.: 0 89 / 1 92 40

Fax: 0 89 / 41 40 24 67

E-Mail: tox@lrz.tum.de

http://www.toxinfo.org

ÖSTERREICH

Vergiftungsinformationszentrale Allgemeines Krankenhaus

Währinger Gürtel 18 – 20

A-1090 Wien

Tel.: 01 / 4 06 43 43 (Notruf), 01 / 40 – 400 und – 22 22 (Allgemeine Beratung)

E-Mail: viz@meduniwien.ac.at

http://www.meduniwien.ac.at/viz

SCHWEIZ

Schweizerisches Toxikologisches Informationszentrum

Freiestraße 16

CH-8032 Zürich

Tel.: 145 (24-Stunden-Notruf)

Tel.: 44/ 2 51 51 51

Tel.: 44/ 2 51 66 66 (allgemeine Anfragen)

Fax: 44/ 2 52 88 33

E-Mail: info@toxix.ch

http://www.toxi.ch

Informationen im Internet

Giftinfo Mainz (GIM) (2010) Giftinformationszentralen im deutschsprachigen Raum, Deutschlandkarte (URL: http://www.giftinfo.uni-mainz.de/gift_de/giftinfozentralen/index_Deutschlandkarte.htm)

World Health Organization (WHO) (2010) YELLOWTOX: World directory of poisons centres (Yellow Tox, URL: http://www.who.int/ipcs/poisons/centre/directory/en/), IPCS directory of poison centres: European Region (URL: http://www.who.int/ipcs/poisons/centre/directory/euro/en/)

Quellen und Literatur

ALBERTS, A. & MULLEN, P. (2003): Aphrodisiaka aus der Natur; Kosmos-Verlag, Stuttgart

ALBERTS, A. & MULLEN, P. (2003): Giftpflanzen in Natur und Garten; Kosmos-Verlag, Stuttgart

DAUNDERER, M. (1995): Lexikon der Pflanzen- und Tiergifte; Nikol Vlgs.-Ges., Hamburg

FALBE, J. [Hrsg.] & REGITZ, M. [Hrsg.] (1995): CD Römpp Chemie Lexikon; 9. Aufl., Georg Thieme Verlag, Stuttgart · New York

FROHNE, D. & PFÄNDER, H. J. (1997): Giftpflanzen; Wissenschaftliche Vlgs.-Ges., Stuttgart

GAHLINGER, P. (2003): Illegal Drugs: A Complete Guide to Their History, Chemistry, Use and Abuse; Plume Books (a menmber of Penguin Books Inc.), New York

GESCHWINDE, TH. (1998): Rauschdrogen. Marktformen und Wirkungsweisen; 4. Aufl., Springer-Verlag, Berlin · Heidelberg

HILLER, K. [Hrsg.] & MELZIG, M. F. [Hrsg.] (2000): Lexikon der Arzneipflanzen und Drogen (2 Bände); Spektrum Akademischer Verlag, Heidelberg

HOPPE, E. A. (1981): Taschenbuch der Drogenkunde; Gruyter, Berlin

KÖHLER, TH. (2000): Rauschdrogen und andere psychotrope Substanzen: Formen, Wirkungen, Wirkmechanismen; Verlag W. Kohlhammer, Stuttgart · Berlin · Köln

NEUWINGER, H. D. (1998): Afrikanische Arzneipflanzen und Jagdgifte; 2. Aufl., Wissenschaftliche Vlgs.-Ges., Stuttgart

OTT, J. (1993): Pharmacotheon. Entheogenic Drugs Their Plant Sources and Histories; Natural Products Co., Kennewick, WA

PARNEFJORD, R. (2001): Das Drogentaschenbuch; 3. Aufl., Georg Thieme Verlag, Stuttgart · New York

PRENTNER, A. (2005): Bewusstseinsverändernde Pflanzen von A-Z; Springer-Verlag, Wien · New York

RÄTSCH, CH. (1998): Enzyklopädie der psychoaktiven Pflanzen; AT Verlag, Aarau

ROTH, L., DAUNDERER, M. & KORMANN, K. (1994): Giftpflanzen – Pflanzengifte; 4. Aufl., Nikol Vlgs.-Ges., Hamburg

SCHMEIL-FITSCHEN (1993): Flora von Deutschland, bearbeitet von K. SENGHANS & S. SEYBOLD; 89. Aufl., Verlag Quelle & Meyer, Heidelberg · Wiesbaden

SCHMIDTBAUER, W., VOM SCHEIDT, J. & SCHULENBERG, M. (2004): Handbuch der Rauschdrogen; Fischer (Tb.), Frankfurt a. M.

SCHÖNFELDER, I. & P. (2010): Der Kosmos-Heilpflanzenführer; Kosmos-Verlag, Stuttgart

STRASBURGER (1998): Lehrbuch der Botanik, 34. Aufl., bearbeitet von S. SITTE, H. ZIEGLER, F. EHRENDORFER & A. BRESINSKY; Gustav Fischer Verlag, Stuttgart · Jena · Lübeck · Ulm

SCHULDES, B. M. (o. J.): Psychoaktive Pflanzen; 13. Aufl., Nachtschatten Verlag, Solothurn & MedienXperimente, Löhrbach

SHULGIN, A. & SHULGIN, A. (1992): PIHKAL - A Chemical Love Story; Transform Press, Berkeley

SHULGIN, A. & SHULGIN, A. (1997): TIHKAL - The Continuation; Transform Press, Berkeley

SCHULTES, R. E. & HOFMANN, A. (1998): Pflanzen der Götter; AT Verlag, Aarau

STAMETS, P. (1999): Psilocybinpilze der Welt; AT Verlag, Aarau

TÄSCHNER, K.-L. (2002): Rauschmittel; 6. Aufl., Georg Thieme Verlag, Stuttgart · New York

VOOGELBREINDER, S. (2009): Garden of Eden: The Shamanic Use of Psychoactive Flora and Fauna, and the Study of Consciousness; Inner Traditions, Rochester

ZANDER (2002): Handwörterbuch der Pflanzennamen, 17. Aufl., bearbeitet von ; Verlag Eugen Ulmer, Stuttgart

Register

ΩC

ΩN

ΩO

ΩP

Mit 189 Farbfotos von Peter Mullen/SUNBIRD IMAGES mit Ausnahme: Andreas Alberts (S. 165 u., 217 o., 237 o.), Dr. Hubert Bosch (S. 271 o.), Beat Ernst (S. 183 o., 251 o.), Siegfried Fischer (S. 53 o.), Dr. Martin Haase (S. 21 u.), Hans E. Laux (S. 205), Prof. Dr. Klaus Lunau (S. 83 o.), Georg Pohland/SUNBIRD IMAGES (S. 137, 247, 269 u.). Das Foto auf S. 277 u. wurde mit freundlicher Genehmigung von Dr. Yayoi Natsuhara (Osaka, Japan) abgedruckt. Die Abbildung des Yopo-Schnupfbestecks (S. 35 u.) entstand mit freundlicher Genehmigung von T. Winter. Die Abbildung auf S. 11 (Pfeifensortiment) entstand mit freundlicher Genehmigung von „The Headshop“, Burgplatz 2 – 3, D-40213 Düsseldorf.

Genehmigte Lizenzausgabe 2022 für Nikol Verlagsgesellschaft mbH & Co. KG, Hamburg

Lektorat: Bärbel Oftring
Grundlayout: eStudio Calamar
Umschlaggestaltung: Nele Schütz Design unter Verwendung von shutterstock/Ondrej Prosicky (Feuersalamander), Manfred Rucksz io (Tollkirsche), Frank Fichtenmueller (Fliegenpilz), Svitlana Andrieianova (gelbe Akazie)
Druck: UAB Balto print
Printed in Lithuania

ISBN: 978-3-86820-677-7

Besuchen Sie uns im Internet:
www.nikol-verlag.de